结构针灸研究丛书

结构针灸

解剖基础与刺法精要
（肌肉分册）

关 玲 编著

人民卫生出版社

·北京·

图书在版编目（CIP）数据

结构针灸解剖基础与刺法精要 . 肌肉分册 / 关玲编著 . —北京：人民卫生出版社，2024.1（2024.12 重印）
（结构针灸研究丛书）
ISBN 978-7-117-35922-1

I. ①结⋯　Ⅱ. ①关⋯　Ⅲ. ①针灸疗法　Ⅳ.
①R245

中国国家版本馆 CIP 数据核字（2024）第 002440 号

| 人卫智网 | www.ipmph.com | 医学教育、学术、考试、健康，购书智慧智能综合服务平台 |
| 人卫官网 | www.pmph.com | 人卫官方资讯发布平台 |

结构针灸研究丛书
结构针灸解剖基础与刺法精要（肌肉分册）
Jiegouzhenjiu Yanjiu Congshu
Jiegouzhenjiu Jiepou Jichu yu Cifa Jingyao（Jirou Fence）

编　　著：关　玲
出版发行：人民卫生出版社（中继线 010-59780011）
地　　址：北京市朝阳区潘家园南里 19 号
邮　　编：100021
E - mail：pmph @ pmph.com
购书热线：010-59787592　010-59787584　010-65264830
印　　刷：北京盛通印刷股份有限公司
经　　销：新华书店
开　　本：710×1000　1/16　　印张：20
字　　数：338 千字
版　　次：2024 年 1 月第 1 版
印　　次：2024 年 12 月第 3 次印刷
标准书号：ISBN 978-7-117-35922-1
定　　价：218.00 元

打击盗版举报电话：010-59787491　E-mail：WQ @ pmph.com
质量问题联系电话：010-59787234　E-mail：zhiliang @ pmph.com
数字融合服务电话：4001118166　E-mail：zengzhi @ pmph.com

编著者简介

关玲，医学博士，中国人民解放军总医院中医医学部针灸科主任，主任医师、教授、博士研究生导师。

【主研方向】运动医学、结构针灸和筋膜手法。

【学术任职】中国针灸学会结构针灸专业委员会学术委员会主任委员，中国中医药研究促进会非药物疗法分会会长，解放军中医药学会针灸专业委员会主任委员。

【出版专著】与谢锡亮先生合著：《针灸基本功》；编著：《结构针灸解剖基础与刺法精要（周围神经分册）》；主编：《结构针灸刺法经验》《谢锡亮划经点穴》（DVD）；主译：《解剖列车：徒手与动作治疗的肌筋膜经线》《运动筋膜学》《筋膜手法治疗内部功能失调》《筋膜手法治疗肌肉骨骼疼痛》《筋膜手法：实践操作》《触诊大全》等。

赞结构针灸

结构针灸 的张四血管神经
针维张意识分布各层次心身
合二理健康结构功能至一体针
药合璧两加速融汇古今//昌事
贯通中外好文章

全小林

己亥仲春吉日

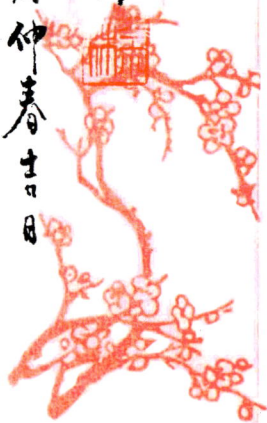

中国科学院院士仝小林教授题词

4

赞结构针灸

结构针灸四张网，
血管神经纤维张，
意识分布各层次，
心身合一理健康。
结构功能本一体，
针药合璧两加强，
融汇古今非易事，
贯通中外好文章。

仝小林
己亥仲春吉日

前　言

　　结构针灸,也称为"基于解剖结构的现代新针灸",这是"说明白,讲清楚"中医作用的一个途径。它是以解剖结构为切入点,结合现代医学知识,从解剖、生理、病理、生物力学的角度来理解针灸理论,解读穴位主治,确定刺激方法,构建针灸治疗。

　　结构针灸不但研究人体的解剖结构,还研究结构和结构之间的关系,并且利用这种关系寻找合适的刺激部位、刺激方式,以此来调控人体的结构和功能。因此,结构针灸既有现代医学的逻辑,又有古典针灸的基因,可以说是中西医结合的现代新针灸。结构针灸认为,人体有四大网络:血管网、神经网、肌筋膜网和意识网,一个局部的刺激可以通过这四个网络调节全身。具体的刺激部位包括皮肤、筋膜、肌肉、神经、血管和脏器等。为了方便广大针灸工作者和相关医务人员学习参考,现将相关的基础知识及其刺法分册整理。

　　肌肉属于人体的力学系统,包括心肌、平滑肌和骨骼肌三大类,在针灸临床中,对骨骼肌的干预更为常用。骨骼肌不但对人体起到维持姿势、实现运动的作用,还对内部器官及神经血管起到力学支撑和空间维系的作用。因此,针对骨骼肌不但能够治疗肌肉骨关节等运动系统的疾病,还对内脏乃至全身都有调节作用。本书重点整理了肌肉相关知识及其针刺方法,书中罗列的肌肉针刺点也是针刀、推拿、康复、理疗等治疗的关键点,除针灸医师外,相关医务工作者也可以借鉴。

　　对于结构针灸的肌肉针刺和干针的关系,笔者有所思考,在此做一小结。笔者学习肌肉针刺法、肌肉手法是跟随北京体育大学卢鼎厚教授以及北京的李建民老师,并吸收了针刀疗法的部分经验。卢教授主要针刺劳损肌肉中的硬结条索,李建民老师的技术来自宣蛰人的"软组织外科学",重点处理肌肉的骨膜附着点。因此,我针刺部位常用肌腹硬结和肌肉附着点。虽然后来也接触到了干针,并有所学习,但是临床仍然以原有的技术为主。彼时卢鼎厚教授、李建民老师对干针并无任何了解,他们的理论和临床主要来自肌肉的解剖、生理、病理,以及自身的经验。笔者曾经请教卢鼎厚教授是否要扎跳,卢老回答:"我没有注意过是不是跳,只要是触诊到骨骼肌的硬结,针刺使之变软就可以。"因此,我自己在临床中也不以"扎跳"为指征。后来,我深入学习了多种肌筋膜理论,例如解剖列车、STECCO 筋膜手法等,逐渐发现用肌筋膜理论解释肌肉病损的关联症状以及针刺的主治可能较激痛点按图索骥的方式更容易被理解和掌握。因此萌生了重新整理肌肉针刺及其主治范围的想法。针灸既是古老的,也是现代的。作为针灸人,有责任结合现代医学新进展,发扬光大针灸技术。当今,激痛点干针疗法已经产生世界性的影响,而结构针灸的肌肉刺法刚刚总结成书。笔者希望这个源自中国的"肌肉针刺"方法,也能给读者带来不一样的体验,为针灸学科发展尽一点绵薄之力。

　　有很多人问我结构针灸肌肉针刺和干针的不同,笔者总结了 4 点根本差异:1. 理论基础不同。结构针灸的肌肉刺法基于肌肉的解剖、生理、病理、生物力学以及现代肌筋膜理论,并吸收和借鉴了传统针灸的"解结针法"、卢鼎厚教授的"新阿是穴"理论(以肌束的硬结为阿是穴,不一定有压痛)以及针刀疗法和宣蛰人教授的"软组织外科学"中的观点,重视肌肉的劳损点、起止点以及肌肉之间的关联关系。而干针是基于肌肉的激痛点理论,以压痛、抽搐反应为指征,其机制有能量代谢危机学说、肌梭异常电位学说、运动终板功能异常学说以及肌组织瘢痕纤维化学说等。2. 主治范围不同。结构针灸的肌肉针刺除了关注肌肉本身外,还关注肌筋膜的传导、牵张以及对神经血管的卡压等,因此,主治范围除肌肉劳损相关的疼痛和功能受限外,对肌筋膜异常应力造成的五官、脏器以及远隔部位功能障碍的作用也更加明确,逻辑更加清晰,本书所列主治多为笔者临床验证过的,对于一些没有道理且临床疗效不肯定的予以去除。干针主治以单块肌肉本身的病变引发的疼痛及功能受限为主,虽然部分涉及了五官和内脏疾病,但是以传导痛解释。3. 针刺部位和方法不同。结构针灸结合了传统针灸的"贯针法"、针刀的"起止点"操作方法,特别是卢鼎厚教授的"阿是穴长针斜刺"法,针刺目标是肌肉的起止点以及肌腹的硬结。在肌肉起止点以贴骨刺为主,在肌肉的硬结处是用斜刺和贯刺。干针的针刺以激痛点直刺为主,注重肌肉的抽搐反应,而结构针灸的肌肉针刺不以肌肉抽搐为指征。4. 选穴逻辑不同。结构针灸的肌肉针刺中,针对一个疾病选取肌肉的依据是肌肉解剖、功能和肌筋膜理论,并结合触诊检查。针刺后立刻复查,如果症状没有缓解,则再次查体针刺。干针疗法的目标肌肉选择更多的是根据《肌筋膜疼痛与功能障碍》中记载的传导痛出现的位置反向推导,以经验居多。

同时,笔者认为,《肌筋膜疼痛与功能障碍:激痛点手册》的作者 Dr. Janet G. Travell 和 Dr. David G. Simons 提出干针疗法,对针灸在国际上的推广做出了很大贡献,其创新性的工作值得敬佩。

本书编写过程中,我的老师黄龙祥研究员给予了悉心指导。我的学生李英协助我做了部分资料整理工作,张海湃、黄宗跃完成了插图制作,苗振结合个人运动训练的经验对肌肉的诊断部分提出了建设性的建议。此外,章荣杰为本书定制了解剖软件,在此一并表示感谢! 由于作者水平有限,书中定有一些缺点和不足,欢迎读者朋友批评指正。

关　玲

2024 年 1 月

目　录

上　篇

下　篇

上

篇

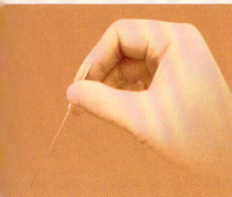

第一章
骨骼肌的解剖学要点

一、概述

　　肌肉根据形态结构和功能,可分为心肌、平滑肌和骨骼肌三大类。心肌是构成心脏的主要成分,平滑肌则主要分布在内脏等中空性器官和血管壁上。心肌和平滑肌不受人的意志支配。而骨骼肌附着于骨骼,执行人体运动功能,由躯体运动神经支配,因此又被称为随意肌。但是,骨骼肌参与的许多运动,如呼吸、眨眼和吞咽等,往往也是在无意识的状态下进行的,因此这种说法并不绝对。本书仅叙述骨骼肌部分。

　　人体有 600 多块骨骼肌,约占体重的 40%~50%。骨骼肌不但维持了骨关节的位置,为人体内部组织器官搭建出了生命空间,还驱动身体完成各种动作,使人作为一个整体实现和外界环境的交流。此外,由于周围神经、血管在骨骼肌的间隙中穿行,因此骨骼肌还对后两个系统的功能产生影响,最终影响全身的健康状态。

　　传统的解剖学认为,肌肉收缩时可以使两端的骨骼彼此靠近或分离而产生运动。最新的观点认为,无论肌肉如何单独工作,它总会通过筋膜网络对整体的功能产生连续性的影响[1]。这一观点和中医的经筋学说有异曲同工之处,在针灸的临床中也有很多实际应用。本书作为骨骼肌针刺治疗的基础读本,仍是以传统解剖学论述为主,读者可以在此基础上延展到整体的肌筋膜网络。筋膜等内容请关注作者的其他专著。

---

[1]　MYERS T W. 解剖列车:手法与运动治疗的肌筋膜经线[M].关玲,译.4 版.北京:北京科学技术出版社,2023.

二、骨骼肌的形态和命名

骨骼肌从外形上看,包括肌腹和肌腱两部分。肌腹主要由肌纤维(即肌细胞)组成,色红而柔软,有收缩能力。肌腱主要由平行致密的胶原纤维构成,色白、强韧而无收缩功能。骨骼肌多借肌腱附着于骨骼。

(一) 肌腹

骨骼肌根据肌腹的形状大致可分为长肌、短肌、扁肌和轮匝肌四种(见图 1-2-1)。

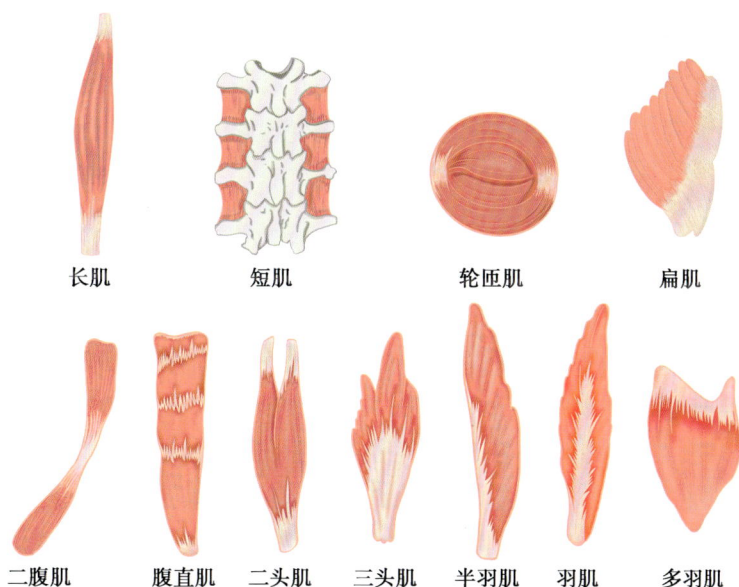

| 长肌 | 短肌 | 轮匝肌 | 扁肌 |

| 二腹肌 | 腹直肌 | 二头肌 | 三头肌 | 半羽肌 | 羽肌 | 多羽肌 |

图 1-2-1 骨骼肌的形态分类

长肌的肌束与肌肉的长轴平行,收缩时可使肌肉显著缩短而引起大幅度的运动,多见于四肢。长肌也有不同的形态,有些长肌有 2 个以上的头,逐渐合成 1 个肌腹,称为二头肌、三头肌或四头肌;有些长肌的肌腹被中间腱分成两个部分,如二腹肌等,或由腱划分成多个部分,如腹直肌;还有些长肌肌束斜行排列于腱的两侧或一侧,形如鸟羽毛或半侧鸟羽毛,称为羽肌或半羽肌,如趾长屈肌、趾长伸肌等;还有的由多个小的半羽肌或羽肌组成多羽肌,如三角肌等。

短肌外形小而短,具有明显的节段性,收缩幅度较小,多见于躯干深层。

扁肌宽扁呈薄片状,除运动功能外,还兼有保护内脏的作用,多见于胸腹壁,其腱性部分呈薄膜状,称腱膜。

轮匝肌主要由环形肌纤维构成,位于孔裂周围,收缩时可以关闭孔裂。

(二) 肌腱

肌腱呈条索状或带状,由排列规则的致密结缔组织构成。肌腱的表面通常是光滑的,肌腱借鞘和滑液鞘与周围组织分开。

肌腱有轻微的弹性,可以拉伸 6%~15% 的长度而无损伤。拉长肌腱时需要的能量可以在肌腱放松时释放。在运动过程中,肌腱的拉长和放松可以有节奏地存储和释放应力。这使得肌腱(而不是软骨)成为身体的减震器。这种能量的储存和释放降低了运动代谢的成本。

肌腱的血管供应比较少,神经供应主要是感觉神经。高尔基腱器位于肌肉与肌腱的交接处,对张力非常敏感。有些专家认为对肌肉和肌腱的结合部位针刺可以刺激到高尔基腱器,但是作者很少这样用,没有体会,因此本书未予列入。

(三) 起止点

骨骼肌的两端通常是附着在骨骼上,中间会跨过一个或多个关节。传统观点认为,肌肉收缩会使两个骨骼彼此靠近或者分离,从而产生运动。其中一个骨骼的位置相对固定,另一个骨骼相对移动较多。肌肉在固定骨骼上的附着点称为起点;在移动骨骼上的附着点称为止点(见图 1-2-2)。通常也把靠近躯干中心或四肢近端的附着点看作起点,反之为止点。但是我们应该知道的是,肌肉的起点、止点是相对的,在一定条件下可以互相转换。另外,肌肉在骨骼上的附着点并非泾渭分明,有很多肌肉的纤维在骨骼上的附着点和其他肌肉的混杂在一起,只能人为划分,还有的肌肉纤维在附着点停留之后,又继续延伸到了下一块肌肉上。因此起止点只是习惯上的称谓。

(四) 骨骼肌的命名

骨骼肌通常按照其位置、形态、大小、头或腹的数目、深度、起止点、作用和肌束的走行方向等来进行命名(见表 1-2-1)。需要注意的是,有些表示作用的命名仅仅是主要作用之一,一块肌肉在不同的运动中往往发挥不同的作用。

因此在学习的时候,不要局限于肌肉名称所提示的功能。

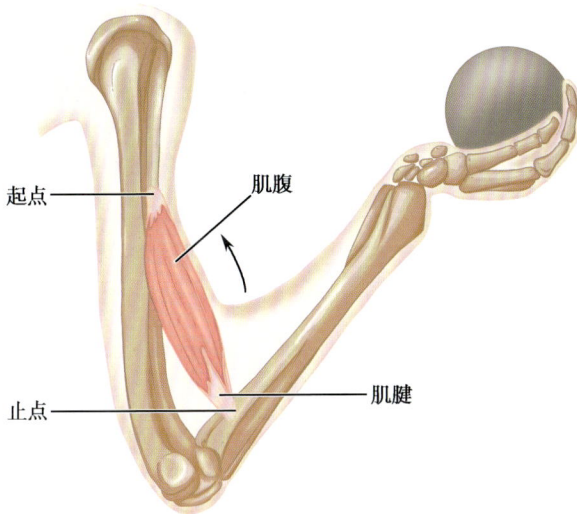

起点

肌腹

止点

肌腱

图 1-2-2　肌肉的起止点

表 1-2-1　骨骼肌的命名举例

位置	形态	大小	作用
胫骨前肌(前面的)	三角肌(三角形的)	臀大肌(大的)	指浅屈肌(屈)
胫骨后肌(后面的)	股方肌(方形的)	臀中肌(中的)	指深屈肌(屈)
内收肌(内侧的)	斜方肌(菱形的)	臀小肌(小的)	拇展肌(外展)
腹外斜肌(外侧的)	大圆肌(圆形的)	腓骨长肌(长的)	拇收肌(内收)
头上斜肌(上方的)	股薄肌(细长的)	腓骨短肌(短的)	提上唇肌(提)
头下斜肌(下方的)	腹直肌(直的)	颈阔肌(宽大的)	降眉肌(降)
骨间肌(两块骨之间)	蚓状肌(像蠕虫)	最长肌(最长的)	旋前方肌(旋前)
背侧肌(背侧的)	**头或腹的数目**	**深度**	**起止点**
腹侧肌(腹侧的)			
胸肌(胸部的)	股二头肌(2 个头)	指浅屈肌(浅层的)	胸锁乳突肌(起自胸骨和锁骨,止于乳突)
肱肌(臂部的)	肱三头肌(3 个头)	指深屈肌(深层的)	
股肌(股部的)	股四头肌(4 个头)	腹外斜肌(外部的)	喙肱肌(起自喙突,止于肱骨)
口肌(口部的)	二腹肌(2 个肌腹)	腹内斜肌(内部的)	
眼肌(眼部的)			

三、骨骼肌的大体解剖

（一）肌纤维和结缔组织

骨骼肌被结缔组织支持、保护并分隔。每个骨骼肌细胞被称作一个肌纤维，每个肌纤维单独包裹在一个结缔组织鞘内，称作肌内膜；许多肌纤维聚在一起形成肌束，其外被结缔组织包绕，称为肌束膜；若干个肌束形成一块肌肉，外面再次被结缔组织包绕，称为肌外膜。肌外膜包绕整块肌肉，最终汇聚成肌腱与骨相连。所有这些结缔组织在肌肉收缩时协同作用，有助于力的传递，同时也保护肌纤维免受损伤。

大血管和神经被包裹在肌外膜中，毛细血管和神经纤维的末梢被包裹在肌内膜中，并与单个肌纤维相连。（见图 1-3-1）

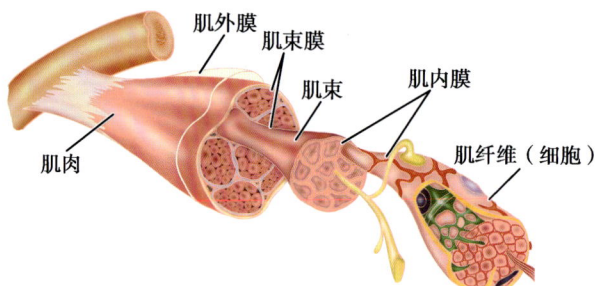

图 1-3-1　骨骼肌的大体解剖

（二）肌腱和腱膜

肌肉和骨骼的连接有三种方式：直接连接、通过肌腱或腱膜。第一种方式中肌纤维直接连至骨膜；第二种方式中肌肉产生的张力通过肌腱传导至骨，多见于长条形的肌肉；第三种方式常见于薄片状的肌肉，它们通过腱膜连接到骨骼。

肌腱是连接骨骼和肌肉的白色纤维带，它们具有强大的抗拉强度。一些肌腱在经过骨突的部位或者骨槽时有磨损趋势，所以此处往往有腱鞘来保护肌腱（参见骨骼肌的辅助装置腱鞘）。

肌腱血供很少，是通过腱系膜实现的，它常位于肌腱的深面，也可通过腱纽(图 1-3-2)或肌腱在骨骼的止点处的血管供血。

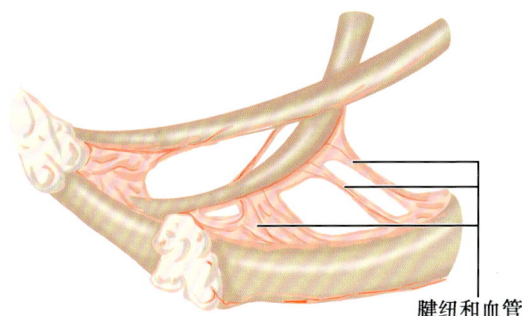

图 1-3-2　腱纽示意图

肌腱的神经供应主要是感觉神经,终止于高尔基腱器。高尔基腱器位于肌肉与肌腱的交接处,对张力非常敏感。

腱膜通常是一种闪亮的、白色致密的结缔组织层。腱膜为阔肌提供了宽广的起始点。例如,腹内斜肌和腹外斜肌通过腱膜附着在腹白线上。掌长肌嵌入掌腱膜,使掌腱膜的张力增加。

(三) 骨骼肌的辅助装置

骨骼肌周围有筋膜、滑膜囊、腱鞘和籽骨等辅助装置,具有保持肌肉位置、保护和协助肌肉活动等作用。

1. 筋膜　筋膜由结缔组织构成,分为浅筋膜和深筋膜两种(图 1-3-3)。

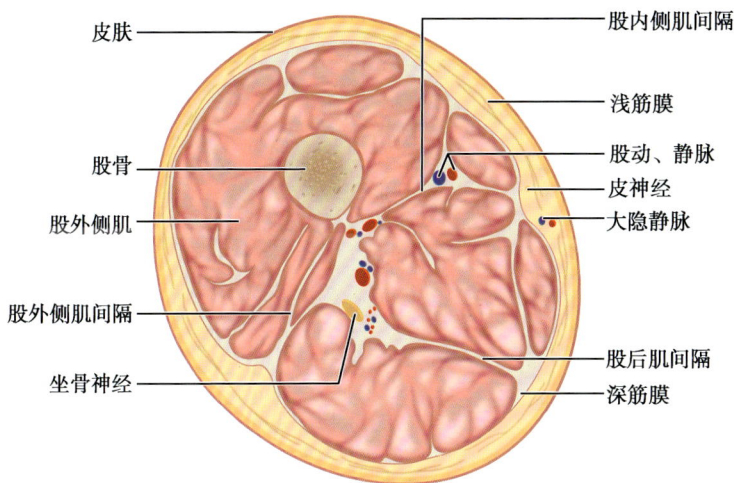

图 1-3-3　大腿中部水平切面

（1）浅筋膜：又称皮下筋膜、皮下组织或皮下脂肪。位于真皮之下,包被全身各部,由疏松结缔组织构成,富含脂肪。脂肪的含量随身体的部位、性别及营养状态而不同。浅筋膜内还有浅动脉、皮下静脉、皮神经及淋巴管,有些部位还有乳腺和皮肌。在某些部位如下腹部及会阴部,浅筋膜还分两层,浅层含脂肪较多,深层呈膜状,一般不含脂肪而含有较多弹性组织。

（2）深筋膜：又称固有筋膜,位于浅筋膜的深面,包被着体壁和四肢的肌肉、血管和神经等,由致密结缔组织构成。深筋膜与肌肉的关系密切,可随肌肉的分层而分层。在四肢,深筋膜插入肌群之间,并附着于骨,形成肌间隔,将肌群分隔开。肌间隔与包被肌群的深筋膜共同构成筋膜鞘,可保证肌群单独进行活动。在腕部和踝部,深筋膜增厚形成支持带,对经过其深部的肌腱有支持和约束作用。在某些部位,它还可供肌肉附着。例如髂胫束为阔筋膜张肌提供附着点,使其连接到胫骨,同时也为臀大肌提供附着点,使其连接到股骨和胫骨上。另外,胸腰筋膜也为腹横肌提供了附着点。深筋膜还包绕血管、神经形成血管神经鞘。在病理情况下,深筋膜可潴留脓液、限制炎症扩散,临床上可根据深筋膜的层次和配布推测积液的蔓延方向。

2. 滑膜囊　滑膜囊是封闭的结缔组织囊,形状扁,壁薄,内有滑液,常位于肌腱和周围的肌肉、骨骼或韧带容易发生摩擦的部位,用来缓冲应力,便于肌腱滑动。在关节附近的滑膜囊可与关节腔相通（见图 1-3-4）。

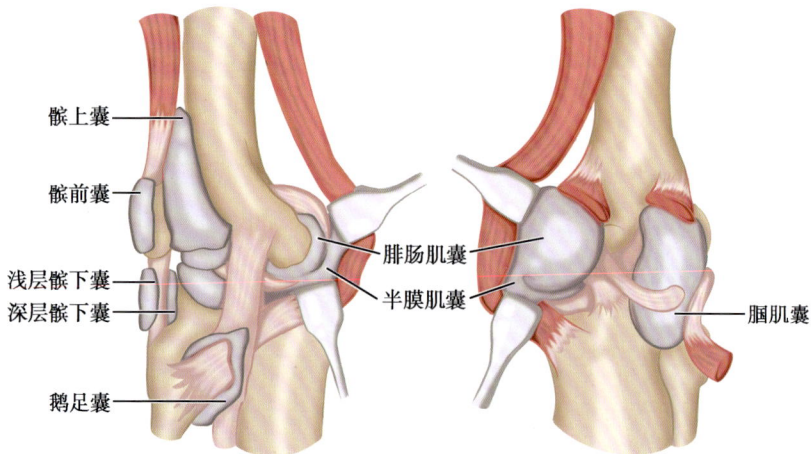

髌上囊
髌前囊
浅层髌下囊
深层髌下囊
鹅足囊
腓肠肌囊
半膜肌囊
腘肌囊

图 1-3-4　膝关节周围的滑膜囊

3. 腱鞘 一些肌腱因滑过骨突、沟槽部位时有磨损趋势,所以在这些部位往往有腱鞘保护肌腱。纤维鞘将沟槽变为封闭的隧道或骨纤维隧道。腱鞘分为壁层(纤维层,又称腱纤维鞘)和脏层(滑膜层,又称腱滑膜鞘)(图 1-3-5)。腱鞘存在于活动性较大的部位,如腕、踝、手指和足趾等处。腱滑膜鞘从骨面移行到肌腱的部分,称为腱系膜,供应肌腱的血管由此通过。若手指不恰当地做长期、过度且快速的活动,可导致腱鞘损伤,产生疼痛并影响肌腱的滑动,称为腱鞘炎,为临床常见病。

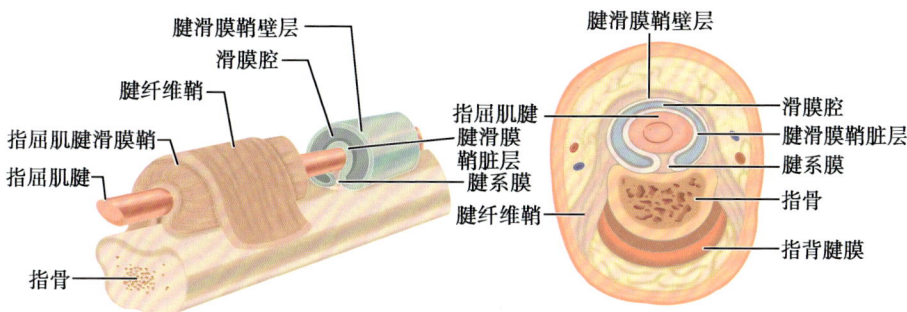

图 1-3-5 腱鞘示意图

4. 籽骨 籽骨是某些肌腱内的扁圆形小骨。在运动中,籽骨可减少肌腱与骨面的摩擦并改变骨骼肌的牵引方向。髌骨是人体最大的籽骨。

四、骨骼肌的显微结构

(一) 肌纤维

一个肌纤维就是一个肌细胞。肌纤维的长短不一,短的仅长数毫米,如手指肌纤维,极少数长的可以超过 30cm,如大腿肌纤维。显微镜下,每个肌纤维呈现长圆柱形结构,在特定的一块肌肉内,其大小恒定,但在不同的肌肉,其直径可有差别(10~100μm)。单个肌纤维的胞质被肌膜包裹。肌膜作为细胞膜,可以调节进出肌纤维的化学物质的转运。填充于肌纤维内部结构周围的胶状物质,被称为肌浆,是肌细胞的胞浆。横纹肌细胞除了含有大量的肌原纤维,还有高度发达的肌管系统。

人体大部分细胞只有一个细胞核,而肌纤维却有多个细胞核。肌细胞核呈卵圆形,通常位于质膜下纤维的周边部。细胞核在神经肌肉接头的区域分布较多。在横切面上,肌纤维可能只切到 1 个或 2 个细胞核,但沿着肌纤维长度分布着几百个细胞核(见图 1-4-1)。

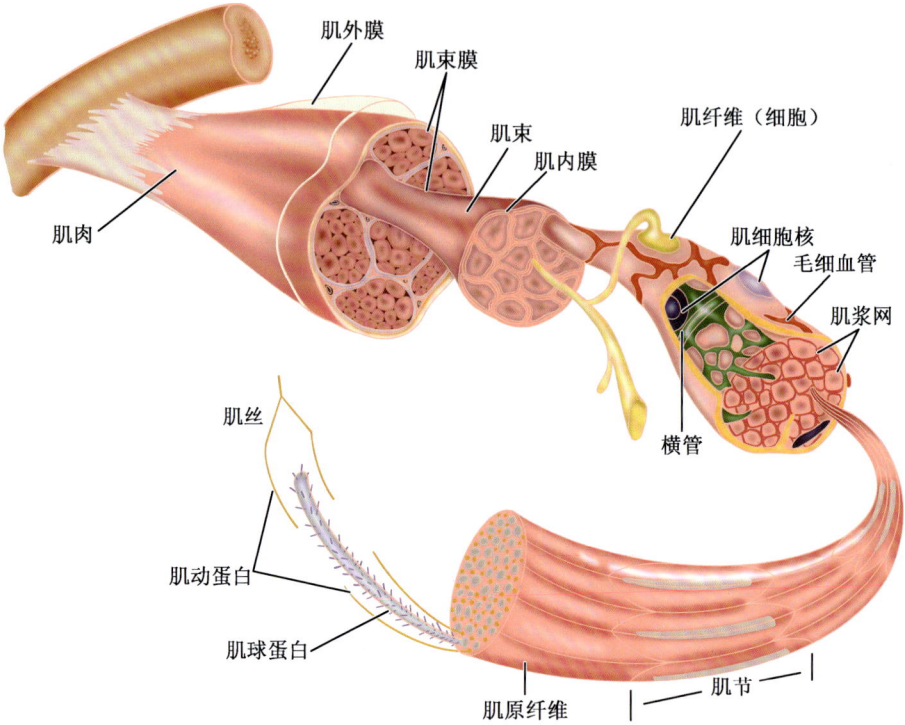

图 1-4-1　肌纤维与肌原纤维

(二) 肌原纤维和肌节

肌纤维内含有上千条直径 $1\sim2\mu m$、纵向平行排列的肌原纤维。肌原纤维和肌纤维的长度相同,在光镜下沿长轴可见明暗交替的横纹,分别称为明带和暗带。在暗带的中央有一条横向的线,称为 M 线;在明带的中央也有一条横线,称为 Z 线(立体看为 Z 盘)。

相邻两 Z 线之间的区段称为肌节。每个肌原纤维约由上万个肌节组成,肌节的静息长度约为 $2\mu m$。肌节的缩短产生肌收缩,因此,肌节被认为是肌肉收缩和舒张的基本单位(见图 1-4-2a)。

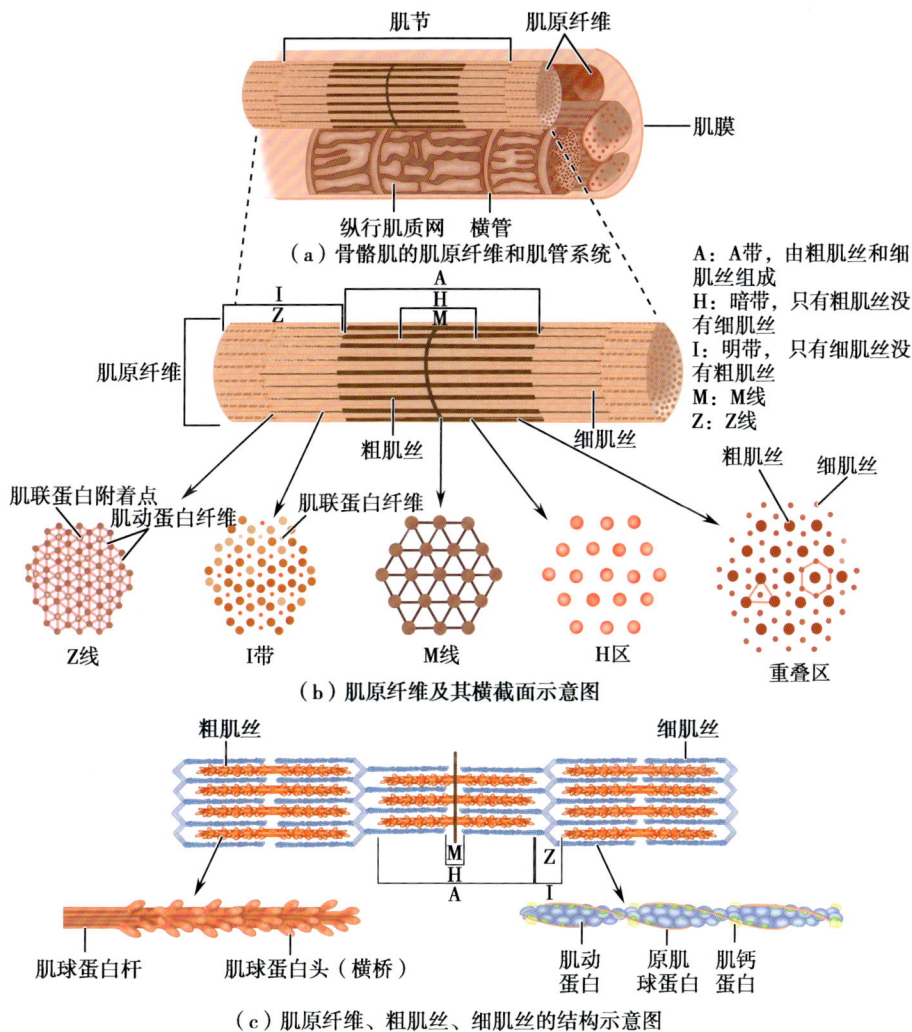

肌节　肌原纤维

肌膜

纵行肌质网　横管
（a）骨骼肌的肌原纤维和肌管系统

A：A带，由粗肌丝和细
肌丝组成
H：暗带，只有粗肌丝没
有细肌丝
I：明带，只有细肌丝没
有粗肌丝
M：M线
Z：Z线

I
Z
A
H
M

肌原纤维

粗肌丝　细肌丝

粗肌丝　细肌丝

肌联蛋白附着点
肌动蛋白纤维　肌联蛋白纤维

Z线　　　I带　　　M线　　　H区　　　重叠区

（b）肌原纤维及其横截面示意图

粗肌丝　　　　　　　　　　　　细肌丝

M
H
A
Z
I

肌球蛋白杆　　肌球蛋白头（横桥）　　　肌动　原肌　肌钙
　　　　　　　　　　　　　　　　　　　蛋白　球蛋白　蛋白

（c）肌原纤维、粗肌丝、细肌丝的结构示意图

图 1-4-2　骨骼肌的微观结构

（三）肌丝

肌节内含有粗肌丝、细肌丝和其他保证收缩活动的肌联蛋白和骨架蛋白。

粗肌丝和细肌丝有部分嵌入重叠，形成规则的阵列。由于折光能力的不同，粗肌丝的部分较暗，称为暗带或 A 带；暗带的中央有中线（M 线），立体地看可以称为中膜；中线两侧的粗肌丝区没有细肌丝交叠，是暗带中相对明的部分，叫作 H 区。仅有细肌丝（没有和粗肌丝交叠）的部分称为明带或 I 带。两个肌节之间被 Z 线（立体地看，又称为 Z 盘）间隔。各肌原纤维的 Z 线、M 线、明带、暗带排列在同一水平而使肌纤维十分规则地呈现明暗交替的横纹（见图1-4-2b）。

粗肌丝和细肌丝的排列很规则。从横切面可见，每一粗肌丝周围有六根细肌丝，呈六角形列阵，每三根呈三角形列阵的粗肌丝中间有一根细肌丝（见图1-4-2b）。其中：

粗肌丝直径约15nm，由200多个纵行的肌球蛋白分子组成。肌球蛋白分子的头部和颈部构成横桥，每隔一定距离旋转60°向外伸出。肌球蛋白分子的尾部螺旋扭转聚集形成粗肌丝主干，固定于中线（M线），另一端通过肌联蛋白和Z线相连。细肌丝直径约为8nm，由肌动蛋白、原肌球蛋白和肌钙蛋白3种蛋白质构成，三者的比例为7∶1∶1。细肌丝的一端固定于Z线（Z盘），另一端游离，插入于粗肌丝之间（见图1-4-2c，图1-4-3）。

当兴奋冲动由神经传至肌肉时，引发一系列的变化：粗肌丝的头部和细肌丝一定的位点结合，横桥向心摆动，把细肌丝拉向中线，随即和已结合的位点分离并立即与下一个位点结合，继续向心摆动，如此往复，使细肌丝进入A带而使肌节缩短，肌肉收缩。兴奋停止发放时，细肌丝和粗肌丝分离，细肌丝回到原位，肌肉放松。

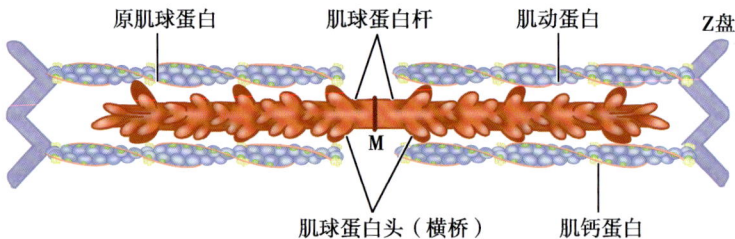

图1-4-3　肌丝的分子结构示意图

（四）其他肌质结构

虽然肌原纤维是肌纤维的主要特征性结构，但在肌质中也含有其他细胞器。例如核糖体、高尔基体和线粒体。线粒体、脂滴和糖原是给肌肉活动提供能量支持的。成熟的肌纤维里的线粒体的数量并不固定，在肌肉的活动中，持续性改变可轻易地引起线粒体数目的增加或减少。脂滴为球形，均匀分布在肌原纤维之间的肌质内，能提供丰富的能量。在含有更多线粒体和丰富毛细血管的肌纤维内，脂滴更常见。糖原呈小簇状颗粒，位于肌原纤维之间以及细肌丝间。在短暂的突发性运动中，它可提供无氧代谢能源，可不依赖于肌纤维的血液供应。

高度发达的肌管系统也是骨骼肌的特征性结构之一。骨骼肌细胞中有横管和纵管两种肌管系统。横管(又称 T 管),是与肌原纤维走行方向垂直的膜性管道,由横纹肌的细胞膜内陷并向深部延伸而成。纵管(也称 L 管),是与肌原纤维走行方向平行的膜性管道,即肌质网。其中在肌原纤维周围包绕、交织成网的称为纵行肌质网,其膜上有钙泵。肌质网与横管膜相接触的末端膨大或呈扁平状,称为连接肌质网(JSR)或终池。在骨骼肌,横管与其两侧的终池形成三联管结构,是兴奋-收缩耦联的关键部位(见图 1-4-4)。

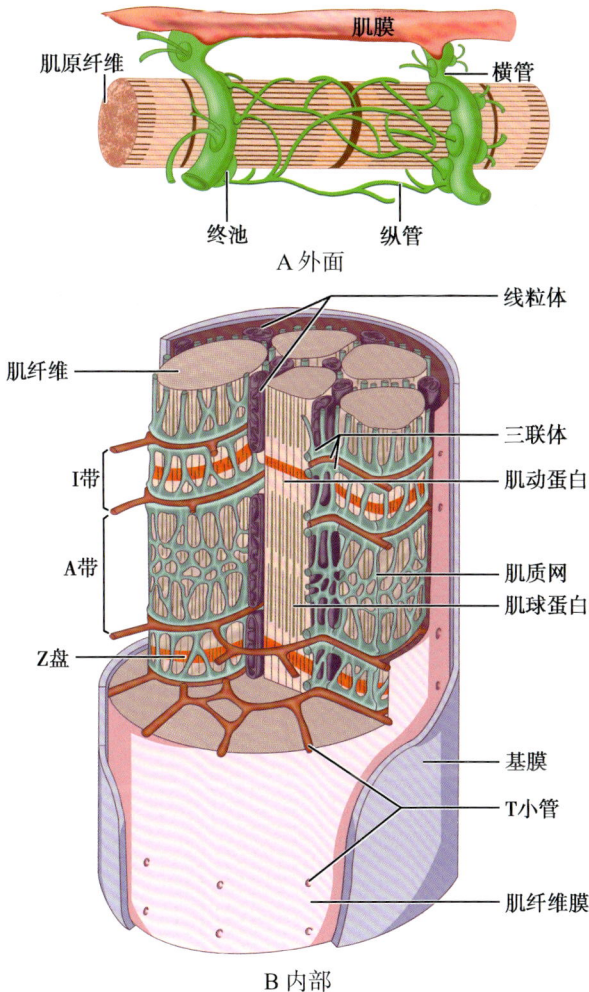

A 外面

B 内部

图 1-4-4　骨骼肌的肌原纤维和肌管系统

五、骨骼肌的血液供应和神经支配

（一）血液供应和淋巴引流

大多数肌肉的主要营养动脉进入肌肉深面,并与主要静脉和神经结合成血管神经束进入肌肉,进入肌肉的部位称为神经血管门（neurovascular hilum）。随后,血管在肌肉的结缔组织网架内走行并发出分支。较小的动脉和微动脉在肌束膜间隔内走行,并发出毛细血管穿行于肌内膜。虽然较小的血管主要与肌纤维平行排列,但它们也发出分支围绕纤维彼此吻合,形成一个长形的网络。

根据营养肌肉血管进入肌肉的部位、数量和粗细,可分为五种类型：Ⅰ型肌肉由单个血管蒂供应,Ⅱ型肌肉由单个主要血管蒂和几个次要血管蒂供应,Ⅲ型肌肉由两个孤立的主要蒂供应,Ⅳ型肌肉由多个小蒂独立供应,Ⅴ型肌肉由一个主要血管蒂和多个次级节段蒂供应（见图 1-5-1）。在针刺的时候,也可以针对供血的血管进行针刺,称之为"刺脉术",将另立分册予以介绍。

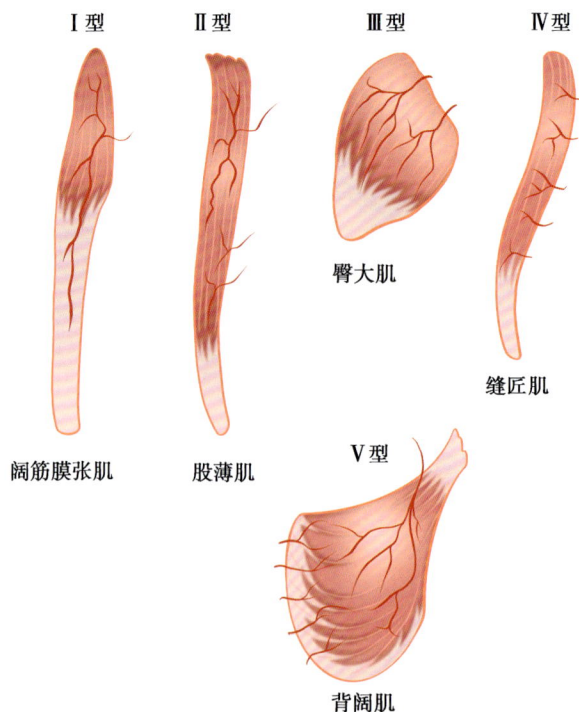

图 1-5-1　肌肉的血管供应的分类

在肌肉的横断面上,邻近肌纤维的毛细血管数通常为0~3条。与那些不经常活动的肌纤维相比,处于持续活动状态(如姿势肌)的肌纤维有更密集的毛细血管网供应。肌肉也常通过多种途径获得供血,有些血管从神经血管门以外的其他部位穿入肌肉并发出分支,形成血管区。相邻的血管区边界之间有吻合性血管相连。

静脉以相同的方式分支形成静脉区,与动脉区密切对应。肌肉收缩期间,肌肉内有瓣膜的静脉接受相应的压力,其作用像一个"肌泵",促进血液向心脏回流。

因为肌群的肌肉之间存在着相对性运动,故血管往往不在肌肉之间彼此交叉,而是从比较稳定的部位放射状进入肌肉,或在两肌肉的交界处穿过。

肌肉的淋巴引流开始于肌束膜和肌外膜的毛细淋巴管,肌内膜鞘无淋巴管。这些毛细淋巴管汇集成较大的淋巴管与静脉伴行,把淋巴液引流到局部淋巴结。

(二) 神经支配

每块肌肉均由1条或多条神经支配。对于四肢、面部和颈部肌肉来说,尽管神经轴突可能来源于多个脊髓节段的神经元,但是它们通常是由单一神经支配。有些肌肉(如腹壁肌肉)来自数个胚胎节段,故会有1条以上的神经分布。大多数情况下,神经与血管在神经血管束内伴行,在运动最小的部位附近进入肌肉,并在一定位置穿入其深层。这个位置对每块肌肉来说,是相对恒定的。

支配肌肉的神经通常含有运动和感觉两种成分。运动成分支配肌纤维、肌梭和血管平滑肌。感觉成分有来自肌梭的传入纤维、来自高尔基腱器的传入纤维以及细的有髓轴突和无髓轴突,后者能传导疼痛,以及来自肌肉的结缔组织鞘内的游离神经末梢的其他感觉。

当运动神经元兴奋时,动作电位会沿着轴突及其所有分支传导到它所支配的所有肌纤维。因此,运动神经元及其所支配的肌纤维是一个功能单位,这是肌肉内的许多纤维几乎能同时收缩的原因。运动单位的大小差别很大。在参与精细工作的肌肉,如眼外肌,每个运动神经元仅支配10根左右的肌纤维;而在大的四肢肌肉,一个运动神经元支配几百根肌纤维。

运动纤维(传出神经)由脊髓的前角发出,最终形成肌支进入肌肉。感觉神经(传入神经)通过周围神经传入脊髓后角。位于躯干背侧的肌肉是由脊神经的后支支配的,余下的肌肉由脊神经的前支及部分脑神经支配。

常见肌肉和对应的神经支配见表 1-5-1。

表 1-5-1　常见肌肉和对应的神经支配

部位	肌肉	动作	神经	备注
上肢	三角肌	外展肩	C_5	三角肌几乎全部由 C_5 神经根支配
	肱二头肌	屈肘	C_5、C_6	肱二头肌由 C_5 和 C_6 神经根共同支配,因此肌力检查可能会因为两个神经根的重叠效应而显得较为模糊
	肱三头肌	伸肘	C_7	
	腕伸肌群	伸腕	C_6	伸腕的主要肌肉桡侧腕伸肌是由 C_6 神经根支配,次要肌肉尺侧腕伸肌主要由 C_7 神经根支配
	腕屈肌群	屈腕	C_7	屈腕的主要肌肉桡侧腕屈肌是由 C_7 神经根支配,次要肌肉尺侧腕屈肌主要由 C_8 神经根支配
	指伸肌群	伸指	C_7	
	指屈肌群	屈指	C_8	
	骨间肌群	指内收、外展	T_1	
下肢	腹直肌	卷腹	$T_5 \sim T_{12}$	
	髂腰肌	屈髋	$T_{12} \sim L_3$	$T_{12} \sim L_3$ 没有针对每一神经根的特殊肌力检查,但是因为有独立的感觉支配区,因此感觉检查比肌力检查更能准确地评估损伤神经
	股四头肌	伸膝	$L_2 \sim L_4$	
	髋内收肌群	内收髋	$L_2 \sim L_4$	
	胫骨前肌	踝背伸	L_4	
	趾伸肌群	趾背伸	L_5	
	腓骨长、短肌	踝外翻	S_1	
	小腿三头肌	提踵	S_1、S_2	由于患者小腿三头肌的力量远大于检查者手臂的力量,因此检查该肌群时,可以嘱患者提踵行走

在针灸治疗中,通过对周围神经的刺激来治疗肌肉,也是比较常见的一种方法,具体见作者的另一本专著《结构针灸解剖基础与刺法精要(周围神经分册)》。

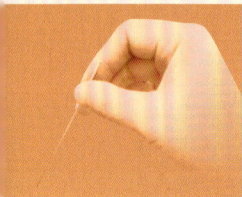

第二章
骨骼肌的生理学要点

一、骨骼肌的功能

骨骼肌有产生运动、维持姿势、保护、产热和体液泵等多种功能。

(一)运动

骨骼肌可以牵拉骨骼产生运动。人类的举手投足等每一个活动都需要骨骼肌的驱动、调节和控制。呼吸运动也需要骨骼肌的舒缩来改变胸廓的容积。

(二)保持骨关节位置

骨骼肌为骨关节提供弹性、对位与稳定性。骨关节各组分的相对位置是由骨骼肌的张力维持的。例如膝关节由股骨、胫骨、髌骨组成,这些骨骼之间并没有直接碰触。由于周边肌肉的牵拉,使之维持一定的空间。如果一个方向上的肌肉无力或者痉挛,都会造成骨关节的对位不良,久之就会出现磨损和退变。因此,肌肉的张力变化是骨关节结构发生改变的根本原因,这也是针灸治疗肌肉骨关节疼痛的基本入手点。

(三)维持人体姿势

对单个骨关节来说,骨骼肌的功能是保持其组成结构的相对位置。那么对整个人体来说,这一功能就是维持人的整体姿势。无论是坐位还是站立,骨骼肌都可以帮助人体克服重力,保持结构之间的对位。骨骼肌还参与改变姿势,例如身体倾斜时的调节反应。清醒状态下直立、坐位时,维持姿势的肌肉始终处于收缩和活跃状态。

笔者临床中见过很多长时间坐火车、飞机后出现严重颈痛腰痛的患者,查体有小关节的错位，追问病史，多有坐位睡着的情况，这时由于维持姿势的肌肉张力减少，在晃动过程中可能导致骨关节的微小错位。

（四）保护内部结构

骨骼肌和骨共同形成了人体的体壁，具有保护内部结构的功能。在没有骨保护的某些部位，骨骼肌甚至单独承担了这一作用。例如，腹部前方虽然没有骨骼保护，但强大的腹肌在允许躯干自由活动的同时，能够保护其深部结构。

（五）产热

骨骼肌收缩既产生运动也产生热量。骨骼肌产生的能量约 1/4 是热能。当机体由于寒冷而颤抖时，这种不自主的肌收缩，可以产生热量用于维持体温。

（六）血管泵

人体血液循环的主要动力是心肌，但是骨骼肌也起到了一定的作用。由于动静脉在肌肉间隙之间穿行，因此骨骼肌的收缩和运动就能够促进血液的循环，特别是静脉血和淋巴的回流。当液体需要克服重力向上流动时，骨骼肌的收缩显得尤其重要。

（七）其他

有些肌肉有着独特的功能。例如，手部蚓状肌等小梭形肌由于其横截面积小而仅产生很小的力。但是由于该肌肉拥有丰富的感受器，它的专长是为神经系统提供本体感受。

二、骨骼肌的特性

人体有四大主要组织类型，它们是上皮组织、结缔组织、肌肉组织和神经组织。与其他三种组织相比，肌肉组织的特点在于它具有兴奋性、收缩性、延展性、弹性和传导性。正是由于这些特点使得骨骼肌能够产生运动。

（一）兴奋性

兴奋性是指肌肉组织对电信号的刺激产生反应。要做运动时，神经肌肉接头处的神经末梢会释放特殊的化学物质,称为神经递质。神经递质迅速扩散,产生电信号,称为动作电位。动作电位进而启动一系列的肌肉收缩。

(二) 收缩性

收缩是肌肉组织的特性,是力量产生的根源。肌组织中的特殊蛋白相互作用使肌肉变短、变厚,以产生力,从而使人体产生运动。

(三) 延展性

延展性是指生理状态下肌肉的可延展能力。这个特性使骨骼肌在放松的时候可以伸长。当骨关节运动的时候,如果一块肌肉收缩,其拮抗的肌肉必须松弛并伸长,才能保证关节向既定的方向运动。如屈肘时,肱二头肌收缩变短的同时,肱三头肌必须松弛并且延展。如果肌肉由于劳损或其他原因丧失了延展性,就会使关节活动受限。

(四) 弹性

弹性是指骨骼肌伸长或缩短后恢复原始形状的能力。当骨骼肌执行各种功能的时候,形状会发生一些改变。一旦工作完成,骨骼肌组织就要恢复到原始状态。临床常见某块肌肉或肌肉中的某一个肌束长期处于缩短状态,或长期处于延长状态,而使肌肉和骨关节的正常功能受到影响。这些往往是针刺治疗的目标。

(五) 传导性

传导性是指肌肉组织传播电信号的能力。一旦肌肉组织被神经系统激活,它就将电信号传导到细胞内结构。传导性使动作电位沿肌细胞传递,兴奋肌组织,刺激肌收缩。

三、骨骼肌收缩的过程

骨骼肌的收缩是在中枢神经系统控制下完成的,依赖于神经肌肉接头处的兴奋传递、兴奋 - 收缩耦联、收缩蛋白的横桥周期等多个亚细胞生物网络系统的协调活动。

（一）神经肌肉接头的结构

骨骼肌的神经肌肉接头由接头前膜、接头后膜和接头间隙构成。接头前膜是运动神经轴突末梢膜的一部分。接头后膜是骨骼肌细胞膜，呈多皱褶向内凹陷的浅槽。接头间隙是接头前膜与接头后膜之间 20~30nm 的间隔，充满细胞外液。接头前膜内侧的轴浆中含有许多直径为 50~60nm 的球形囊泡，称为突触囊泡。每个囊泡内含 6 000~10 000 个乙酰胆碱分子。接头后膜上含有 N_2 型乙酰胆碱（ACh）受体阳离子通道，集中分布于皱褶的开口处（图 2-3-1）。在接头后膜外表面还分布有乙酰胆碱酯酶，它能将 ACh 分解为胆碱和乙酸。

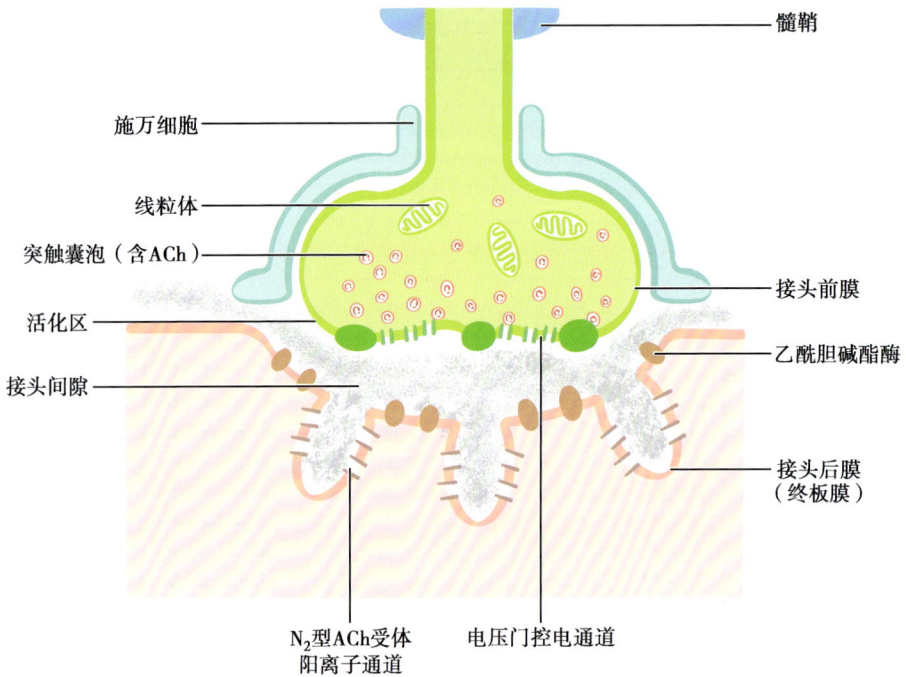

图 2-3-1　神经肌肉接头的结构

（二）神经肌肉接头的兴奋传递

骨骼肌神经肌肉接头的兴奋传递过程为电 - 化学 - 电传递（图 2-3-2）：即神经冲动由运动神经纤维传到轴突末梢（电信号），触发接头前膜的囊泡出胞，释放乙酰胆碱（ACh）至接头间隙（化学信号），ACh 迅速与位于接头皱褶上的受体分子结合，引发突触后膜瞬间产生膜电位变化（电信号）。膜电位属于局部电位,可以向周围扩布,触发了普通肌膜(非终板膜)周围区域的动作电位,并传导至整个肌细胞膜。动作电位通过 T 小管即肌膜的延伸部迅速传导到肌纤维内部。这样确保了肌纤维的各部分能迅速并几乎同时兴奋。

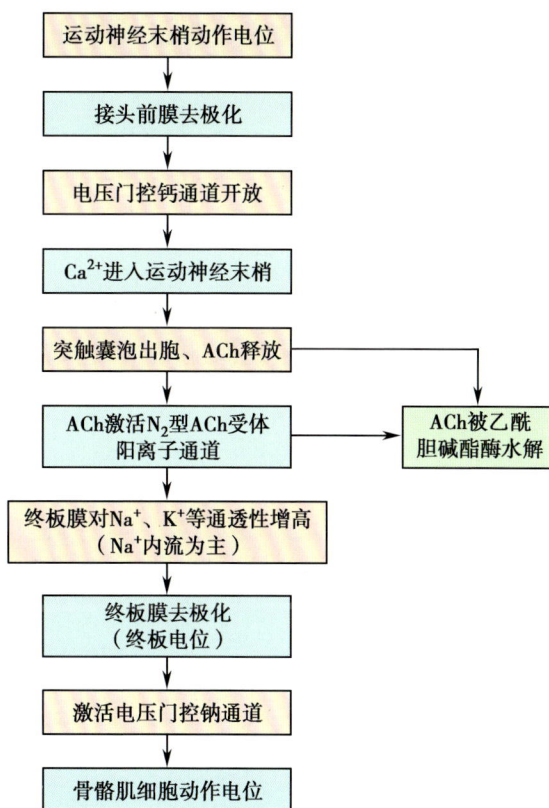

图 2-3-2 神经肌肉接头兴奋传递的主要步骤

在 ACh 释放后几毫秒内,ACh 即被终板膜外侧的乙酰胆碱酯酶迅速分解而消除其作用,使终板膜恢复到接受新兴奋传递的状态。

由于骨骼肌神经肌肉接头的兴奋传递中有神经递质的参与,因此有些药物如筒箭毒碱和 α- 银环蛇毒可阻断终板膜中的阳离子通道而松弛肌肉;机体产生自身抗体破坏这一阳离子通道可导致重症肌无力,新斯的明可抑制乙酰胆碱酯酶而改善肌无力患者的症状;有机磷农药中毒却因胆碱酯酶被磷酸化丧失活性而引起中毒症状等。

（三）骨骼肌细胞的收缩机制——肌丝滑行理论

电镜观察显示，在肌收缩期间，粗肌丝和细肌丝的长度没有发生变化。肌节的缩短是通过粗、细肌丝彼此间的滑动，牵拉 Z 盘向肌节中线靠拢而实现的（详见骨骼肌的显微结构一节），称为肌丝滑行理论。肌球蛋白的动力综合起来能导致肌节平均缩短达 1μm；因为每条肌肉有几千个肌节沿肌肉全长连续排列，所以最终肌肉能缩短 1cm 或更长。

（四）骨骼肌细胞的兴奋-收缩耦联

将骨骼肌细胞产生动作电位的电兴奋过程与肌丝滑行的机械收缩联系起来的中介机制，称为兴奋-收缩耦联。Ca^{2+} 是重要的耦联因子，骨骼肌兴奋-收缩耦联的发生部位在骨骼肌的三联管结构（指 T 管及其两侧的终池，见骨骼肌的显微结构一节）。动作电位激发肌质网的终池将 Ca^{2+} 释放入细胞质，激活了细肌丝内的钙敏感开关，从而启动收缩。兴奋末，横小管膜再度极化，Ca^{2+} 释放终止，Ca^{2+} 被钙 ATP 酶泵迅速转运回收储存，肌肉松弛。

（五）运动单位的募集

每一个运动神经元都和特定数量的纤维联系。一个运动神经元和其所控制的肌纤维称一个运动单位。一个运动神经元所控制的肌纤维越少，运动越精细，例如手部和眼部的运动单位，虽然只有很少的肌纤维，但是可产生精细运动。而大腿的运动单位有上千条肌纤维，因此虽然可产生大的力量，但缺乏精细调控。

同样，刺激少数几个运动单位产的力较小，而激活大量运动单位产力最大。募集的运动单位越大、越多，产生的力量就越大。

一些运动单位一直处于激活状态，其在静息状态也有小量的张力，保持其稳定和准备收缩。这种持续的张力称肌张力，有助于维持姿势及关节稳定，并减少产力所需时间。如果肌肉经常被使用，例如体育锻炼，肌张力会增强。但是，有时肌劳累或损伤也会引发过度的张力。如果肌肉使用减少或损伤可致低张力或肌松弛。

四、骨骼肌收缩的类型

(一) 等长收缩

当肌肉产生收缩,但是其长度和关节的角度不变,即为等长收缩。这类收缩主要用于稳定关节而不是产生运动。

(二) 等张收缩

是指肌肉收缩时改变长度,并产生运动。分为两种类型:向心收缩和离心收缩。

1. 向心收缩 是指肌肉收缩的同时肌肉变短。这类收缩可以产生运动、加速以及克服一些额外的抵抗。

2. 离心收缩 是在肌肉收缩的同时被拉长。离心收缩可以控制运动、减速等(见图 2-4-1)。

三种收缩中,离心收缩所需要的力量最大,其次是等长收缩,然后是向心收缩。因此离心收缩时肌肉最容易受伤。

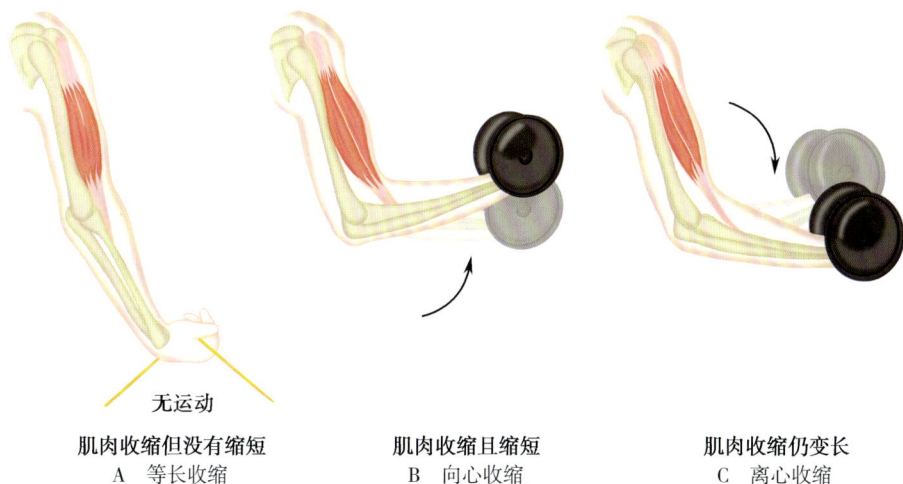

无运动

肌肉收缩但没有缩短　　　　肌肉收缩且缩短　　　　肌肉收缩仍变长
　　A　等长收缩　　　　　　　B　向心收缩　　　　　　　C　离心收缩

图 2-4-1　肌肉收缩的类型

五、骨骼肌之间的关系

自然运动由肌肉群完成，按其在运动中的作用，可将肌肉划分为主动肌（原动肌）、协同肌、拮抗肌和固定肌。

（一）主动肌

主动肌是在运动的发动和维持中一直起主动作用的肌肉，又称为原动肌。例如，三角肌的主要功能是使肩关节外展，因此它是肩外展的主动肌。

（二）协同肌

协同肌是指具有相同作用的两块或多块肌，常常位于关节运动轴的同侧，共同参与特定的关节活动。例如冈上肌、三角肌都参与外展肩关节，所以这两块肌肉互为协同肌。

（三）拮抗肌

拮抗肌是指在作用上与主动肌相互对抗的肌或肌群，常常位于一个运动轴的相对侧。例如背阔肌可以使肩关节内收，与三角肌和冈上肌使肩关节外展的作用正好相反。因此背阔肌是三角肌和冈上肌的拮抗肌。

主动肌和拮抗肌的关系对人体保持平衡以及减速和控制运动至关重要。单轴关节通常有两组肌肉相互配合，如膝关节前方的伸肌群和后方的屈肌群。双轴关节周围通常有 4 组肌肉相互配合，例如腕关节有屈、伸、内收和外展的肌群。三轴关节周围有 6 组肌肉相互配合，如肩关节有屈、伸、内收、外展和旋内、旋外六组肌肉。这些肌肉在运动过程中彼此协调，互相配合，共同完成关节的各种运动。

（四）固定肌

当主动肌和拮抗肌一起收缩时，其行为相当于固定肌，它们通过增加跨关节的压力以稳定相应的关节，并创造一个固定基础，借此使其他原动肌发挥作用。例如手指紧握物体时，腕屈肌和伸肌同时收缩以稳定手腕。

一个肌肉在不同的运动中所起的作用不同。例如：股四头肌在伸膝的时候是起主动运动的作用，在屈膝的时候是起对抗的作用，在直立的时候起稳定的作用。

六、骨骼肌与本体感觉

神经系统除了指挥肌肉收缩产生力,还可以通过不同的本体感受器与肌、肌腱以及关节相联系,以便对人体的位置有所感知。

本体感受器主要是检测运动、机械应力和位置的变化,包括肌梭、高尔基腱器、环层小体、关节的其他末梢和前庭感受器,对协调肌肉运动、调控收缩的强度和维持力学平衡有重要作用。

(一)肌梭

肌梭是位于骨骼肌内的梭形小体,是牵张感受器(见图 2-6-1)。肌梭表面有一个结缔组织的被囊包裹,囊内有 6~14 条较细小的特化的骨骼肌纤维,称梭内肌纤维。梭内肌纤维又分为两种:一种称核链纤维,对静止持续的牵拉较敏感;另一种称核袋纤维,对快速牵拉较敏感(见图 2-6-2)。

进入肌梭内的感觉神经纤维也有两种:一种包绕在梭内肌纤维的中段,称螺旋末梢;另一种分布在梭内肌纤维的两端,称花簇末梢。肌梭内还有来自脊髓前角的运动神经元的运动神经末梢,它们分布在梭内肌纤维的两端。

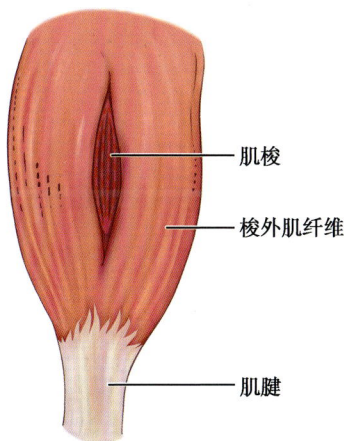

图 2-6-1 肌梭示意图

肌梭能够感知静止状态、收缩与舒张全程的梭外肌长度、收缩速度以及收缩加速度。此外,传出神经纤维通过调节肌纤维收缩的强度来调整梭内肌纤维的长度,从而调节肌梭感觉末梢的反应性(见图 2-6-2)。

(二)高尔基腱器

高尔基腱器(Golgi tendon organ)是张力感受器,对所有的张力(被动牵拉或主动收缩)都敏感(图 2-6-3)。它们位于肌腹与肌腱连接处。在每个连接处可有 50 多个高尔基腱器。它与肌腱的结缔组织交织在一起,用于感受肌腱的变化。高尔基腱器可被肌腱的被动牵拉激活,但对肌肉的主动收缩更敏感。高尔基腱器提供的本体感觉信息是对肌梭的信息的补充。高尔基腱器是慢适应感受器,它对维持张力也很重要。

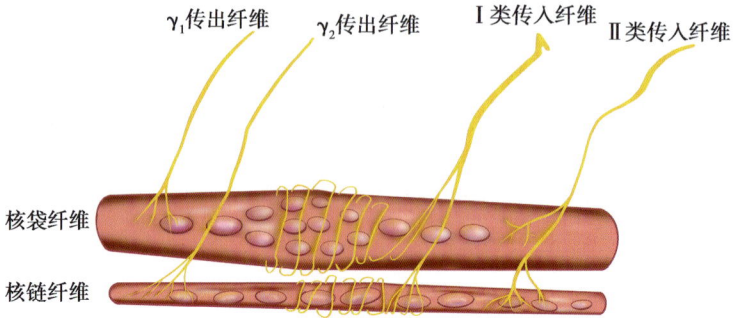

图 2-6-2　两类梭内肌纤维示意图

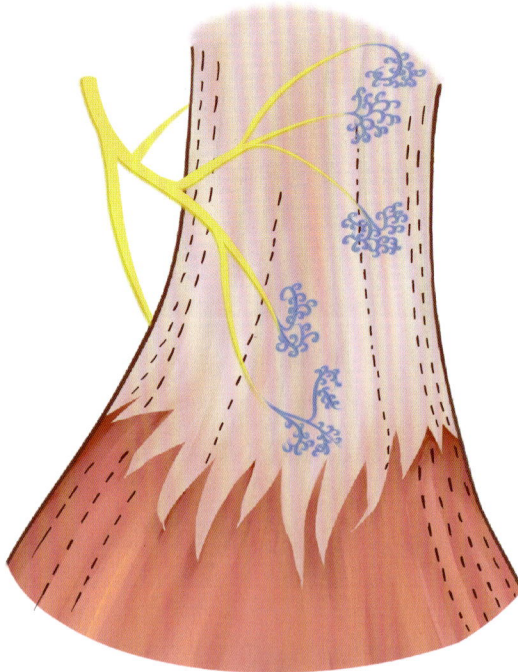

图 2-6-3　高尔基腱器的结构和神经支配

（三）帕奇尼小体

帕奇尼小体（Pacinian corpuscle），也叫环层小体（lamellar corpuscle），对挤压和震动敏感，位于皮下组织、肌周围的结缔组织和肌腱内，能感受组织内震动及其深部压力，有助于监测身体运动方向和速度。

帕奇尼小体体积较大（直径 1~4mm），呈卵圆形、球形或不规则形。较大的可在肉眼下看到。小体的被囊由数十层呈同心圆排列的扁平细胞组成，小体中央有一条均质的圆柱状结构。有髓神经纤维进入小体后去髓鞘，并穿行于小体中央的圆柱均质内（图 2-6-4）。

环层小体是非常迅速的快适应机械感受器。它们只对突然的振动发生反应，尤其对高频振动敏感。迅速适应的部分原因是板层状囊充当了高频滤器。

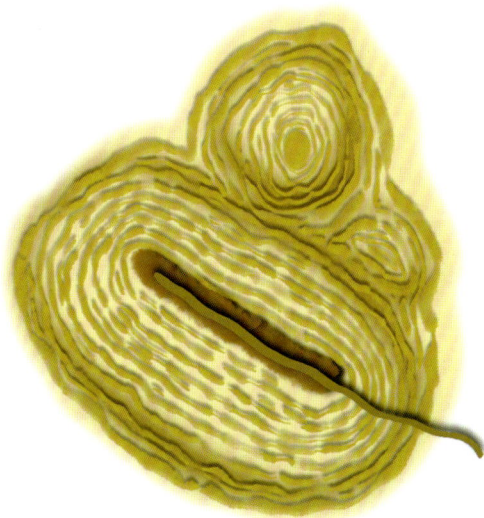

图 2-6-4　帕奇尼小体

（四）鲁菲尼小体

鲁菲尼小体（Ruffini corpuscle）感受深触觉和压觉。小体散布于关节囊，可以感受关节的屈曲和伸展。关节囊形状发生变化时鲁菲尼小体可帮助确定关节位置（见图 2-6-5）。

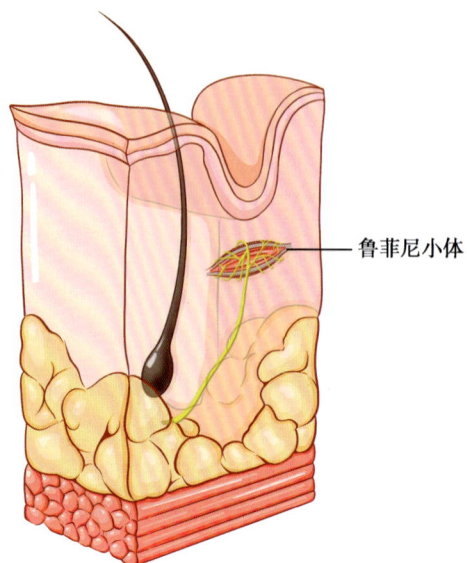

鲁菲尼小体

图 2-6-5　鲁菲尼小体

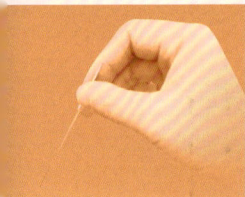

第三章
骨骼肌损伤的病理学要点

一、急性骨骼肌损伤 [①]

骨骼肌急性损伤可分为：①完全断裂；②部分断裂，部分断裂又分筋膜内断裂（出血在筋膜囊内）与筋膜囊外断裂（筋膜同时断裂，出血进入肌间隔）；③肌肉挫伤。部分可继发骨化性肌炎。

急性损伤的即刻是炎性反应，水肿多于出血，严重的肌肉撕裂会产生出血，有时皮下也有溢血与出血，但主要反应是水肿与炎症，出血可自肌肉进入筋膜间隙或皮下。

肌纤维断裂多出现于肌肉与肌腱的连接处。急性期肌纤维断裂处出现坏死、炎症，局部有巨噬细胞浸润；损伤48小时后炎性细胞增生的同时出现成纤维细胞，并逐渐增多，随后出现新生的毛细血管与肉芽组织，7~11天水肿与炎性反应逐渐被吸收，接着肌肉组织再生，纤维化与肌管形成。

在肌肉广泛损伤的情况下，成纤维细胞快速增殖会形成瘢痕，妨碍了肌肉组织的再生，导致功能不完全恢复。一般来说钝挫伤的骨骼肌经自然愈合往往不能完全恢复到未损伤前的功能状态。尽管骨骼肌有一定再生能力，但是严重损伤后，其修复方式主要是通过瘢痕修复，所以修复后收缩功能差，需要一定的治疗与康复。

二、慢性骨骼肌损伤

骨骼肌的慢性损伤一般是多次重复、长时间劳作造成的，常见的有肌筋膜炎、肌肉劳损、延迟性肌肉酸痛等。

---

① 王予彬,王人卫,陈佩杰.运动创伤学［M］.北京：人民军医出版社,2011：46.

（一）肌筋膜炎

肌筋膜炎是肌肉的内筋膜和外筋膜的无菌性炎症。肌筋膜遭受各种损伤后，会出现一定的炎症反应，水肿和渗出刺激神经末梢，出现疼痛，久之还会出现纤维化。另外，损伤过程中也会出现微小的撕裂性损伤，继发纤维样组织增多、收缩，挤压局部的毛细血管和末梢神经而出现疼痛。

寒冷、潮湿环境下加重是本病特点之一。湿冷可使筋膜挛缩、缺血，局部纤维浆液渗出，加重疼痛。此外，慢性感染、精神抑郁、睡眠障碍、甲状腺功能减退，以及高尿酸血症等疾病也经常并发肌筋膜炎。还有部分患者具有程度不等的外伤史。不少患者虽没有明显急性外伤史，但因长时间久坐，或因工作姿势不良，长期处于单一的特定姿势，造成局部筋膜挛缩，也会出现肌筋膜炎。常见肌筋膜炎有颈肩肌筋膜炎、腰背肌筋膜炎、足底肌筋膜炎等。

（二）肌肉劳损

骨骼肌如果承受了超过负荷的活动，收缩蛋白会降解，使正常的收缩结构改变甚至消失，出现肌纤维紧缩、僵硬、延展功能下降和程度不同的延迟性肌肉酸痛[①]。如果经过适当的休息和调整，骨骼肌收缩蛋白的合成增加，肌肉的结构和功能就会逐渐得到增强和提高。但是，如果重复进行超承受能力的活动，或肌肉结构尚未恢复的情况下做过度的重复活动，引起收缩蛋白合成无法保持优势，导致收缩结构不能修复，就造成不同程度的运动功能障碍和疼痛。

除了动力性肌肉劳损外，肌肉劳损也常发生在静态姿势下肌肉持久紧张的部位。

还有研究认为肌肉劳损会在肌筋膜中造成局部挛缩点，名为激痛点（myofascial trigger point）。它们可在骨骼肌内触及，表现为紧绷的肌带，具有高度敏感的压痛。激痛点会引起肌肉持续紧张，进而使肌肉无力，并且增加肌肉骨骼连接处的应力，导致关节疼痛。

（三）延迟性肌肉酸痛[②]

延迟性肌肉酸痛多见于大运动量训练或运动强度突然增加后，具有以下明显特征：

---

① 卢鼎厚. 人体骨骼肌劳损阿是穴治疗与预防［M］. 北京：人民卫生出版社，2020：24.

② 王予彬，王人卫，陈佩杰. 运动创伤学［M］. 北京：人民军医出版社，2011：49.

①一般在运动结束后 24 小时出现，24~48 小时达到高峰，可持续 5~7 天或更长时间，后逐渐缓解，最终疼痛症状可完全消失。②好发于离心运动之后。③疼痛部位常见于肌肉远端和肌腱连接处，严重者则肌肉全长发生疼痛且以肌腹为主。④伴发肌力减退，一般运动后即刻肌力减退，有的甚至减至原有肌力的 50% 以下，随后肌力可缓慢回升。⑤出现肌纤维自发性缩短现象。这很可能是结缔组织的缩短而非肌肉的收缩结构缩短。⑥血清中肌酸激酶（CK）增高。

延迟性肌肉酸痛产生的确切原因和机制尚不清楚，目前有肌肉组织损伤学说、代谢产物堆积学说、肌肉痉挛学说、酶活性紊乱学说、炎症反应学说等。

三、肌腱损伤

肌腱的损伤最常见的是腱止结构的微细损伤，又称为"末端病"。其病理机制是因肌肉反复剧烈地牵拉，引起腱止结构的慢性退行性改变。例如：肩袖损伤、网球肘、第三腰椎横突综合征、髌腱损伤等。镜下可见腱围组织水肿、血管扩张，腱周组织与肌腱粘连。轻者在镜下显示腱的波浪状纤维消失；而较重者可见玻璃样变、纤维样变及纤维断裂，可有血管及脂肪组织侵入腱内；个别病例腱内可出现软骨岛或骨岛。

有研究表明，末端病与局部血液循环障碍、反复的异常应力、外伤以及不合理滥用激素类药物有关。

另外，肌腱急性损伤通常以完全断裂为主，如跟腱断裂。

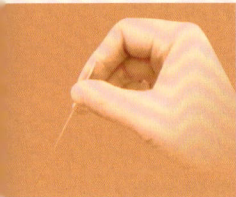

第四章
骨骼肌损伤的查体诊断要点

一、肌容量检查

观察肢体外形有无肌肉萎缩、挛缩、畸形以及肥大。临床上肌萎缩更多见，一般下运动神经元损伤时萎缩较明显，上运动神经元损伤不显著，但晚期可出现。检查时，观察患者全身或局部的肌肉外形变化，有无外形变薄或呈凹陷状，触之坚韧等。也可以测量肢围（周径），如测量肿胀时取最肿处，测量肌萎缩时取肌腹部。测量时应选用生理骨性隆起为标志，在其上、下一定距离水平测量。由于发育性不对称很多见，测量值虽然能客观地反映局部肌容量的变化情况，但不能作为诊断肌萎缩的依据，还需结合其他临床资料综合分析。除神经源性肌萎缩，还应注意与血管源性、肌源性以及废用性肌萎缩相鉴别。

肌束震颤常与肌萎缩同时发生，是下运动神经元损害的重要体征。表现为患者某处肌肉出现细小、快速或蠕动样颤动，不能带动关节，用叩诊锤轻轻叩打肌肉时可诱发产生。

二、肌张力检查

正常状态下，人体肌肉处于一定张力状态，当中枢性或周围性神经损伤时，肌张力可发生改变。前者表现为增高，后者表现为减低。检查时嘱患者肢体放松，观察其肌外形，触摸肌肉硬度及弹性，被动活动关节，感受其阻力。如肌外形消失，肌肉松软，被动运动时阻力减低或消失，关节松弛而活动范围扩大，称为肌张力减低；反之，外观肌形明显，触之肿硬、紧张，被动运动时阻力很大，称为肌张力增高。

另外,肌张力增高尚有痉挛性、强直性及去脑强直性增高之别,临床应当注意鉴别。

三、肌力检查

肌力是指人体做随意运动时肌肉收缩的力量。肌力检查有主动收缩和抗阻收缩。检查方法是嘱患者依次做各关节运动,并克服检查者所给予的阻力,以观察其是正常、减退或瘫痪。肌力检查需要反复、规律的进行。应同时检查双侧,并做双侧对比。抗阻检查时,检查者所施加的对抗阻力应该持续而稳定,不能短暂、急促。肌力分为 0~5 级,见表 4-3-1。

表 4-3-1　肌力分级表

肌力分级	表现
5 级	正常肌力,肢体能对抗自身重力及全部阻力
4 级	肢体能对抗自身重力及部分阻力活动
3 级	肢体能对抗自身重力活动
2 级	肢体不能对抗重力,但能在重力消除情况下活动
1 级	仅有肌肉收缩,无关节活动
0 级	无肌肉收缩

学习肌力分级时,关键是记住"3 级可抗自身重力移动关节,4 级可以抗阻力"。

肌力减退常见的原因有神经系统病变(中枢神经系统病变、周围神经卡压、神经递质和神经肌肉接头病变等)以及肌肉本身的损伤。肌肉损伤常伴随特征性的主动收缩疼痛和被动延长的疼痛,因此可用于鉴别诊断(见后)。周围神经卡压时,由于大部分关节的肌肉并不是由单一神经独立支配,因此只要较对侧轻微减弱即提示病变。常见肌力检查和对应的神经节段前已提及。重复的抗阻检查可以帮助评估肌肉是否容易疲劳,这常意味着肌无力或者神经系统病变。

四、腱反射检查

腱反射是叩击肌肉、肌腱和骨膜时引起肌肉快速收缩反应的

视频 1　肌力检查示教

一种生理反射。反射弧由感受器(肌梭)、传入神经、脊髓、传出神经和效应器(梭外肌)5个部分组成。从脑部发出的上运动神经元的神经冲动对反射有调节作用。一般来说，阻断基本反射弧会导致反射消失，神经根压迫会导致反射减弱，阻断上运动神经元的调节控制会导致反射亢进。

腱反射的检查结果分为反射正常、反射亢进和反射减退。反射检查需双侧肢体同时进行，相互对比，从而判断反射异常是个体差异还是因病理改变引起。

检查时，患者应当放松，检查者用叩诊锤在相应肌腱上叩击。反射分为0到4+级，见表4-4-1。表4-4-2为常用的腱反射检查和对应的神经节段。

表 4-4-1　腱反射分级

腱反射分级	评定
0	反射缺失
1+ 或 +	反射减弱
2+ 或 ++	正常
3+ 或 +++	反射亢进，无阵挛
4+ 或 ++++	反射亢进，有阵挛

表 4-4-2　腱反射检查和对应的神经节段

神经	C_5	C_6	C_7	L_4	S_1
腱反射	肱二头肌反射	肱桡肌反射	肱三头肌反射	髌腱反射	跟腱反射

五、肌肉长度检查

肌肉的长度与关节活动度有关。关节活动度通常用正常、受限及过度来描述结果。关节被动活动角度不足常与肌肉长度不足有关；主动活动角度不足常与肌肉力量不足有关。

视频 2　反射检查示教

若某肌肉过长，通常是由于该肌肉的肌力较弱，并且该肌肉的拮抗肌适应性缩短；若某肌肉长度较短，通常是因为该肌肉较为强壮或病理性挛缩，且该肌肉的拮抗肌处于被拉长的状态。

六、骨骼肌相关疼痛的责任肌排查

与骨骼肌损伤有关的骨关节疼痛可以通过关节的运动检查结合骨骼肌的起止点和功能来定位,确定责任肌肉。检查时嘱患者做主动的关节活动和抗阻的关节活动,来鉴别是肌肉延展性不足还是收缩性不足。例如:低头疼痛者,被动疼痛提示颈部后群肌肉的延展性不足;抗阻疼痛者,提示颈前肌群的损伤。仰头疼痛者,被动疼痛提示颈部前群肌肉的延展性不足;抗阻疼痛者,提示颈后肌群的损伤。根据参考资料[1]并结合笔者经验,将常见的骨骼肌相关疼痛的责任肌整理如下(表 4-6-1):

表 4-6-1　常见的疼痛动作和责任肌肉

部位	疼痛的动作	主动收缩的肌肉	延展性不足的肌肉
颈部	前屈	胸锁乳突肌前半部、前中斜角肌等	胸锁乳突肌后半部、斜方肌上部、头颈半棘肌、最长肌、头颈夹肌、肩胛提肌、后斜角肌等
	后伸	胸锁乳突肌后半部、斜方肌上部、头颈半棘肌、最长肌、头颈夹肌、肩胛提肌、后斜角肌等	胸锁乳突肌前半部、前中斜角肌等
	左旋	右侧斜方肌上部、胸锁乳突肌;左侧头颈夹肌、肩胛提肌、后斜角肌等	左侧斜方肌上部、胸锁乳突肌;右侧头颈夹肌、肩胛提肌、后斜角肌等
	右旋	左侧斜方肌上部、胸锁乳突肌;右侧头颈夹肌、肩胛提肌、后斜角肌等	右侧斜方肌上部、胸锁乳突肌;左侧头颈夹肌、肩胛提肌、后斜角肌等
	侧屈	同侧斜方肌上部、胸锁乳突肌、斜角肌、肩胛提肌、头颈夹肌、头颈半棘肌等	对侧斜方肌上部、胸锁乳突肌、斜角肌、肩胛提肌、头颈夹肌、头颈半棘肌等
腰部	前屈	腹直肌、腹内斜肌、腹外斜肌、髂腰肌	竖脊肌等
	后伸	竖脊肌等	腹直肌、腹内斜肌、腹外斜肌、髂腰肌

① 顾德明,缪进昌.运动解剖学图谱[M].2 版.北京:人民体育出版社,2006.

续表

部位	疼痛的动作	主动收缩的肌肉	延展性不足的肌肉
腰部	左旋	左侧腹内斜肌；右侧腹外斜肌等	右侧腹内斜肌；左侧腹外斜肌等
	右旋	右侧腹内斜肌；左侧腹外斜肌等	左侧腹内斜肌；右侧腹外斜肌等
	侧屈	同侧腹内外斜肌、腰方肌、竖脊肌等	对侧腹内外斜肌、腰方肌、竖脊肌等
肩部	前屈	三角肌前束、胸大肌锁骨部、肱二头肌、喙肱肌等	三角肌后束、冈下肌、小圆肌、背阔肌、大圆肌、肱三头肌长头等
	后伸	三角肌后束、冈下肌、小圆肌、背阔肌、大圆肌、肱三头肌长头等	三角肌前束、胸大肌锁骨部、肱二头肌、喙肱肌等
	垂臂内旋	背阔肌、大圆肌、肩胛下肌、三角肌前束等	冈下肌、小圆肌、三角肌后束等
	垂臂外旋	冈下肌、小圆肌、三角肌后束等	背阔肌、大圆肌、肩胛下肌、三角肌前束等
	内收	胸大肌胸骨部、大圆肌、背阔肌、肩胛下肌、喙肱肌等	斜方肌三角肌复合体、冈上肌等
	外展	斜方肌三角肌复合体、冈上肌等	胸大肌胸骨部、大圆肌、背阔肌、肩胛下肌、喙肱肌等
肘部	屈曲	肱肌、肱二头肌、肱桡肌等	肱三头肌、肘肌等
	伸展	肱三头肌、肘肌等	肱肌、肱二头肌、肱桡肌等
前臂	旋前	旋前圆肌、旋前方肌、桡侧腕屈肌、肱桡肌[①]等	肱二头肌、旋后肌、肱桡肌等
	旋后	肱二头肌、旋后肌、肱桡肌等	旋前圆肌、旋前方肌、桡侧腕屈肌、肱桡肌等
腕部	屈曲	桡侧腕屈肌、尺侧腕屈肌、掌长肌等	桡侧腕短伸肌、桡侧腕长伸肌、尺侧腕伸肌等
	伸展	桡侧腕短伸肌、桡侧腕长伸肌、尺侧腕伸肌等	桡侧腕屈肌、尺侧腕屈肌、掌长肌等
	尺偏	尺侧腕屈肌、尺侧腕伸肌等	桡侧腕长伸肌、桡侧腕短伸肌、桡侧腕屈肌等

---

① 肱桡肌主动收缩参与肘部的屈曲、前臂的内旋和外旋。因此肱桡肌损伤的特征性动作是前臂抗阻内旋外旋都痛。

续表

部位	疼痛的动作	主动收缩的肌肉	延展性不足的肌肉
腕部	桡偏	桡侧腕长伸肌、桡侧腕短伸肌、桡侧腕屈肌等	尺侧腕屈肌、尺侧腕伸肌等
指部	屈指	指浅屈肌、指深屈肌等	指伸肌、小指伸肌、示指伸肌等
	伸指	指伸肌、小指伸肌、示指伸肌等	指浅屈肌、指深屈肌等
	拇指外展	拇长展肌、拇短展肌等	拇对掌肌、拇收肌、拇短屈肌等
	拇指对掌	拇对掌肌、拇收肌、拇短屈肌等	拇长展肌、拇短展肌等
	拇指屈曲	拇长屈肌、拇短屈肌	拇长伸肌、拇短伸肌
	拇指伸	拇长伸肌、拇短伸肌	拇长屈肌、拇短屈肌
髋部	前屈	髂腰肌、臀中小肌前束、阔筋膜张肌、股直肌、耻骨肌、缝匠肌等	臀大肌、臀中肌后束、半腱肌、半膜肌、股二头肌长头等
	后伸	臀大肌、臀中肌后束、半腱肌、半膜肌、股二头肌长头等	髂腰肌、臀中小肌前束、阔筋膜张肌、股直肌、耻骨肌、缝匠肌等
	外展	臀中肌、臀小肌、阔筋膜张肌、梨状肌等	大收肌、短收肌、长收肌、耻骨肌、股薄肌等
	内收	大收肌、短收肌、长收肌、耻骨肌、股薄肌等	臀中肌、臀小肌、阔筋膜张肌、梨状肌等
	内旋	臀中肌前束、臀小肌前束、阔筋膜张肌、大收肌、耻骨肌等	闭孔外肌、闭孔内肌、梨状肌、股方肌、上孖肌、下孖肌等
	外旋	闭孔外肌、闭孔内肌、梨状肌、股方肌、上孖肌、下孖肌等	臀中肌前束、臀小肌前束、阔筋膜张肌、大收肌、耻骨肌等
膝部	屈曲	股二头肌、半腱肌、半膜肌、缝匠肌、股薄肌、腓肠肌等	股四头肌等
	伸展	股四头肌等	股二头肌、半腱肌、半膜肌、缝匠肌、股薄肌、腓肠肌等
	内旋	缝匠肌、股薄肌、半腱肌、半膜肌等	股二头肌、髂胫束等
	外旋	股二头肌、髂胫束等	缝匠肌、股薄肌、半腱肌、半膜肌等

续表

部位	疼痛的动作	主动收缩的肌肉	延展性不足的肌肉
踝部	背伸	胫骨前肌、趾长伸肌、蹈长伸肌	小腿三头肌、胫骨后肌、腓骨长肌、腓骨短肌等
	跖屈	小腿三头肌、胫骨后肌、腓骨长肌、腓骨短肌等	胫骨前肌、趾长伸肌、蹈长伸肌
	足内翻	胫骨前肌、胫骨后肌、趾长屈肌、蹈长屈肌等	腓骨长肌、腓骨短肌、第三腓骨肌等
	足外翻	腓骨长肌、腓骨短肌、第三腓骨肌等	胫骨前肌、胫骨后肌、趾长屈肌、蹈长屈肌等
趾部	蹈趾屈曲	蹈短屈肌、蹈长屈肌	蹈长伸肌、蹈短伸肌
	蹈趾伸展	蹈长伸肌、蹈短伸肌	蹈短屈肌、蹈长屈肌
	蹈指内收	蹈收肌	蹈展肌
	蹈趾外展	蹈展肌	蹈收肌
	趾屈	趾长屈肌、趾短屈肌	趾长伸肌、趾短伸肌
	趾伸	趾长伸肌、趾短伸肌	趾长屈肌、趾短屈肌
	趾内收	骨间足底肌	骨间背侧肌、小指展肌
	趾外展	骨间背侧肌、小指展肌	骨间足底肌

七、骨骼肌相关的周围神经检查

周围神经在肌筋膜间隙中穿行，并通过肌门进入肌肉，支配肌肉的运动。多数周围神经的问题源于肌肉筋膜对神经的无创性压迫或拉伸，反过来神经又会影响肌肉，产生疼痛和功能障碍。神经的创伤可以是突然发生，也可能是逐步进展。后者多由于固定姿势或重复性动作，也可能由于肌肉长期的痉挛和硬化。周围神经的轻中度损伤，表现为神经所支配的多块肌肉出现功能障碍。如果是严重的损害，有可能会出现永久性的障碍。常见肌肉筋膜对神经的卡压部位如下：

1. 胸锁乳突肌腱膜和斜方肌筋膜　卡压枕大神经会诱发后头痛。

2. 椎间孔处　椎间孔周围附着的肌肉及韧带卡压神经根会造成神经根支配的多块肌肉的疼痛和功能障碍。

3. 肩胛切迹处　在肩胛切迹处有肩胛上横韧带覆盖，韧带下方有肩胛上神经通过,卡压会出现肩关节疼痛。

4. 菱形肌 菱形肌上口卡压肩胛背神经会出现肩胛内上角的疼痛。

5. 胸小肌、锁骨下肌 卡压臂丛神经会出现手臂的麻木疼痛。

6. 四边孔(小圆肌,大圆肌,肱三头肌长头) 卡压腋神经会引起手臂外展无力或疼痛。

7. 肱二头肌腱膜、旋前圆肌、指浅屈肌,腕管 卡压正中神经会出现拇指、示指、中指和环指桡侧半的感觉异常或麻木。

8. 尺侧腕屈肌起点、旋前圆肌腱膜 卡压尺神经,出现手指和手掌尺侧皮肤的麻木。

9. 腹内外斜肌 卡压髂腹下神经、腹股沟神经,会造成耻骨区和腹部的疼痛。

10. 阔筋膜张肌 卡压股外侧皮神经引起大腿外侧的皮肤麻木。

11. 梨状肌 卡压坐骨神经、臀上神经、臀下神经,引起臀部和下肢的疼痛和麻木。

12. 腓骨长肌起始部 卡压腓神经会引起小腿前侧、外侧和足背区的感觉障碍,甚至出现"马蹄内翻足"。

13. 腓骨长短肌肌腹 卡压腓浅神经会出现踝部的疼痛。

详细内容请参考拙作《结构针灸解剖基础与刺法精要(周围神经分册)》(人民卫生出版社 2022 年版)。

八、肌肉骨骼疼痛诊疗思路

每一个疼痛都是有致痛结构和致痛原因的,这两方面缺一不可。致痛结构以神经为主,没有神经不可能感觉到疼痛;致痛原因一般有机械性的和炎症性的两种。

(一) 疼痛的机械性原因

常见的机械性原因有以下两种:

压力——如果神经根、神经干、神经分支或神经末梢上有来自于邻近的结构(骨、紧张痉挛的肌肉、筋膜以及瘢痕组织)的异常压力,则会表现为疼痛。例如椎间盘突出会卡压神经根,斜角肌紧张会卡压臂丛神经,梨状肌紧张会卡压坐骨神经等。

张力——神经末梢对张力十分敏感,如果肌肉、肌腱、韧带发生牵拉、肿胀或其他形状变化,都会产生异常张力而出现疼痛。例如,痛风时组织肿胀疼痛,除了炎症刺激外,还有一部分是张力导致。圆肩驼背的人,出现背部的疼痛往往与此有关。

针对机械性原因,我们往往要查找缩短的、痉挛的、紧绷的肌肉及其筋膜,和拉长的、肿胀的肌肉及其筋膜进行相应的治疗。笔者实践经验表明,针灸对于紧张挛缩的肌肉和肿胀拉长的肌筋膜均有良好的效果。

(二) 疼痛的炎症性原因

组织损伤或组织发炎都会产生疼痛,炎症反应会增强痛感,原因是从被损伤的细胞释放大量的化学物质。有些物质可直接刺激引起疼痛,另一些物质引起炎症反应,加重疼痛。可以引起疼痛的化学物质主要有缓激肽、组胺、血清素、钾和游离基。被损伤的细胞还释放花生四烯酸等脂肪酸,它在炎症反应中扮演关键角色。一般而言,炎症性的疼痛具有夜间痛、静息痛的特点。而机械性疼痛则和运动或姿势有关。对于炎症性疼痛,针灸可以促进消炎,快速缓解疼痛。

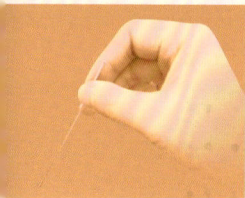

第五章
骨骼肌损伤的刺法要点

骨骼肌损伤的毫针刺法，在古代有"燔针劫刺法"，例如：《灵枢·经筋》中，每一段经筋病的结尾都写有："治在燔针劫刺，以知为数，以痛为输"；还有"贯刺法"，如手臂筋挛、酸痛：医者以左手大拇指坚按筋结作痛处，使不得动移，以针贯刺其筋结处，锋应于伤筋则酸痛不可忍处是天应穴也，随痛随针，神效，不然则再针。凡针经络诸穴，无逾于此法也（《针灸经验方》）。现代有"阿是穴长针斜刺法""干针刺法"等。笔者经过比较认为，卢鼎厚教授研究的"阿是穴长针斜刺法"诊断清晰，刺激量适中，患者容易接受，并且效果良好，因此成为笔者针刺肌肉的主要方法之一，现介绍如下：

（1）根据主诉和查体，确定病损的肌肉（见表4-6-1）；

（2）在损伤的肌肉上，用"横拨"法寻找肌肉纤维中的硬结；

（3）不论硬节痛或不痛，均为目标刺激点；

（4）消毒后用一手拇指卡住硬结，用另一手持针从硬结旁进针，针身斜刺穿过硬结中心，退针至皮下，换方向重复针刺，再退针至皮下，继续换方向针刺，一般3~5次即可感觉硬结变软，然后出针；

（5）出针后复查疼痛情况和肌肉功能，如果好转，说明治疗有效；如果未能好转，说明没有找对肌肉，或者没有扎着硬结，继续查体、针刺，直至好转。

在本书中，对这种方法沿用了"贯刺法"之名，以取其"贯穿"之意。和古代的"贯刺法"相比，本法重视动作查体和触诊，需要寻找硬结；和传统的阿是穴针刺法相比，阿是穴是以压痛点为刺激目标，而本法是以硬结为主、压痛为辅来寻找刺激目标；和干针刺法相比，本法不追求肌肉抽搐跳动，也不必扎到不跳为止。以笔者本人经验，不论肌肉是否跳动，只要扎到硬节就会有效。

下 篇

第六章
头面部肌肉

　　头肌分为面肌和咀嚼肌两部分。面肌是扁而薄的皮肌,位置比较表浅,起自颅骨的不同部位,止于头面部的皮肤。面肌主要分布于面部的口、眼、鼻等孔裂的周围,可以分为环形肌和辐射肌,有闭合或者开大上述孔裂的作用。同时可牵动面部皮肤显示喜、怒、哀、乐等各种表情,故又称为表情肌。咀嚼肌有四对,分布于颞下颌关节的周围,参与咀嚼运动。

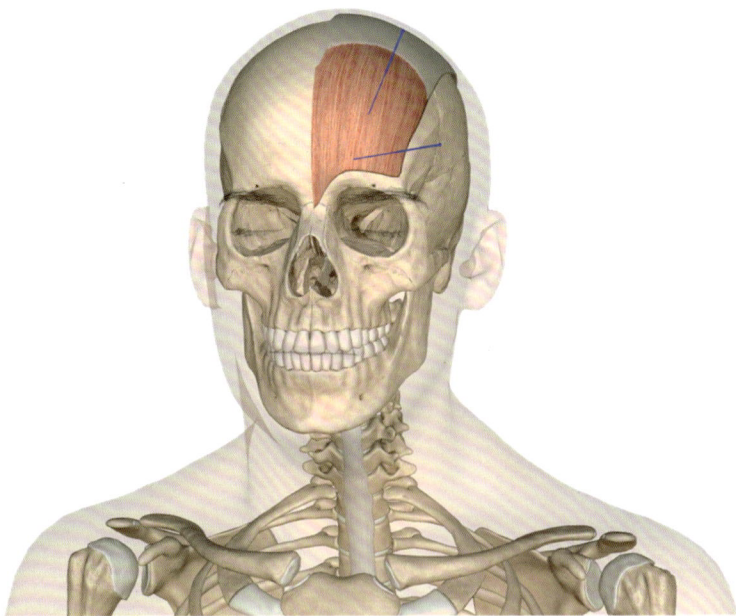

图 6-1-1　枕额肌额腹针刺示意图

一、枕额肌额腹

【起止点】起点：帽状腱膜；止点：眉部皮肤。

【解剖详解】枕额肌由前、后两个肌腹及中间的帽状腱膜构成。前部的肌腹称额腹，位于额部皮下；后部的肌腹称枕腹，位于枕部皮下。枕额肌与颅部的皮肤和皮下组织紧密结合共同组成头皮，与深部的骨膜之间有疏松结缔组织间隔。额肌、帽状筋膜、枕肌是一个连续的肌筋膜平面。额肌没有骨性附着点，但其下部纤维与邻近的肌(降眉间肌、皱眉肌、眼轮匝肌)相交织，上部纤维在冠状缝前方连于帽状腱膜。

血液供应：由颞浅动脉、眼动脉的分支供应。

神经支配：由面神经颞支支配。

【主要作用】提眉。

【相关病症】前额痛、面神经麻痹引起的额肌瘫痪、失眠抑郁等情志异常。

【相关穴位】攒竹、眉冲、曲差、五处、本神、阳白、头临泣、神庭、鱼腰。

【治疗部位】肌肉起止点、肌腹或触诊肌肉硬结处。

【针刺方法】水平方向上横刺，或沿肌肉硬结贯刺，深度 1~2cm。见图 6-1-1。

【应用经验】针刺本肌肉常用来治疗面瘫、三叉神经痛。对应的脑区为额叶，所以常用来治疗情志异常。额肌是产生额纹的主要肌肉，因此在美容针灸中比较常用。

结构针灸
Structure-based Medical Acupuncture

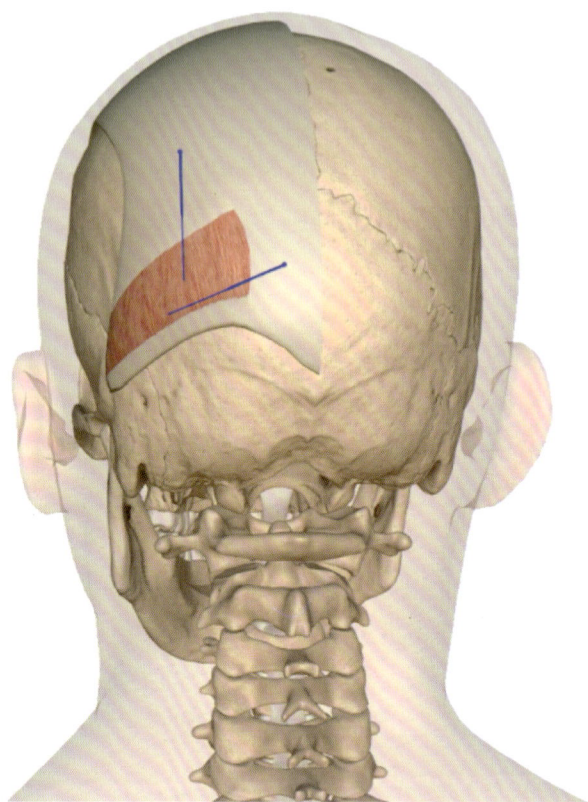

图 6-2-1　枕额肌枕腹针刺示意图

视频 3　枕肌
针刺演示

二、枕额肌枕腹

【起止点】起点：上项线；止点：帽状腱膜。

【解剖详解】枕额肌由前、后两个肌腹及中间的帽状腱膜构成。前部的肌腹称额腹，后部的肌腹称枕腹。枕腹是一层宽阔的肌纤维层，由 2 块四边形薄片状肌腹组成，与帽状腱膜相连，收缩时可向后牵拉帽状腱膜。额肌、帽状筋膜、枕肌是一个连续的肌筋膜平面。2 块枕肌分别以腱纤维起自枕骨上项线的外 2/3 及颞骨乳突部，向前伸展至帽状腱膜。两侧枕肌之间的间隙由帽状腱膜的后延部分覆盖。

血液供应：由耳后动脉和枕动脉的分支供应。

神经支配：枕肌由面神经耳后支支配。

【主要作用】后牵头皮。

【相关病症】后头痛、眼眶的深处痛、头晕。

【相关穴位】玉枕、脑空、脑户。

【治疗部位】肌肉起止点、肌腹或触诊肌肉硬结处。

【针刺方法】起止点水平横刺，或沿肌肉硬结贯刺，深度 1~2cm。见图 6-2-1。

【应用经验】本肌肉紧张会导致头痛、头昏、眼花，患者有时描述为"好像头顶戴了一个帽子"。由于枕大神经、枕小神经从其中穿过，所以还会有放射性的头部疼痛。由于肌筋膜的连接，枕腹的紧张还会引起枕下肌群的紧张，反射性地引起眼眶疼痛。针刺时可采用平刺的方式，从外向内或从内向外水平进针。

结构针灸
Structure-based Medical Acupuncture

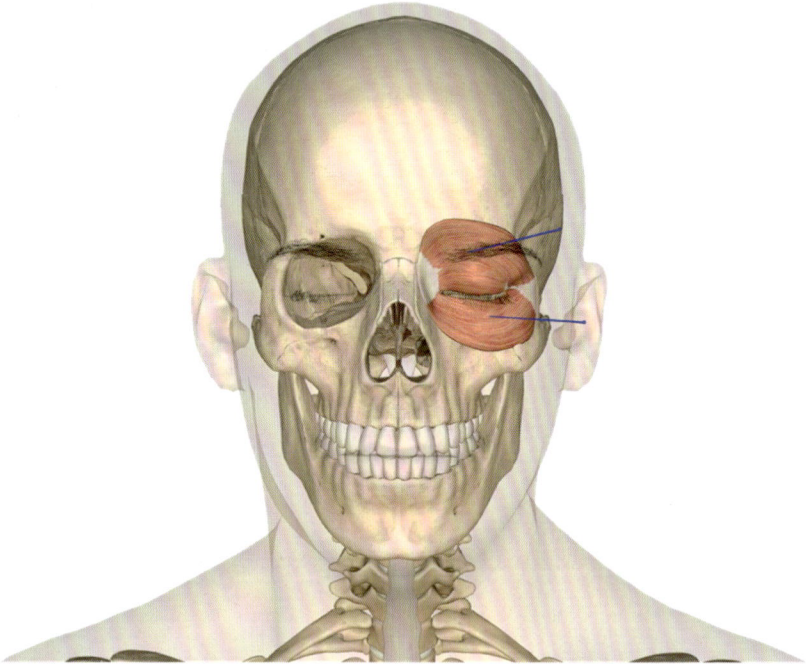

图 6-3-1　眼轮匝肌针刺示意图

三、眼轮匝肌

【起止点】环绕眼裂周围。

【解剖详解】眼轮匝肌是一扁的椭圆形肌，围绕眶的周围，分为眶部、睑部和泪囊部。眼轮匝肌的纤维也深入到周围的皮肤及皮下组织，与邻近的肌肉有不同程度的交织或覆盖。

血液供应：由面动脉、颞浅动脉、上颌动脉和眼动脉的分支供应。

神经支配：由面神经的颞支和颧支支配。

【主要作用】闭合眼裂。睑部纤维收缩时可眨眼，与眶部纤维共同收缩使眼裂闭合；泪囊部纤维收缩可扩大泪囊，使囊内产生负压，以利泪液引流。

【相关病症】眼睑下垂、无力、眼肌痉挛；视力疲劳；鼻旁疼痛。

【相关穴位】承泣、四白、睛明、攒竹、丝竹空、瞳子髎、鱼腰、太阳、球后。

【治疗部位】肌肉起止点、肌腹或触诊肌肉硬结处。

【针刺方法】用针沿着眼眶平刺，或者短针贴着眼眶垂直针刺，进针时要推开眼球，深度 0.5~1cm。见图 6-3-1。

结构针灸
Structure-based Medical Acupuncture

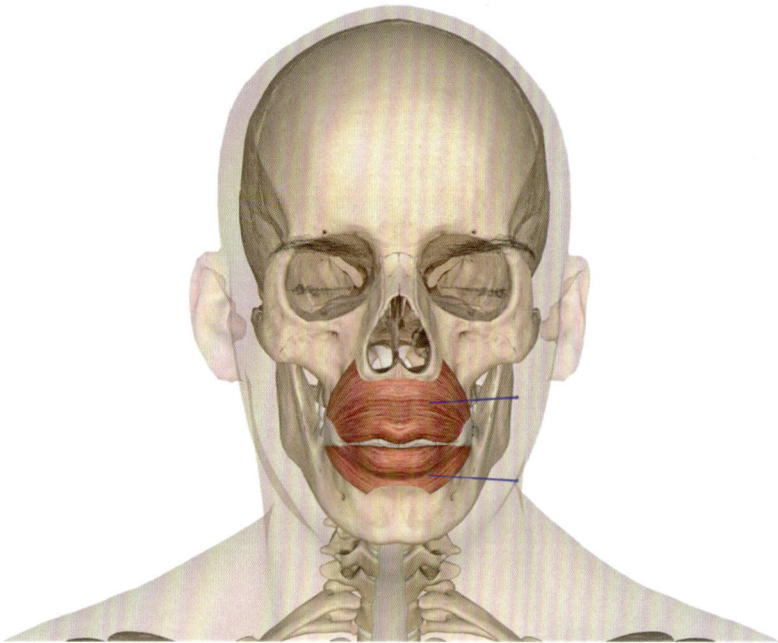

图 6-4-1　口轮匝肌针刺示意图

四、口轮匝肌

【起止点】环绕口裂周围。

【解剖详解】人类口周围肌在结构上高度分化,形成复杂的肌群,包括环形肌和辐射状肌。环绕口裂的环形肌称口轮匝肌,收缩时闭口,并使上、下唇与牙贴紧。辐射状肌分别位于口唇的上、下方,能上提上唇、降下唇或拉口角向上、向下或向外侧。

血液供应:主要由面动脉的上唇动脉和下唇动脉、上颌动脉的颏动脉、眶下动脉和颞浅动脉的面横动脉供应。

神经支配:由面神经的颊支和下颌缘支支配。

【主要作用】闭合口裂。

【相关穴位】口禾髎、地仓、承浆、水沟、兑端、龈交。

【相关病症】鼓腮漏气、漱口漏水、口角㖞斜、口角痉挛。

【治疗部位】肌肉起止点、肌腹或触诊肌肉硬结处。

【针刺方法】用针沿着口周平刺,深度 1~2cm。见图 6-4-1。

结构针灸
Structure-based Medical Acupuncture

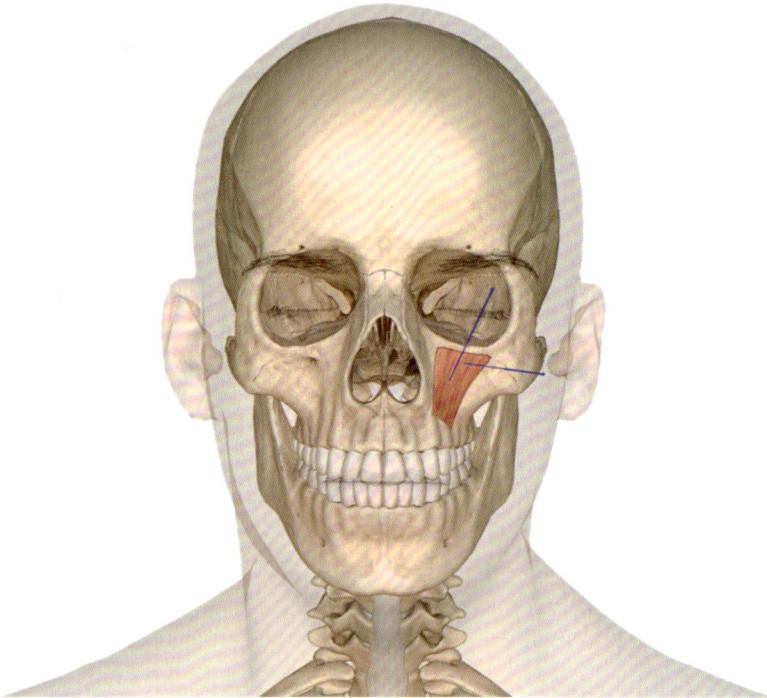

图 6-5-1　提上唇肌针刺示意图

五、提上唇肌

【**起止点**】起点：眶下孔以上的上颌骨和颧骨；止点：上唇肌性部。

【**解剖详解**】提上唇肌起自眶下孔以上的上颌骨和颧骨。其纤维于提上唇鼻翼肌和颧小肌之间汇聚于上唇的肌性部分。

血液供应：由面动脉和上颌动脉的眶下动脉供应。

神经支配：由面神经的颧支和颊支支配。

【**主要作用**】提上唇肌使上唇上提、外翻，并与其他肌一起改变鼻唇沟的形状。

【**相关病症**】面肌瘫痪、面肌痉挛、面痛、鼻窦疼痛；流鼻涕、打喷嚏、眼睛痒等过敏症状。

【**相关穴位**】迎香、上迎香、巨髎、四白。

【**治疗部位**】肌肉起止点、肌腹或触诊肌肉硬结处。

【**针刺方法**】顺着纤维斜刺或沿肌肉硬结贯刺，深度 1~2cm。见图 6-5-1。

【**应用经验**】有部分过敏性鼻炎的患者此肌肉紧张。抽动秽语综合征患者有的表现为这块肌肉的痉挛。

结构针灸
Structure-based Medical Acupuncture

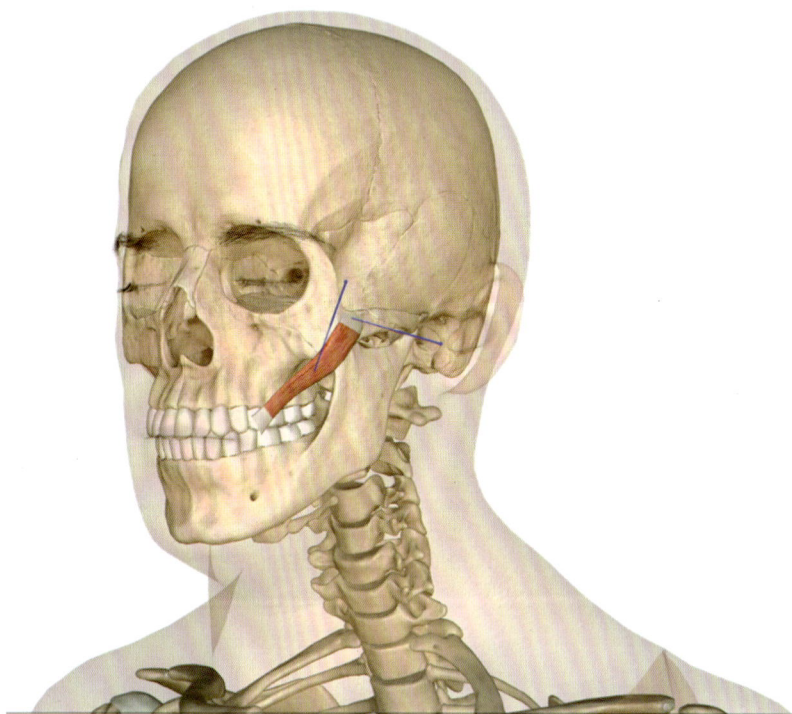

图 6-6-1　颧大肌针刺示意图

六、颧大肌

【起止点】起点：颧骨；止点：口角和上唇皮肤。

【解剖详解】颧大肌起自颧骨，行至口角，与提口角肌、口轮匝肌和更深的肌束相交织。约 1/3 的人有双叉的颧大肌，其中一条肌束可向真皮伸展，从而形成酒窝。

血液供应：由面动脉的上唇动脉供应。

神经支配：由面神经的颧支和颊支支配。

【主要作用】向外上方牵拉口角，使面部表现笑容。

【相关病症】面肌瘫痪、面肌痉挛、面痛。

【相关穴位】颧髎。

【治疗部位】肌肉起止点、肌腹或触诊肌肉硬结处。

【针刺方法】顺着纤维斜刺或沿肌肉硬结贯刺，深度 1~2cm。见图 6-6-1。

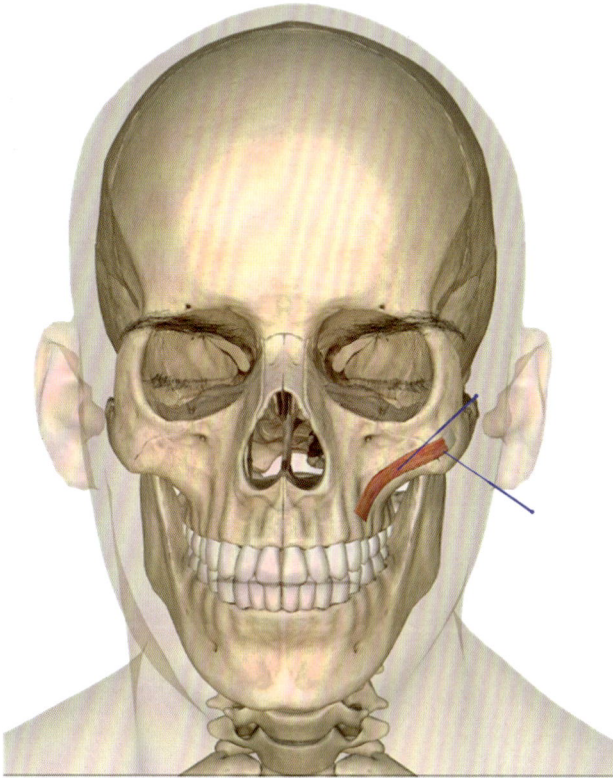

图 6-7-1　颧小肌针刺示意图

七、颧小肌

【**起止点**】起点：颧骨；止点：口角和上唇皮肤。

【**解剖详解**】颧小肌起自颧骨颧上颌缝，向内下斜行汇入上唇的肌性部分。颧小肌的上部以一窄的三角形间隙与提上唇肌相隔；下部与提上唇肌相交织。

血液供应：由面动脉的上唇动脉供应。

神经支配：由面神经的颧支和颊支支配。

【**主要作用**】颧小肌使上唇上提，暴露上颌的牙齿，并协助鼻唇沟的上提和加深。

【**相关病症**】面肌瘫痪、面肌痉挛、面痛。

【**相关穴位**】颧髎。

【**治疗部位**】肌肉起止点、肌腹或触诊肌肉硬结处。

【**针刺方法**】顺着纤维斜刺或沿肌肉硬结贯刺，深度 1~2cm。见图 6-7-1。

【**应用经验**】颧大肌和颧小肌等都属于口周围肌中的辐射状肌，在针灸美容中应用较多，对面部提升有效，也多用于面瘫的治疗。

踏构针灸
Structure-based Medical Acupuncture

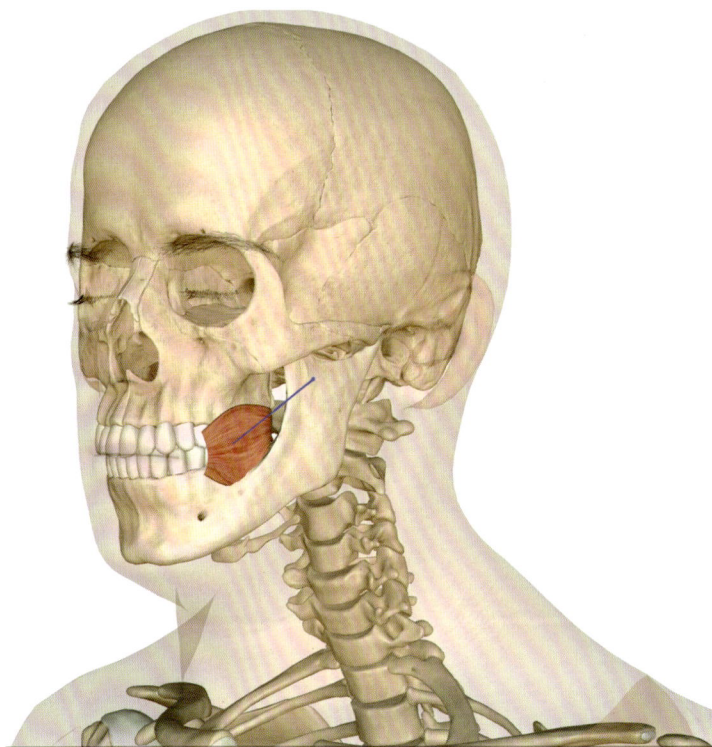

图 6-8-1　颊肌针刺示意图

八、颊肌

【**起止点**】起点：面颊深层；止点：口角。

【**解剖详解**】颊肌呈四边形，位于上、下颌骨之间的颊部。它的上、下缘分别附着于磨牙对应的上、下颌骨牙槽突的外表面，其后部位置较深，位于下颌支及其附着结构的内面。颊肌前部位于颊和唇的黏膜下层。

血液供应：由面动脉和上颌动脉颊动脉的分支供应。

神经支配：由面神经的颊支支配。

【**主要作用**】收缩时使唇、颊贴紧牙齿，帮助咀嚼和吸吮，牵口角向外；闭口时，颊肌协助颊唇部黏膜从牙咬合面上主动回缩。当颊部含气鼓起后，与口轮匝肌共同作用，可做吹口哨动作。

【**相关病症**】面瘫，不能吹口哨；颊部较深位置疼痛。

【**相关穴位**】地仓。

【**治疗部位**】肌肉起止点、肌腹或触诊肌肉硬结处。

【**针刺方法**】顺着纤维斜刺或沿肌肉硬结贯刺，深度 1~2cm。见图 6-8-1。

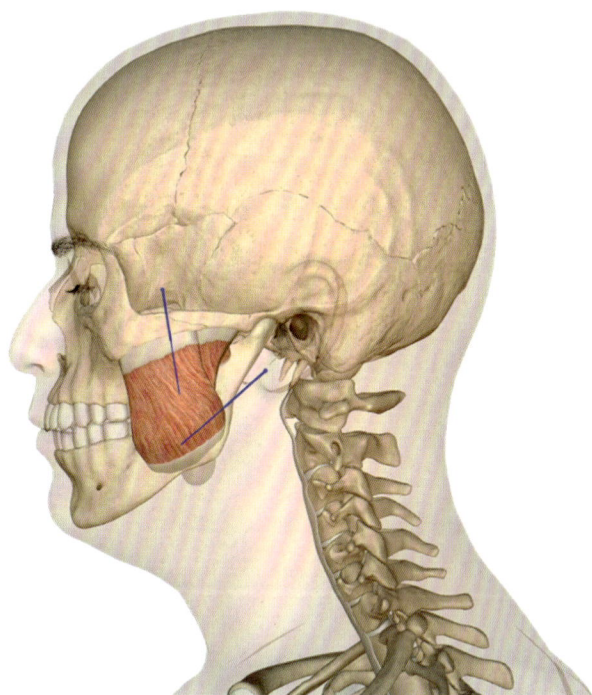

图 6-9-1　咬肌针刺示意图

九、咬肌

【**起止点**】起点：颧弓；止点：咬肌粗隆。

【**解剖详解**】咬肌是四边形肌，包括3层，在前面混合。浅层起点为颧骨上颌突和颧弓下缘前2/3，止点为下颌支外侧面下方的后半部分和下颌角；中层起点为颧弓前2/3的内侧面和颧弓后1/3下缘，止点为下颌支中部；深层起点为颧弓深面，止点为下颌支上部和冠突。其中浅层最大，它的肌纤维向后、下走行。深部纤维垂直走行，明显位于颞下颌关节的前方，并没有过多的浅层纤维覆盖。

　　血液供应：由上颌动脉咬肌支、面动脉和颞浅动脉面横支供应。

　　神经支配：由下颌神经前主干的咬肌支支配。

【**主要作用**】上提下颌(闭口)。

【**相关病症**】下颌张开受限、疼痛；牙痛、面痛、耳朵深部疼痛不适。

【**相关穴位**】大迎、颊车、下关、牵正、颧髎。

【**治疗部位**】肌肉起止点、肌腹或触诊肌肉硬结处。

【**针刺方法**】直刺、斜刺或沿肌肉硬结贯刺，深度1~2cm。见图6-9-1。

【**应用经验**】有些患者咬肌的肌束痉挛，表现为牙痛，或被误诊为三叉神经痛，针刺本肌肉可以缓解。本肌肉和颞颌关节紊乱有关，是此病常用的治疗部位。

结构针灸
Structure-based Medical Acupuncture

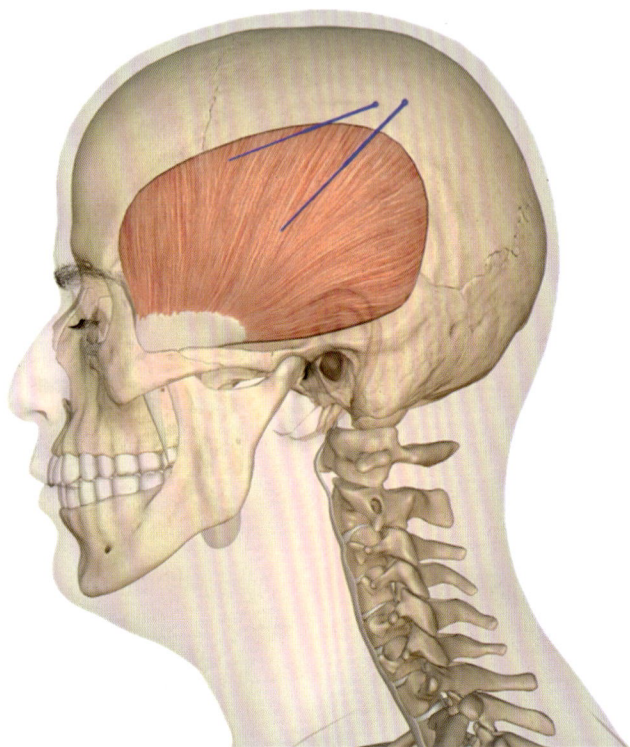

图 6-10-1 颞肌针刺示意图

十、颞肌

【**起止点**】起点：颞窝；止点：下颌骨冠突。

【**解剖详解**】颞肌起自颞窝以及颞筋膜深面，纤维聚合下行，形成肌腱通过颧弓深面。颞肌附着于冠状突内侧面、顶部、前缘及后缘，还附着于下颌支前缘直到第三磨牙处。颞肌前部纤维垂直走行，绝大多数后部纤维几乎水平走行，中间的肌纤维倾斜走行，呈扇状。颞肌纤维有时也附着于颞下颌关节盘。

血液供应：由上颌动脉第 2 段的颞深支供血，它们进入到颞肌的深面；颞浅动脉的分支颞中动脉进入颞肌的外侧面。肌内存在明显的血管吻合。

神经支配：由下颌神经前干的前、中和后颞深支支配。

【**主要作用**】上提下颌(闭口)，并可向后牵拉下颌骨。

【**相关病症**】侧头部疼痛、上牙痛、颞下颌关节疼痛与活动受限、耳聋、耳鸣。

【**相关穴位**】头维、颔厌、悬颅、悬厘、曲鬓、率谷、天冲、角孙、下关、颧髎、瞳子髎、上关、太阳。

【**治疗部位**】肌肉起止点、肌腹或触诊肌肉硬结处。

【**针刺方法**】向前平刺、向下斜刺，或沿肌肉硬结贯刺，深度 1~2cm。见图6-10-1。

【**应用经验**】颞颌关节紊乱、侧头痛以及耳鸣常与本肌肉有关。

结构针灸
Structure-based Medical Acupuncture

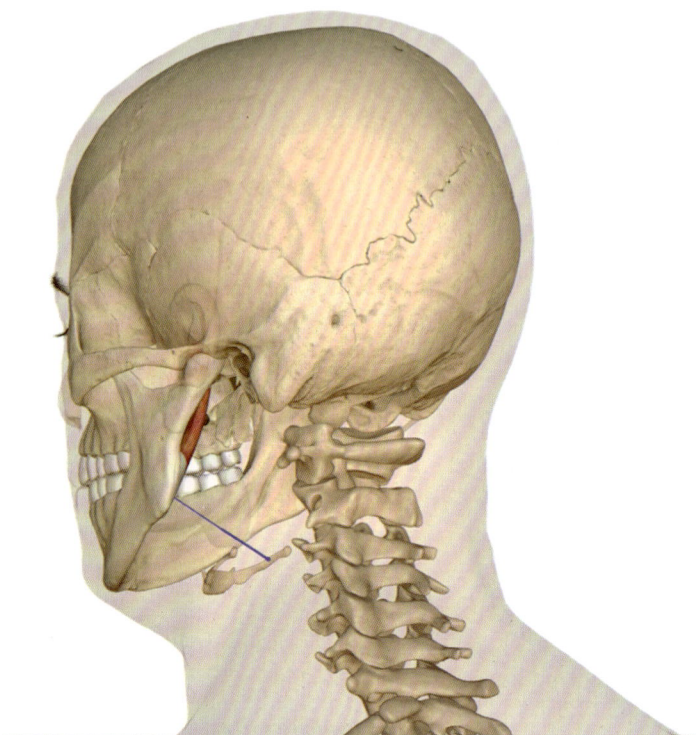

图 6-11-1 翼内肌针刺示意图

视频 5 翼内
肌针刺演示

十一、翼内肌

【起止点】起点：翼突窝；止点：翼肌粗隆。

【解剖详解】翼内肌是一块粗大、四边形的肌肉，有两个头。与咬肌（位于下颌骨外侧）镜面对称。翼内肌的纤维向后、下、外侧下行，并通过一块强大的腱板附着到下颌支后下部和下颌角内侧面。这块附着区常常隆起。

血液供应：主要由上颌动脉翼肌支供应。

神经支配：由下颌神经翼内肌支支配。

【主要作用】上提下颌骨，并使其向前运动。

【相关病症】下颌张开受限、疼痛，口咽部、颞下颌关节部、面部、耳朵深部疼痛不适，耳鸣。

【相关穴位】下关。

【治疗部位】下颌角内侧面。

【针刺方法】贴下颌角内侧面向上直刺，深度 1~2cm。见图 6-11-1。

【应用经验】本肌肉是治疗颞下颌关节紊乱、耳鸣的常用针刺部位。

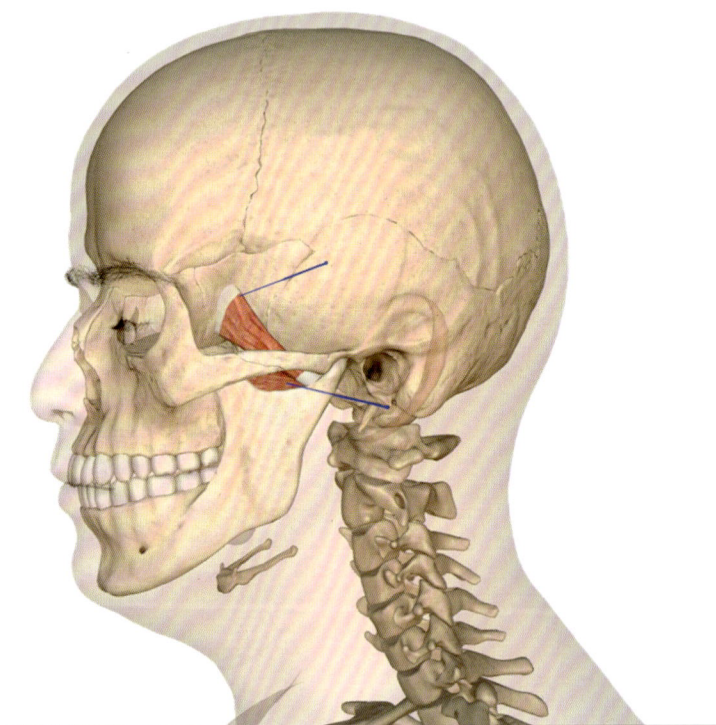

图 6-12-1　翼外肌针刺示意图

十二、翼外肌

【**起止点**】起点：翼突外侧面；止点：下颌颈、颞下颌关节的关节盘等处。

【**解剖详解**】翼外肌是一块粗短的肌肉，它包括两个头。翼外肌上头起自蝶骨大翼颞下面和颞下嵴。翼外肌下头起自翼突外侧板侧面。翼外肌纤维自两个起点开始融合，向后向外侧面进入下颌颈前面的凹陷（翼肌凹）。部分上头可能附着于颞下颌关节囊及其关节盘的前缘和内侧缘。翼外肌不同于其他咀嚼肌的特点是它既不是翼状的，也没有明显的高尔基腱器与附着部相连。

血液供应：由上颌动脉的翼肌支和面动脉的腭升支供血。

神经支配：支配翼外肌的神经（每个头 1 条分支）位于翼外肌深面，起自下颌神经前干和颊神经。

【**主要作用**】两侧同时收缩拉下颌头向前（张口），一侧收缩则使下颌移向对侧。

【**相关病症**】下颌张开受限、疼痛，上颌骨、颞下颌关节疼痛不适，耳鸣。

【**相关穴位**】下关。

【**治疗部位**】颧弓下缘。

【**针刺方法**】颧弓下缘直刺，深度 1~2cm。见图 6-12-1。

【**应用经验**】本肌肉也是治疗颞下颌关节紊乱、耳鸣的常用针刺部位。

结构针灸
Structure-based Medical Acupuncture

第七章
颈部肌肉

　　颈部以斜方肌的前缘为界,可以分为前方的狭义颈部和后方的项部。根据分布位置,狭义的颈部肌肉又分为颈浅肌和颈外侧肌、颈前肌、颈深肌3群。

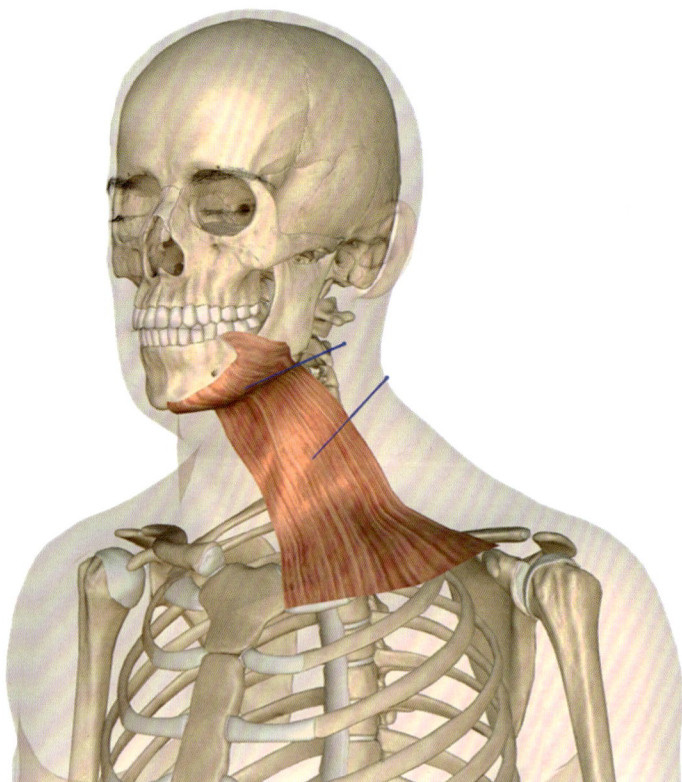

图 7-1-1　颈阔肌针刺示意图

一、颈阔肌

【**起止点**】起点：胸大肌、三角肌筋膜；止点：口角、下颌骨下缘及面部皮肤。

【**解剖详解**】颈阔肌是一片宽阔的肌肉，发自覆于胸大肌和三角肌上部的筋膜。其纤维越过锁骨，在颈部的内侧上行。前部纤维在中线与对侧肌的纤维在颏联合的下后方相交织，其他部分的纤维附于下颌骨下缘或下唇，或越过下颌骨附于面下部皮肤和皮下组织。

血液供应：来自面动脉的颏下分支和肩胛上动脉（来自锁骨下动脉的甲状颈干）的分支。

神经支配：来自面神经颈支，该分支在近下颌角处沿着颈阔肌的深面下行。

【**主要作用**】紧张颈部皮肤。

【**相关病症**】颈部前方疼痛、甲状腺肿大、咽喉不适。

【**相关穴位**】天容、天窗、扶突、天鼎、水突、气舍、缺盆、人迎、廉泉、天突、大迎。

【**治疗部位**】肌腹、肌肉起止点。

【**针刺方法**】直刺、平刺或针刀轻点刺，深度突破筋膜即可。见图 7-1-1。

【**应用经验**】走罐或者推拿常用于美容，消除颈纹。

69

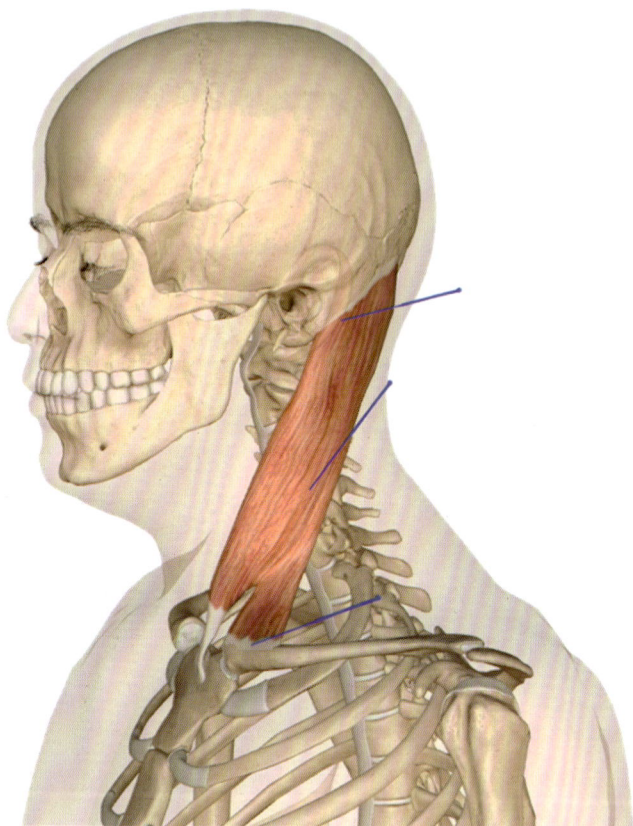

图 7-2-1 胸锁乳突肌针刺示意图

视频 6 胸锁乳突肌针刺演示

二、胸锁乳突肌

【起止点】起点：胸骨头起点在胸骨柄前面的上部；锁骨头起点在锁骨内侧 1/3。止点：颞骨的乳突外侧；上项线外侧 1/2。

【解剖详解】胸锁乳突肌的下方有两个头附着，内侧头（胸骨头）为一圆形的肌腱，起自胸骨柄前面的上部，行向后外侧；外侧头（锁骨头）内含肌和纤维成分，自锁骨内侧 1/3 的上面几乎垂直上行。两个头在起点处形成一个三角形的间隙，即锁骨上小窝；在上行过程中，锁骨头旋转至胸骨头的后面，在颈中部以下与其深面相混合，形成一个厚而圆的肌腹。胸锁乳突肌上方以一强壮的肌腱附着于乳突的外侧面，同时也以一薄腱膜附于上项线的外侧半。锁骨头的肌纤维指向乳突，胸骨头的肌纤维更斜且表浅，延伸至枕部。因为两个头的方向不同，胸锁乳突肌可归类为"十字形"和轻微的"螺旋形"肌。

血液供应：来自枕动脉和耳后动脉（肌的上部）、甲状腺上动脉（肌的中部）和肩胛上动脉（肌的下部）的分支。

神经支配：胸锁乳突肌受副神经支配，第 2~4 颈神经前支的分支也进入该肌。

【主要作用】一侧收缩使头向同侧屈；两侧收缩使头后仰。

【主治病症】头痛颈痛、面部疼痛、眼花、眼痛、头昏、耳鸣。

【相关穴位】完骨、翳风、天牖、天容、天窗、扶突、天鼎、水突、气舍、风池、翳明、人迎、缺盆。

【治疗部位】肌肉起止点、肌腹或触诊肌肉硬结处。

【针刺方法】起止点处向前平刺；或沿肌肉硬结贯刺，深度 1~2cm。见图 7-2-1。

【应用体会】久坐形成的头前移姿势会造成胸锁乳突肌长期短缩，当其失代偿时会出现头颈部的疼痛，特点是低头、仰头均有疼痛和活动受限。由于胸锁乳突肌的筋膜在枕后延续并连接到对侧，与枕后腱弓有力学连接，因此会造成帽状腱膜的紧张，患者表现为头部发蒙，眼睛不适。此时在胸锁乳突肌的乳突端平刺常常会有很好的效果。

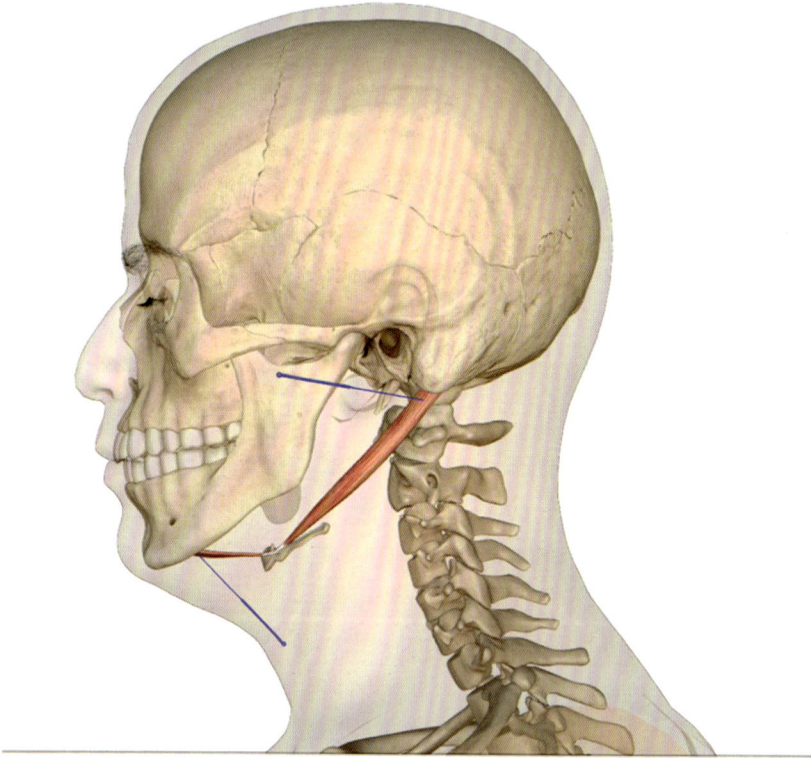

图 7-3-1　二腹肌针刺示意图

三、二腹肌

【起止点】前腹起点：下颌体；后腹起点：乳突。止点：以中间腱止于舌骨体。

【解剖详解】二腹肌有两个肌腹，位于下颌骨的下方，自乳突伸向下颌。后腹较前腹长，附着于颞骨乳突的乳突切迹，伸向前下方；前腹附着于下颌基部近中线处的二腹肌窝，斜向后下方；两个肌腹在中间腱处相遇，该腱穿过茎突舌骨肌，经过一附于舌骨体和舌骨大角的纤维吊索，有时中间腱衬有滑膜鞘。二腹肌的两个肌腹勾勒出下颌下三角的边界。

血液供应：二腹肌后腹的血供来自耳后动脉和枕动脉，前腹的血供主要来自面动脉的颏下动脉。

神经支配：二腹肌前腹由来自下牙槽神经的下颌舌骨肌神经支配，后腹的神经来自面神经。

【主要作用】降下颌骨，上提舌骨。后腹在吞咽和咀嚼时尤其活跃。

【相关病症】颈痛、齿痛、吞咽障碍、语言不利。

【相关穴位】天容、廉泉、翳风。

【治疗部位】肌肉起止点。

【针刺方法】在乳突前缘，或下颌骨近中线处的内侧面，平刺或斜刺，深度1~2cm。见图 7-3-1。

【应用经验】二腹肌是悬吊舌骨的肌肉，针刺本肌肉常用于治疗吞咽障碍、语言不利。

结构针灸
Structure-based Medical Acupuncture

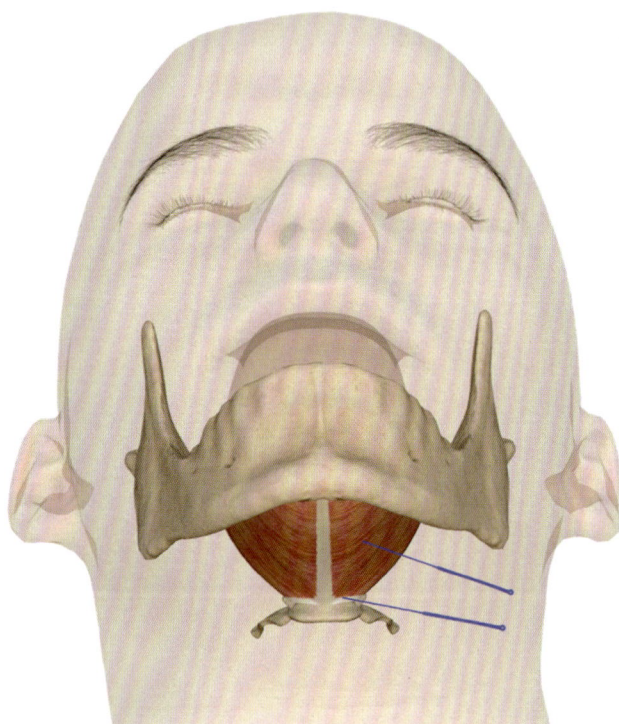

图 7-4-1 下颌舌骨肌针刺示意图

四、下颌舌骨肌

【起止点】起点：下颌体内面；止点：舌骨体。

【解剖详解】下颌舌骨肌位于二腹肌前腹之上，和对侧的下颌舌骨肌共同形成肌性的口腔底。口腔底部肌为三角形薄肌，附着在整个下颌舌骨肌线上。下颌舌骨肌的变异很大，有时止于下颌第三磨牙（智齿）前，后部纤维在中间略微向下行至舌骨体下缘。中间和前部的纤维交叉成中线纤维嵴，自颏联合延伸至舌骨。正中缝有时缺如，此时，两肌连接成一块连续的薄片或与二腹肌前腹相融合。

血液供应：来自舌动脉的舌下动脉和上颌动脉、下牙槽动脉的下颌舌骨肌支和面部动脉的颏下动脉。

神经支配：来自下牙槽神经的下颌舌骨肌支，该支同时分布到下颌后牙。

【主要作用】上提舌骨。

【相关病症】舌痛、吞咽障碍、语言不利、打鼾。

【相关穴位】廉泉。

【治疗部位】肌肉起止点、肌腹或触诊肌肉硬结处。

【针刺方法】平刺或斜刺，深度 1~2cm。见图 7-4-1。

【应用经验】下颌舌骨肌形成口腔底部，悬吊舌骨，针刺本肌肉可以治疗吞咽障碍、语言不利。这块肌肉的紧张挛缩和打鼾有关，如能发现硬结点，用针灸针松解，部分鼾症可以缓解。

结构针灸
Structure-based Medical Acupuncture

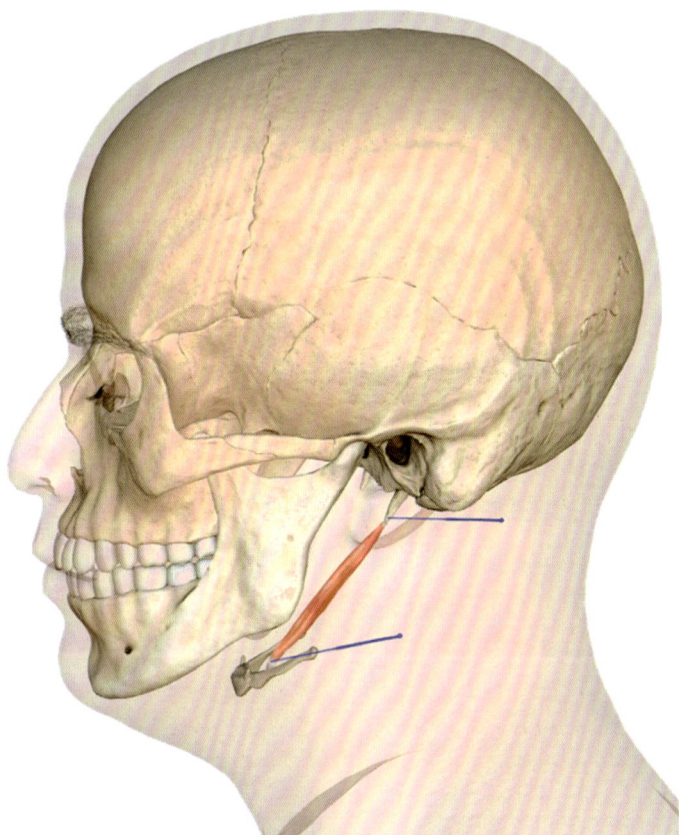

图 7-5-1　茎突舌骨肌针刺示意图

五、茎突舌骨肌

【起止点】起点：茎突；止点：舌骨。

【解剖详解】茎突舌骨肌由一个小肌腱起自茎突根部后面，行向下前方，止于舌骨体与舌骨大角交界处（在肩胛舌骨肌上腹附着处的上方）；在其止点附近有二腹肌中间腱穿过。此肌可缺如或有 2 个，可位于颈外动脉的内侧，可属舌骨上肌或舌骨下肌。

血液供应：接受面动脉、耳后动脉和枕动脉分支的血供。

神经支配：由面神经的茎突舌骨肌支支配，该支通常发自二腹肌支，进入茎突舌骨肌的中部。

【主要作用】提舌骨并拉其向后。

【相关病症】舌咽痛、吞咽障碍、语言不利。

【相关穴位】夹廉泉。

【治疗部位】肌肉起止点处。

【针刺方法】直刺到茎突和舌骨大角的骨面，深度 0.5~1cm。见图 7-5-1。

【应用经验】茎突下方有迷走神经、舌咽神经，针刺时不宜过深。不宜同时针刺双侧。部分患者的舌咽神经痛松解此肌即刻有效。

结构针灸
Structure-based Medical Acupuncture

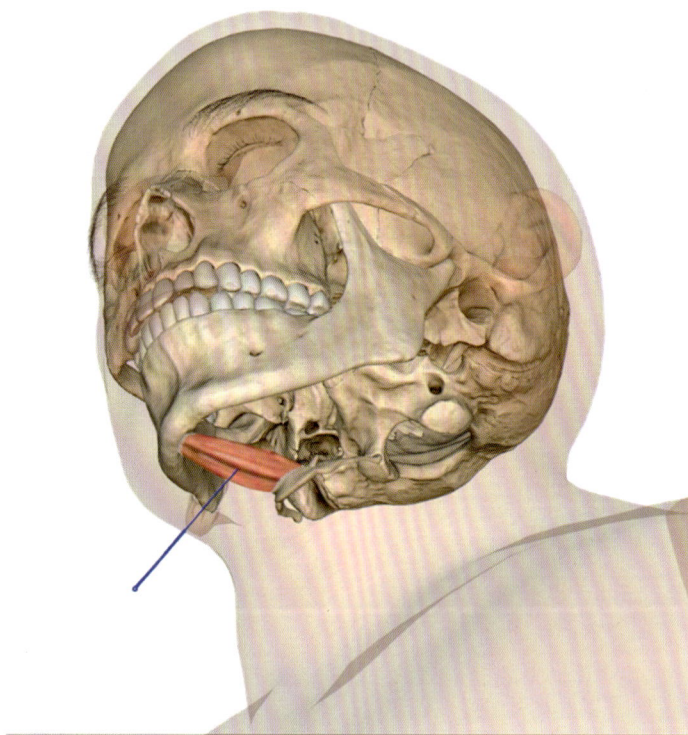

图 7-6-1　颏舌骨肌针刺示意图

六、颏舌骨肌

【**起止点**】起点：下颌骨颏棘；止点：舌骨。

【**解剖详解**】颏舌骨肌是下颌舌骨肌内侧上方的一细小肌。自颏联合后方下部的颏棘，向后延伸并略向下行，附着于舌骨前面。两块颏舌骨肌邻近并行，有时彼此融合或与颏舌肌融合。

血液供应：颏舌骨肌的血液供应源于舌动脉（舌下动脉）。

神经支配：由第1颈神经舌下神经支配。

【**主要作用**】上提舌骨并拉舌骨向前。一定程度上发挥对茎突舌骨肌的拮抗作用。当舌骨固定时，颏舌骨肌降下颌骨。

【**相关病症**】舌痛、吞咽障碍、语言不利。

【**相关穴位**】廉泉、夹廉泉。

【**治疗部位**】肌腹或触诊肌肉硬结处。

【**针刺方法**】斜刺，深度0.5~1cm。见图7-6-1。

【**应用经验**】常用于治疗吞咽障碍、语言不利。

结构针灸
Structure-based Medical Acupuncture

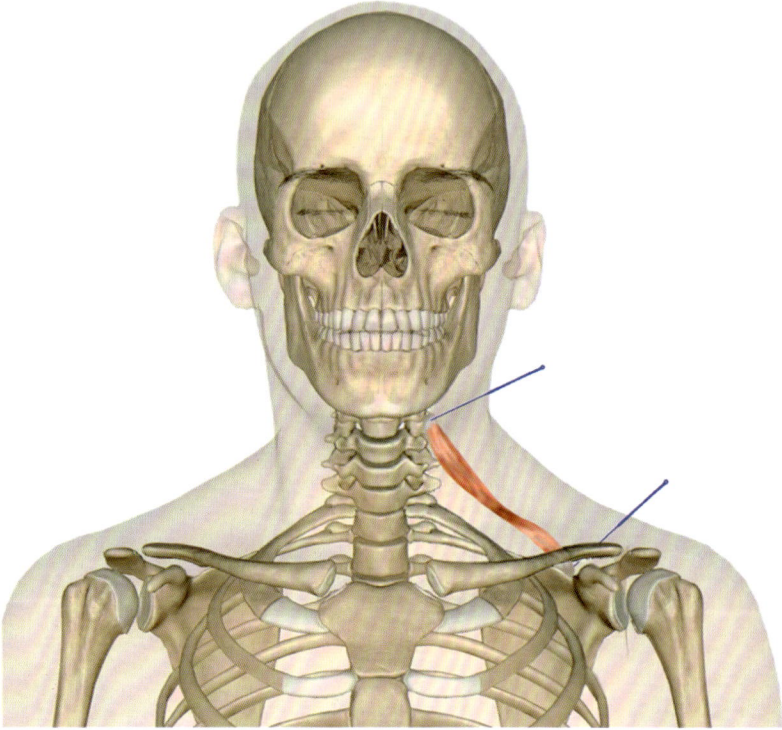

图 7-7-1　肩胛舌骨肌针刺示意图

七、肩胛舌骨肌

【起止点】下腹起点:肩胛骨肩胛切迹处;下腹止点:中间腱。上腹起点:中间腱;上腹止点:舌骨。

【解剖详解】肩胛舌骨肌包括两个肌腹,由一中间腱以一角度将二者联系在一起。下腹起自肩胛骨的上缘近肩胛切迹处,偶尔可起自肩胛上横韧带,经过胸锁乳突肌的后面,终于中间腱。上腹起始于中间腱,几乎垂直向上经过胸骨舌骨肌外侧缘附近,于胸骨舌骨肌止点的外侧附于舌骨体的下缘。虽然中间腱常在环状软骨弓水平与颈内静脉相邻,但其长度和形式各异。

血液供应:来自甲状腺上动脉和舌动脉的分支。

神经支配:上腹由颈袢上根(C_1)的分支支配,下腹由颈袢自身支配($C_{1~3}$)。

【主要作用】在舌骨上提后可使其下降。

【相关病症】颈痛,喉部和肩胛上缘处同时出现疼痛不适。

【相关穴位】人迎。

【治疗部位】肌肉起止点处。

【针刺方法】直刺到附着点的骨面,深度 1~2cm。见图 7-7-1。

【应用经验】本块肌肉损伤常见症状为锁骨上窝颈胸交界处疼痛,有个别患者颈椎屈伸时出现喉部弹响。

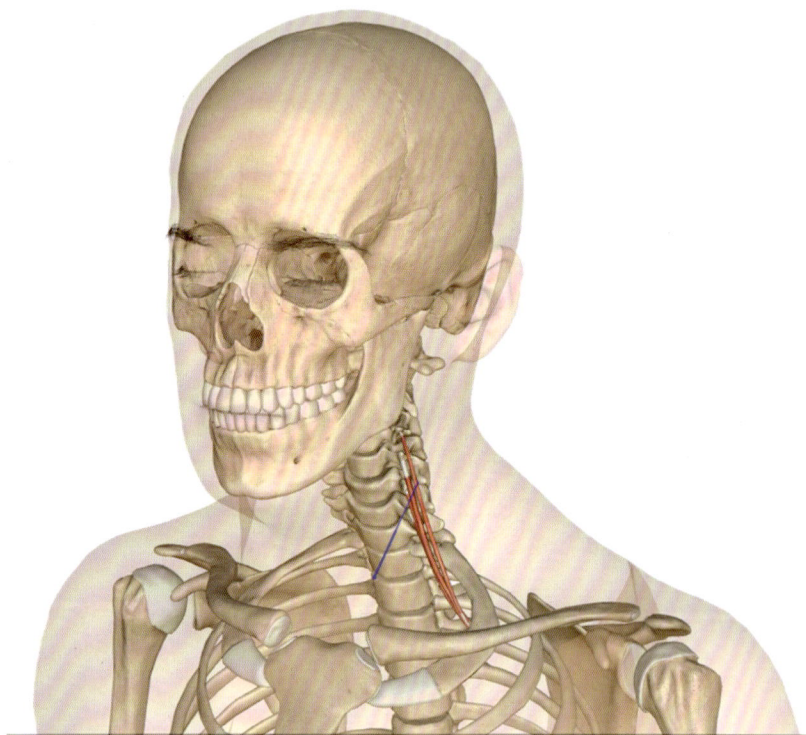

图 7-8-1　前斜角肌针刺示意图

八、前斜角肌

【**起止点**】起点：第 3 至第 6 颈椎横突前结节；止点：第 1 肋骨上面。

【**解剖详解**】在上方，前斜角肌以肌腱束附着于第 3~6 颈椎横突前结节，这些肌腱束汇聚、混合后，几乎垂直向下，以一窄而扁平的肌腱附着于第 1 肋骨上缘内侧（前斜角肌结节和锁骨下动脉沟前方的隆起）。

血液供应：甲状腺下动脉发出的颈升动脉。

神经支配：由第 4~6 颈神经前支的分支支配。

【**主要作用**】前斜角肌下部的肌束收缩，可使脊柱颈部前屈和侧屈，并转向对侧。上部肌束收缩，有助于提升第 1 肋。

【**相关病症**】颈痛，手臂发凉、疼痛麻木。

【**相关穴位**】扶突、天鼎、缺盆、天窗、天牖。

【**治疗部位**】第 3~6 颈椎横突前结节。

【**针刺方法**】一手卡压住颈椎横突前结节，另一手持针直刺到骨面，深度 0.5~1cm。见图 7-8-1。

【**应用经验**】本块肌肉损伤常见的症状是向同侧转头和仰头时疼痛。前、中斜角肌之间的间隙走行臂丛神经和锁骨下动脉，因此本肌肉的劳损和紧张常会造成手麻和上肢发凉，甚至无脉症，严重时患者需要手举过头才能缓解。这时针刺本肌肉常常会有较好的治疗效果，但是需要注意避开肺尖，避免气胸。

结构针灸
Structure-based Medical Acupuncture

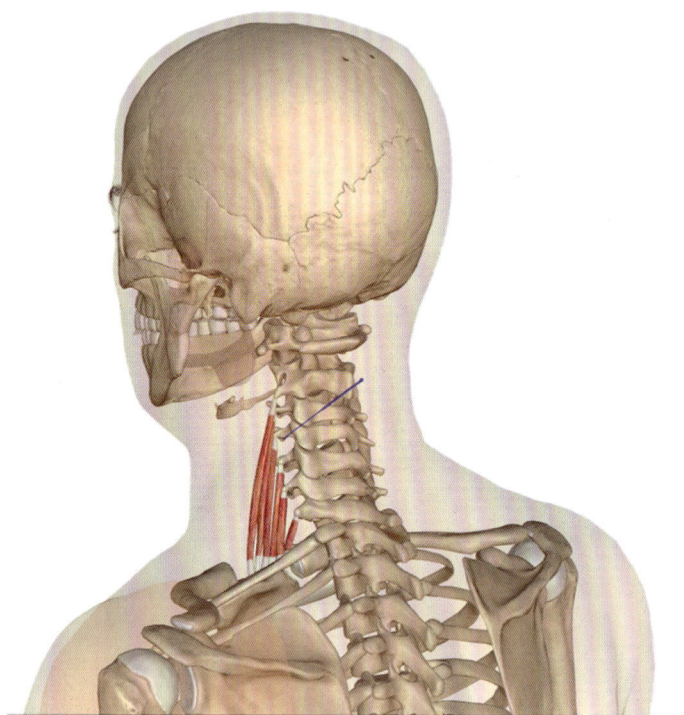

图 7-9-1　中斜角肌针刺示意图

九、中斜角肌

【起止点】起点：枢椎横突的上方和下 5 位颈椎横突后结节的前面；止点：第 1 肋上面。

【解剖详解】中斜角肌上端附于枢椎横突的上方和下 5 位颈椎横突后结节的前面；在下方，附于第 1 肋的上面(肋结节和锁骨下动脉沟之间)。

血液供应：主要来自甲状腺下动脉发出的颈升动脉。

神经支配：由第 3~8 颈神经前支分支支配。

【主要作用】中斜角肌下部的肌纤维收缩，可使脊柱颈部屈向同侧，上部的肌纤维收缩有助于提升第 1 肋。斜角肌，特别是中斜角肌，在吸气过程中，即使是在直立姿态下的平静呼吸中也有辅助作用。

【相关病症】颈痛，手臂发凉、疼痛麻木。

【相关穴位】扶突、天鼎、缺盆、天窗、天髎。

【治疗部位】下 5 位颈椎横突后结节。

【针刺方法】一手卡压住颈椎横突后结节，另一手持针从颈部后方直刺到骨面，深度 1~2cm。见图 7-9-1。

【应用经验】本肌肉损伤常见的症状是向对侧侧屈疼痛(牵拉痛)，或向同侧侧屈疼痛(运动痛)。前、中斜角肌之间的间隙走行臂丛神经和锁骨下动脉，因此本肌肉的劳损和紧张常会造成手麻和上肢发凉，甚至无脉症，严重时患者需要手举过头才能缓解。这时针刺本肌肉常常会有较好的治疗效果，但是需要注意避开肺尖，避免气胸。

结构针灸
Structure-based Medical Acupuncture

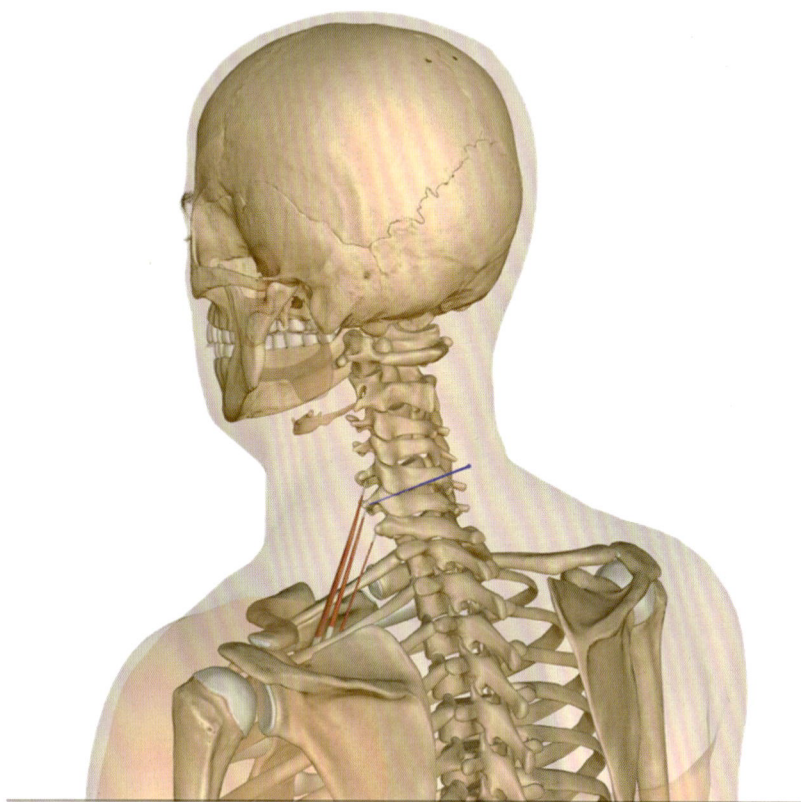

图 7-10-1　后斜角肌针刺示意图

十、后斜角肌

【起止点】起点：第 4~6 颈椎横突的后结节；止点：第 2 肋骨的侧面，有时也可至第 3 肋骨。

【解剖详解】是最小和位置最深的斜角肌，经过第 4~6 颈椎横突的后结节到达第 2 肋骨的外面，借一薄腱附着于前斜角肌结节的后面。

血液供应：主要来自甲状腺下动脉发出的颈升动脉，后斜角肌还接受来自颈浅动脉的分支的血供。

神经支配：由下 3 对颈神经前支的分支支配。

【主要作用】当第 2 肋骨固定时，后斜角肌使脊柱颈段下端屈向同侧；当该肌上部固定时，有助于上提第 2 肋骨，助吸气。

【相关病症】颈痛，手臂发凉、疼痛麻木。

【相关穴位】扶突、天鼎、缺盆、天窗、天牖。

【治疗部位】第 4~6 颈椎横突的后结节。

【针刺方法】一手卡压住颈椎横突后结节，另一手持针从颈部后方直刺到骨面，深度 1~2cm。见图 7-10-1。

【应用经验】本肌肉损伤常见的症状是向对侧侧屈疼痛（牵拉痛），或向同侧抗阻侧屈疼痛（运动痛）。

结构针灸
Structure-based Medical Acupuncture

第八章
项、背部肌肉

项、背部肌肉分布在脊柱的两旁,排列成连续的几层,其中只有深层的肌肉才是真正的背部固有肌肉,又称"内在背肌"。这些背部固有肌肉按照所处的位置和脊神经后支的支配进行分区。固有肌也有深、浅层之分。浅层包括夹肌、竖脊肌群;深层包括横突棘肌群,该肌群本身又可分为半棘肌、多裂肌、回旋肌和枕骨下肌;最深层的是棘间肌和横突间肌。内在背肌由脊神经后支支配。

在固有肌表面覆盖的肌肉是外部"移入"肌,又称"外在背肌"。也有浅深之分,浅层作用于上肢,起自脊柱,止于肩胛骨或者是肱骨的上端,包括斜方肌、背阔肌、肩胛提肌和菱形肌。它们在功能上属于上肢肌,神经支配来自脊神经的前支,即肩胛背神经和胸背神经等。深层是作用于胸廓的肌肉,包括上后锯肌和下后锯肌,功能上属于呼吸肌,神经支配来自脊神经的前支,即肋间神经和肋下神经。所有的外在背肌都由脊神经前支支配。

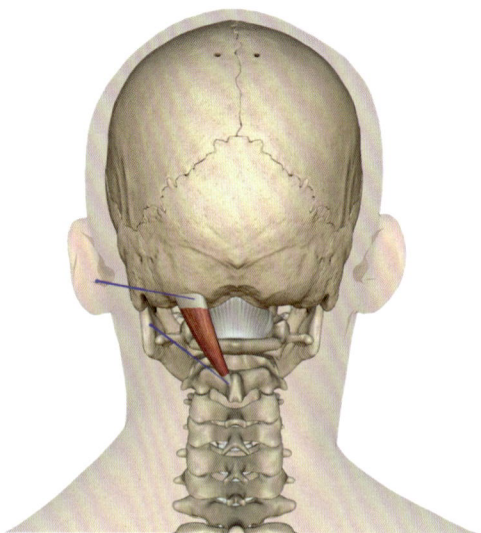

图 8-1-1　头后大直肌针刺示意图

视频 7　枕下肌群针刺演示

一、枕下肌群

【概述】枕下肌群属于横突棘肌群,包括头后大直肌、头后小直肌、头下斜肌和头上斜肌,是附于寰椎、枢椎和枕骨三者间的4块小肌,位于头半棘肌深面,体积虽小,但是含有大量的张力感受器。协调眼部运动和背部其他肌肉的运动,因此非常重要。它们参与寰枕关节上的仰头活动,使头转向同侧。

1. 头后大直肌

【起止点】起点:枢椎的棘突;止点:枕骨下项线的外侧部。

【解剖详解】头后大直肌以明显的肌腱附着于枢椎棘突,它在上行时逐渐增宽并附着在下项线外侧及其稍下方的枕骨骨面。两侧的肌肉向上、外走行,并在其中间形成一个三角形间隙,其内为部分头后小直肌。

血液供应:椎动脉和枕动脉深部降支。

神经支配:由第1颈神经后支支配。

【主要作用】枕下肌群主要作用在于维持姿势,其次才是运动。枕下肌群在寰枕关节处参与了头部的后伸,在枢椎处,参与了头和寰椎的旋转运动。头后大直肌使头部后伸,并与头下斜肌相互作用,使头转向同侧。

【相关病症】头痛、头昏、耳鸣、眼痛。

【相关穴位】风池、天柱。

【治疗部位】肌肉起止点。

【针刺方法】在枕骨下项线的外侧部横刺1~2cm,或在枢椎的棘突两侧直刺到骨面,深度约0.5~1cm。见图8-1-1。

【应用经验】头后大直肌是枕下肌群的4块小肌肉之一,收缩时可以将枕骨在寰椎上向后移动,呈现出收下颌的姿势。相反,头前移、下颌前伸的姿势会导致本块肌肉被动拉长,处于长而无力的状态。针刺本块肌肉有助于矫正头前移的姿势。

头后大直肌和头上斜肌、头下斜肌围成了枕下三角,其中有椎动脉通过。头前移姿势会使这些肌肉紧张,对椎动脉造成影响,这是大脑后循环供血不足的常见原因之一。对于这些肌肉进行针刺治疗常常会收到良好的效果。据临床观察,眼睛的不适和枕下肌的紧张有关。做手法放松或者针刺治疗后,患者会有“眼前一亮”的感觉。枕下三角深部有椎动脉,因此在起止点针刺较为安全。

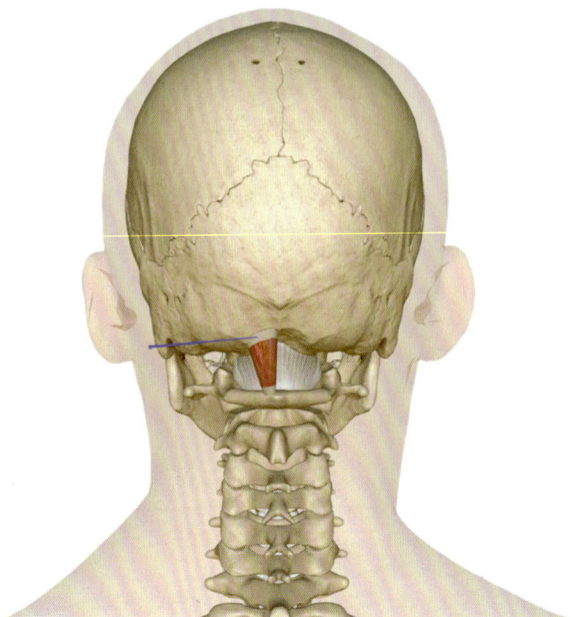

图 8-1-2　头后小直肌针刺示意图

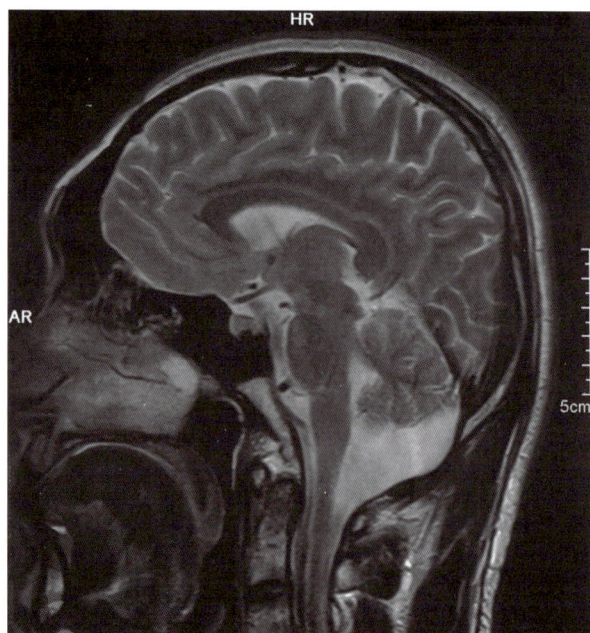

图 8-1-3　枕大池囊肿

2. 头后小直肌

【**起止点**】起点：寰椎后弓结节；止点：枕骨下项线的内侧部。

【**解剖详解**】头后小直肌借由一条较窄的明显的肌腱附着在寰椎后弓结节。在上行的过程中增宽，最后连于下项线内侧部和下项线与枕骨大孔间的枕骨骨面。头后小直肌有一软组织带附着于寰枕后膜，寰枕后膜向前连于前方的硬脊膜。

血液供应：由椎动脉和枕动脉深部降支供应。

神经支配：由第 1 颈神经后支支配。

【**主要作用**】使头部后伸。

【**相关病症**】头痛、头昏、眼痛。

【**相关穴位**】哑门、风府。

【**治疗部位**】枕骨下项线。

【**针刺方法**】在枕骨下项线的内侧，贴骨面进针，沿冠状面横刺 1~2cm。见图 8-1-2。

【**应用经验**】和头后大直肌相比，头后小直肌将颅骨底部在寰椎上向前方拉动，造成伸下颌头前移的姿势。或者说，头前移的姿势会造成头部小直肌的长期短缩，出现短而无力的状态。由于头后小直肌通过寰枕后膜和硬脊膜相连，因此针对头部小直肌的治疗也可以改善大脑后循环以及脊髓的供血。深部有寰枕后膜，因此不建议直刺，在枕骨下项线针刺较为安全。临床有些患者先天在寰枕交界处有枕大池囊肿，针刺时应当小心（见图 8-1-3）。

结构针灸
Structure-based Medical Acupuncture

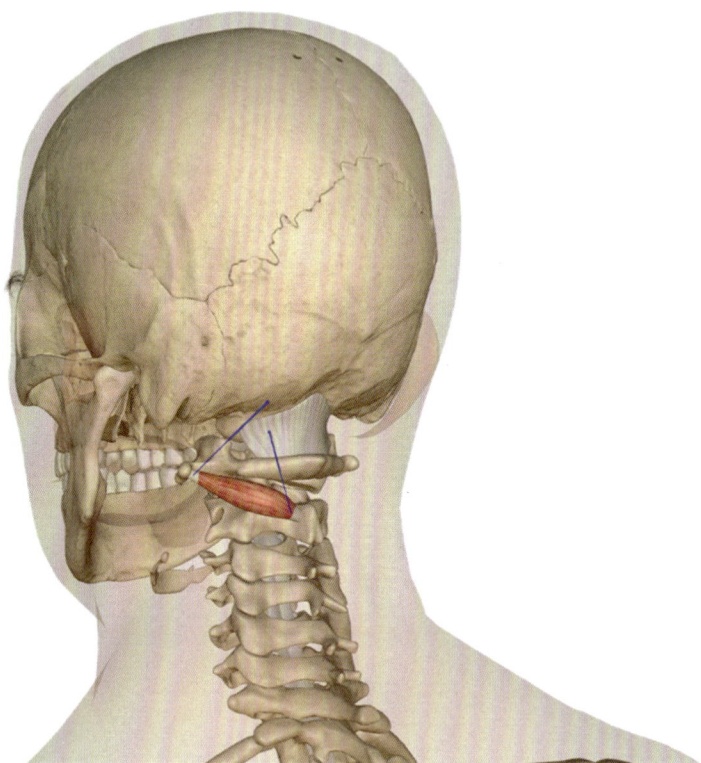

图 8-1-4　头下斜肌针刺示意图

3. 头下斜肌

【**起止点**】起点：枢椎棘突尖；止点：寰椎横突的下后部。

【**解剖详解**】头下斜肌是两块斜肌中较大的一块，它起自枢椎棘突外侧部和椎弓板上部相邻部分，向外侧走行且略微向上，止于寰枢横突下后面。

血液供应：由椎动脉和枕动脉深部降支供应。

神经支配：由第 1 颈神经后支支配。

【**主要作用**】使头转向同侧。

【**相关病症**】头痛、头昏、眼痛、颈痛。

【**相关穴位**】天柱。

【**治疗部位**】肌腹或肌肉起止点。

【**针刺方法**】在寰椎横突后部直刺，或在枢椎的棘突两侧直刺，针尖抵到骨面，深度 0.5~1cm。见图 8-1-4。

【**应用经验**】头下斜肌是构成枕下三角的肌肉之一，肌肉紧张挛缩会导致头部的姿势性旋转，还会刺激压迫椎动脉，导致脑和脊髓供血不足。椎动脉在头下斜肌寰椎附着点的上方通过，针刺要注意针刺寰椎横突的下后部，不要越过横突尖。

结构针灸
Structure-based Medical Acupuncture

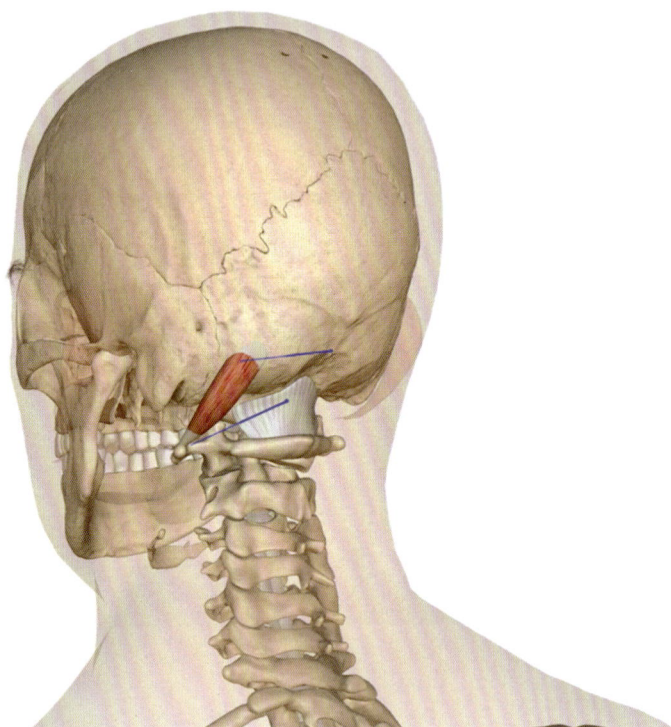

图 8-1-5　头上斜肌针刺示意图

4. 头上斜肌

【起止点】起点：寰椎横突上面；止点：枕骨上下项线之间。

【解剖详解】头上斜肌借腱纤维与寰枢横突上面相连。它在向背侧上行的过程中增宽，附于上、下项线间的枕骨部分。枕骨附着处位于头半棘肌外侧，覆盖着头后大直肌的附着处。

血液供应：由椎动脉和枕动脉深部降支供应。

神经支配：由第 1 颈神经后支支配。

【主要作用】头上斜肌和 2 块直肌的主要功能是维持姿势。头上斜肌可以使头部伸展并屈向同侧。

【相关病症】头痛、头昏、眼痛、颈痛。

【相关穴位】完骨、风池。

【治疗部位】肌肉起点。

【针刺方法】在枕骨上下项线之间，用针贴骨面横刺 1~2cm。见图 8-1-5。

【应用经验】和头后小直肌类似，可将颅骨底部在寰椎上向前方拉动，造成伸下颌头前移的姿势。或者说，头前移的姿势会造成头上斜肌的长期短缩，出现短而无力的状态。是构成枕下三角的肌肉之一，肌肉紧张挛缩会导致头部的姿势性旋转，还会刺激压迫椎动脉，导致脑和脊髓供血不足。肌腹下方以及横突附着点附近有椎动脉，因此针刺其颅骨的附着点较为安全。

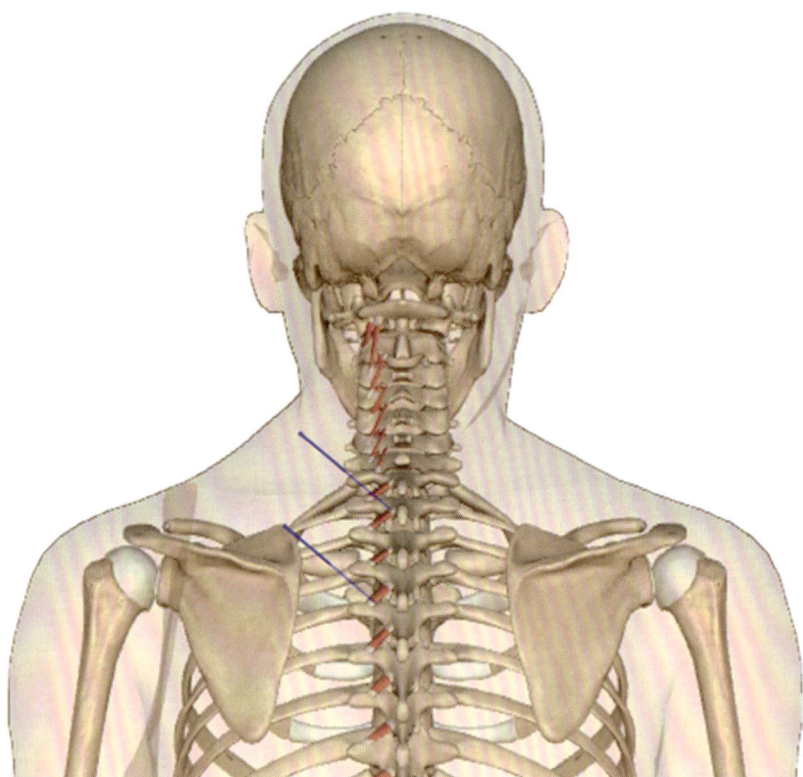

图 8-2-1　回旋肌针刺示意图

二、横突棘肌群

【概述】横突棘肌群是位于竖脊肌深面的肌。除枕下肌群外,其余肌群由深至浅可分为回旋肌、多裂肌和半棘肌等 3 组,起自下位椎骨的横突,止于上位椎骨的棘突(见表 8-2-1)。作用为伸脊柱、颈、胸部,并使其向对侧旋转。

表 8-2-1 横突棘肌群的构成和分部

回旋肌(跨 1~2 椎骨节段)	多裂肌(跨 2~5 椎骨节段)	半棘肌(跨 6 个椎骨节段)
头回旋肌	多裂肌	头半棘肌
颈回旋肌		颈半棘肌
胸回旋肌		胸半棘肌

1. 回旋肌

【起止点】起点:上位椎体的棘突;止点:下一个椎体的横突。

【解剖详解】回旋肌位于背部的最深层,且肌肉最短,一般跨越 1 个或 2 个节段(多裂肌可跨越 2~5 个椎骨节段,而半棘肌可跨越 6 个椎骨节段)。

胸回旋肌是由 11 对小的四边形肌肉组成,也可能有 1 个或多个肌肉缺如。在每一椎骨节段,每一块短回旋肌都将一块椎骨椎板的下缘和侧面与邻近下一节段椎骨横突的上部和后部相连。长的回旋肌将上一节段棘突基底部和下 2 个节段的横突相连。颈和腰回旋肌并不明显,有时会被深部的多裂肌纤维所代替。

血液供应:背部深层肌肉的血供来源于椎动脉、颈深动脉、枕动脉升支的浅支和深支、颈横动脉深支、肋间上动脉浅支,经由上 2 个肋间后动脉的后支、下 9 个节段的后肋间动脉的后支、肋下动脉的后支、腰动脉的后支及骶外侧动脉的后支。

神经支配:回旋肌受相应的脊神经后支的内侧支支配。

【主要作用】稳定脊柱。

【相关病症】背痛、腰痛、骶髂区和臀部痛,疼痛集中于后正中线附近,常伴旋转受限。有时表现为腹痛、胸痛以及前方对应的内脏功能失调。

【相关穴位】夹脊穴。

【治疗部位】肌肉起止点、肌腹或触诊肌肉硬结处。

【针刺方法】棘突侧面直刺,或横突背面直刺,或在横突和棘突之间斜刺肌腹 1~2cm。见图 8-2-1。

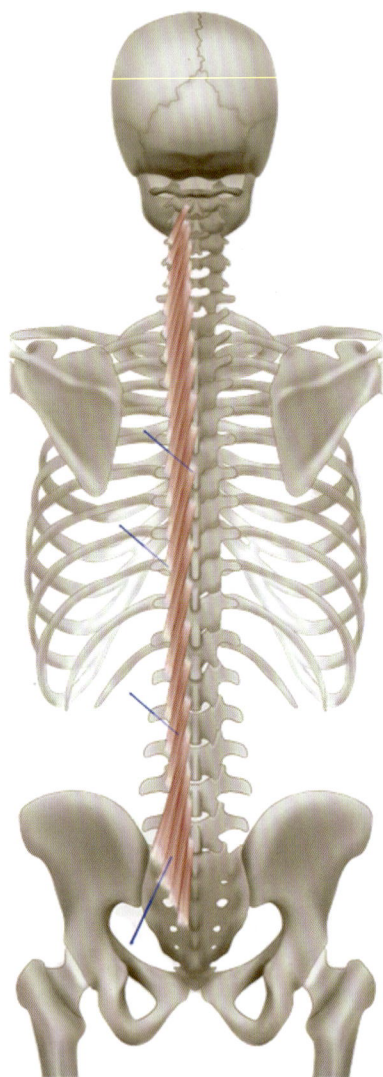

图 8-2-2　多裂肌针刺示意图

【应用经验】本肌肉是脊柱的稳定肌,紧张会出现脊柱屈曲,旋转疼痛、受限。胸段直刺胸椎棘突时要避免进入胸腔,可以针刺棘突,或者从棘突旁约2cm处进针,直刺至关节突,较为安全。腰椎可直刺横突。本肌肉是脊柱的深层稳定肌,无力或损伤时表现为脊柱失稳。

2. 多裂肌

【起止点】起点:全部椎骨(寰椎除外)的棘突;止点:肌束跨越2~4个椎骨后,止于骶骨背面、腰椎、胸椎横突和第4~7颈椎的关节突。

【解剖详解】在颈椎、胸椎和上腰椎区域,多裂肌位于棘突侧方,覆盖相应椎骨的椎板,但是在腰骶部,它们延伸并覆盖骶骨背面。在每个椎骨节段,多裂肌有数个肌束起自棘突尾端及尖部,肌纤维向下呈辐射状附着于下方2~5个椎体的横突。这些附着点在颈椎为上关节突,胸椎为横突背侧近基底部,腰椎为副突。位于第5腰椎以下的肌束附着于骶骨背面。最长的肌纤维从第1、2腰椎延伸到髂嵴的背侧。最短的肌肉束从棘突延伸到外下方的止点。较长的肌束位于内侧,向下方垂直下降。每一节段的肌束都被上一节段下行的肌束所覆盖和包裹,使整块肌肉看起来呈板层状。

血液供应:背部深层肌肉的血供来源于椎动脉、颈深动脉、枕动脉升支的浅支和深支、颈横动脉深支、肋间上动脉浅支、经由上2个肋间后动脉的后支、下9个节段的后肋间动脉的后支、肋下动脉的后支、腰动脉的后支及骶外侧动脉的后支。

神经支配:受相应的脊神经后支的内侧支支配。

【主要作用】后伸脊柱,稳定脊柱。

【相关病症】背痛、腰痛、骶髂区和臀部痛,疼痛集中于后正中线附近,常伴旋转受限。有时表现为腹痛、胸痛以及前方对应的内脏功能失调。

【相关穴位】夹脊穴、颈百劳、膀胱经第1侧线相应穴位。

【治疗部位】肌肉起止点、肌腹或触诊肌肉硬结处。

【针刺方法】相应棘突侧面直刺,或横突(颈椎为关节突)背面直刺,或在横突和棘突之间斜刺肌腹,深1~2cm。也可平刺骶骨背面3~5cm。见图8-2-2。

【应用经验】本肌肉紧张会出现脊柱在屈曲、旋转时疼痛、受限。头多裂肌急性损伤会出现低头、旋转时疼痛、受限,表现为"落枕"。从棘突旁约2cm处进针,直刺至关节突常常可以缓解。腰多裂肌急性损伤表现为腰部旋转疼痛,患者表现为在床上翻身时疼痛,直刺横突或者平刺骶骨背面常可缓解。胸段直刺胸椎棘突时要避免进入胸腔。

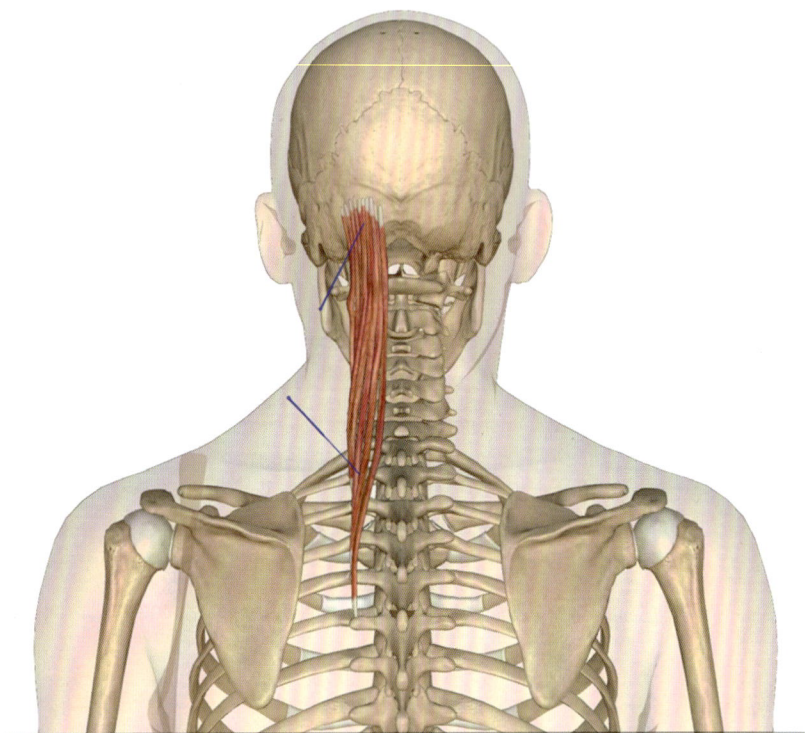

图 8-2-3　头半棘肌针刺示意图

视频 8　头半
棘肌针刺演示

3. 半棘肌 半棘肌是最长的横突棘肌群。根据它们的起始位置分为 3 部分：头半棘肌、颈半棘肌、胸半棘肌。在腰部没有半棘肌，但是腰椎的乳突韧带被认为是由半棘肌的残余肌腱所构成。

（1）头半棘肌

【起止点】起点：胸 1~6 的横突尖部、颈 4~7 的上关节突；止点：枕骨上下项线之间。

【解剖详解】头半棘肌覆盖着颈半棘肌。它们起自枕骨上下项线之间区域的内侧骨面，在枕下形成一条很粗大的肌束。有的肌纤维向外下及腹侧延伸，以扁腱附着于下 4 个颈椎的上关节突及上 6 或 7 个胸椎的横突尖部。

血液供应：背部深层肌肉的血供来源于椎动脉、颈深动脉、枕动脉升支的浅支和深支、颈横动脉深支、肋间上动脉浅支、经由上 2 个肋间后动脉的后支、下 9 个节段的后肋间动脉的后支、肋下动脉的后支、腰动脉的后支及骶外侧动脉的后支。

神经支配：头半棘肌是由枕大神经的降支和第 3 颈神经支配。

【主要作用】后伸头部，稳定脊柱。

【相关病症】头痛，枕部、项部疼痛。

【相关穴位】天柱、天髎、风池、哑门、风府、颈百劳。

【治疗部位】肌肉起止点、肌腹或触诊肌肉硬结处。

【针刺方法】枕骨上下项线之间横刺 2~3cm，或在胸 1~6 的横突尖部和颈 4~7 的上关节突直刺 1~2cm，或在肌腹贯刺。见图 8-2-3。

【应用经验】低头时项后出现的两个大的隆起就是头半棘肌。颈椎有小关节紊乱错位的患者两侧的隆起高度不一致。本肌肉紧张会出现低头疼痛、受限。针刺时可以在枕骨附着点处水平横刺，或者沿着肌肉走行斜刺肌腹。

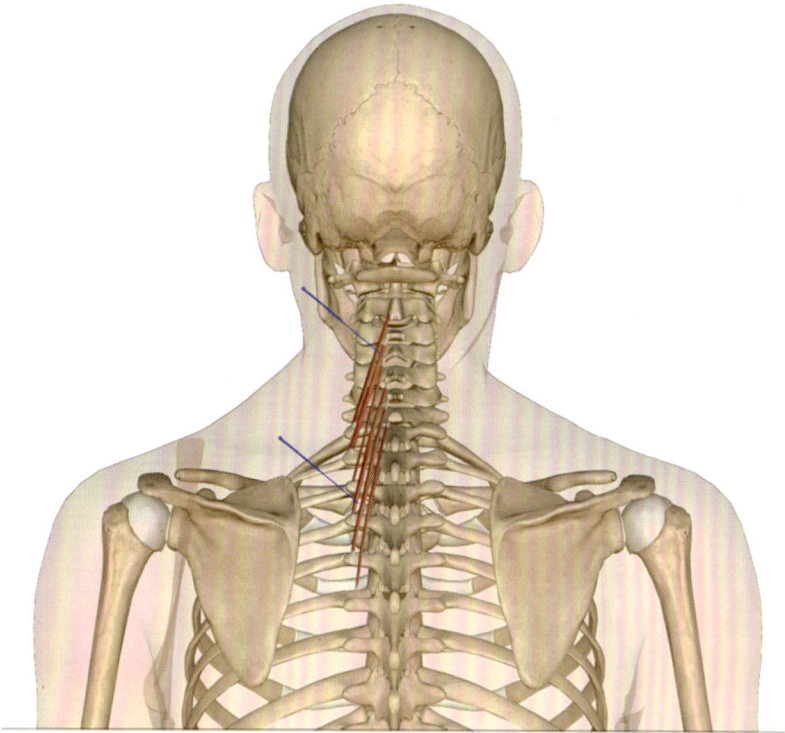

图 8-2-4　颈半棘肌针刺示意图

（2）颈半棘肌

【起止点】 起点：第 2~5 颈椎棘突；止点：上 5~6 个胸椎横突。

【解剖详解】 颈半棘肌起自第 2~5 颈椎棘突，肌束跨越 6 个节段覆盖颈椎和胸椎的多裂肌。它们借助肌纤维或者是肌腱附着于上 5~6 个胸椎横突的后面。

血液供应：背部深层肌肉的血供来源于椎动脉、颈深动脉、枕动脉升支的浅支和深支、颈横动脉深支、肋间上动脉浅支、经由上 2 个肋间后动脉的后支、下 9 个节段的后肋间动脉的后支、肋下动脉的后支、腰动脉的后支及骶外侧动脉的后支。

神经支配：受相应的脊神经后支的内侧支支配。

【主要作用】 后伸颈部，稳定脊柱。

【相关病症】 颈痛、背痛，有时表现为前方器官的功能失调。

【相关穴位】 天牖、风池、哑门、风府、颈百劳。

【治疗部位】 肌肉起止点、肌腹或触诊肌肉硬结处。

【针刺方法】 第 2~5 颈椎棘突旁直刺 1~2cm，或上 5~6 个胸椎横突的后面直刺 2~3cm，或在肌腹贯刺。见图 8-2-4。

【应用经验】 本肌肉紧张会出现颈部旋转时疼痛、受限。

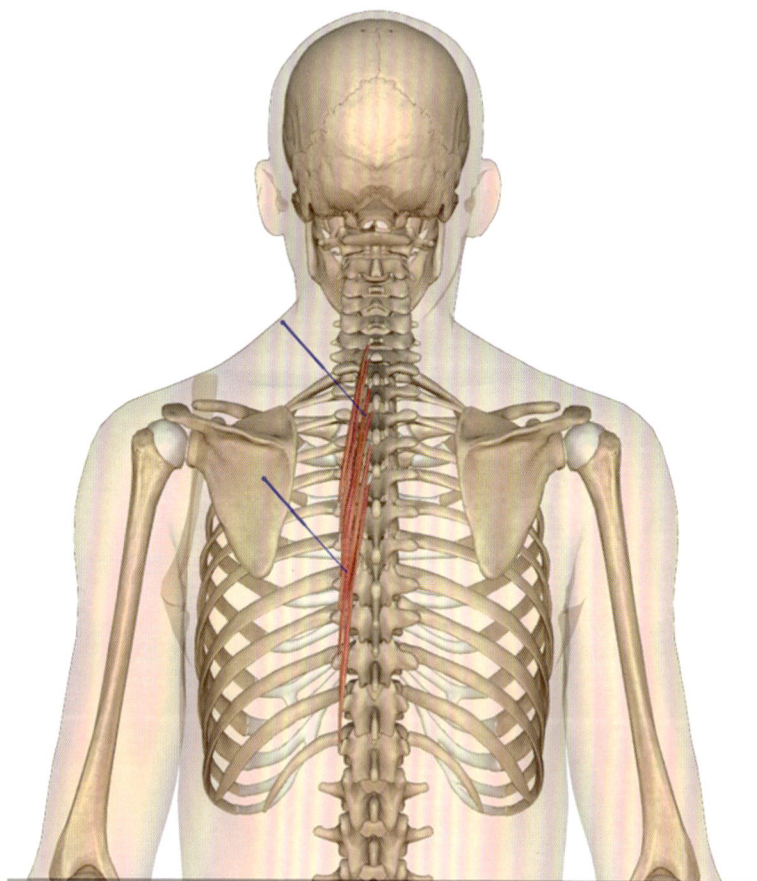

图 8-2-5　胸半棘肌针刺示意图

（3）胸半棘肌

【起止点】起点：颈 6~胸 4 椎体；止点：第 6~10 胸椎横突。

【解剖详解】胸半棘肌的肌纤维呈薄片状，肌纤维的两端均为肌腱相连。它们起自下 2 个颈椎到上 4 个胸椎椎体，向下附着于第 6~10 胸椎横突。

血液供应：背部深层肌肉的血供来源于椎动脉、颈深动脉、枕动脉升支的浅支和深支、颈横动脉深支、肋间上动脉浅支、经由上 2 个肋间后动脉的后支、下 9 个节段的后肋间动脉的后支、肋下动脉的后支、腰动脉的后支及骶外侧动脉的后支。

神经支配：受相应的脊神经后支的内侧支支配。

【主要作用】后伸脊柱，稳定脊柱。

【相关病症】背痛，有时表现为前方的脏器功能失调。

【相关穴位】夹脊穴、膀胱经第 1 条侧线相应穴位。

【治疗部位】肌肉起止点、肌腹或触诊肌肉硬结处。

【针刺方法】颈 6~胸 4 棘突旁直刺 1~2cm，或第 6~10 胸椎横突的后面直刺 2~3cm，或在肌腹贯刺。见图 8-2-5。

【应用经验】本肌肉紧张会出现上背部屈曲，旋转疼痛、受限。针刺时要避免进入胸腔。

结构针灸
Structure-based Medical Acupuncture

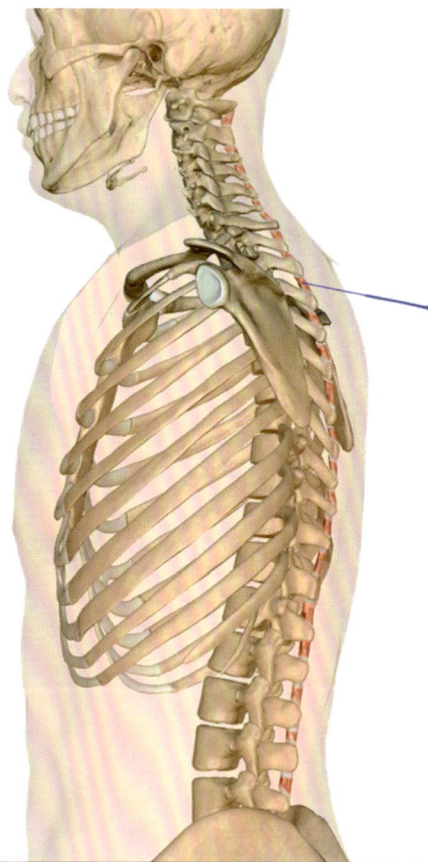

图 8-3-1　棘间肌针刺示意图

三、棘间肌

【起止点】起止于上下相邻椎骨棘突顶端和棘间韧带。

【解剖详解】棘间肌是成对的短肌束，它起止于上下相邻椎骨棘突顶端和任意一侧的棘间韧带。颈部棘间肌最为明显，包括 6 对肌肉，第 1 对位于枢椎和第 3 颈椎之间，最后 1 对位于第 7 颈椎和第 1 胸椎之间。在胸部，它们存在于第 1、2 胸椎（有的是第 2、3 胸椎）和第 11、12 胸椎之间。在腰部，5 个腰椎间有 4 对棘间肌。有的在最后 1 块胸椎与第 1 腰椎之间，第 5 腰椎和骶骨之间还各存在 1 对。有的颈棘间肌会跨过 2 个以上的椎骨。

血液供应：背部深层肌肉的血供来源于椎动脉、颈深动脉、枕动脉升支的浅支和深支、颈横动脉深支、肋间上动脉浅支、经由上 2 个肋间后动脉的后支、下 9 个节段的后肋间动脉的后支、肋下动脉的后支、腰动脉的后支及骶外侧动脉的后支。

神经支配：受相应的脊神经后支的内侧支支配。

【主要作用】稳定脊柱，在控制脊柱姿势及运动中发挥本体感觉的功能。

【相关病症】弯腰时后背正中线附近疼痛。

【相关穴位】督脉穴位。

【治疗部位】棘突之间。

【针刺方法】在棘突之间进针，直刺 2~3cm。见图 8-3-1。

【应用经验】本肌肉紧张会出现脊柱屈曲时疼痛、受限。治疗棘间肌时直刺勿深，避免进入椎管损伤脊髓。

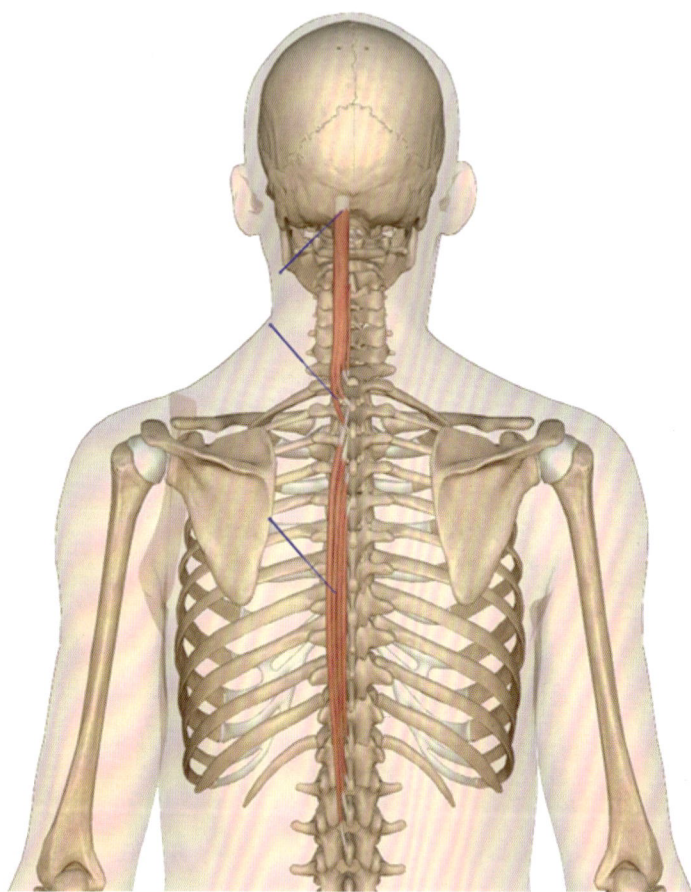

图 8-4-1 棘肌针刺示意图

视频 9 竖脊肌针刺演示

四、竖脊肌群

【概述】竖脊肌是一组庞大的肌肉肌腱群,它们有序地附着于颅骨、颈椎、胸椎、腰椎、骶椎以及髂嵴相应部位。根据肌肉肌腱的附着点及其跨越的范围可分为棘肌、最长肌、髂肋肌 3 块肌肉,每块肌肉又各有 3 个部位,见表 8-4-1。

表 8-4-1 竖脊肌的构成和分部表

棘肌	最长肌	髂肋肌
头棘肌	头最长肌	颈髂肋肌
颈棘肌	颈最长肌	胸髂肋肌
胸棘肌	胸最长肌	腰髂肋肌

1. 棘肌

【起止点】颈椎、胸椎的棘突。

【解剖详解】胸棘肌是位于胸椎区域最靠近内侧的竖脊肌部分。它的肌束起于上胸椎的棘突,止于第 11、12 胸椎以及第 1、2 腰椎的棘突。肌束的排列由内向外不断地变长成叠瓦状,弧度不断增大。胸棘肌外侧与胸最长肌融合。其他部位的棘肌排列不规则,发育不如胸棘肌。当颈棘肌存在时,其旁正中纤维可以起自第 2~4 颈椎棘突,然后向下止于项韧带,第 7 颈椎(有的是第 1、2 胸椎)棘突。头棘肌主要是通过头半棘肌的特殊纤维向下止于第 7 颈椎及第 1 胸椎棘突,而不是胸椎的横突。

血液供应:背部深层肌肉的血供来源于椎动脉、颈深动脉、枕动脉升支的浅支和深支、颈横动脉深支、肋间上动脉浅支、经由上 2 个肋间后动脉的后支、下 9 个节段的后肋间动脉的后支、肋下动脉的后支、腰动脉的后支及骶外侧动脉的后支。

神经支配:竖脊肌受下颈部、胸部及腰部的脊神经后支的外侧支和内侧支支配。

【主要作用】棘肌处于脊柱后正中线附近,主要起稳定脊柱的作用。双侧同时收缩时可以使胸部和腰部后伸。

【相关病症】背部疼痛。

【相关穴位】督脉穴、夹脊穴。

【治疗部位】肌肉起止点、肌腹或触诊肌肉硬结处。

【针刺方法】棘突外侧缘向下平刺 2~3cm,或直刺 1~2cm。见图 8-4-1。

【应用经验】本肌肉紧张(顺应性降低)会出现弯腰受限。

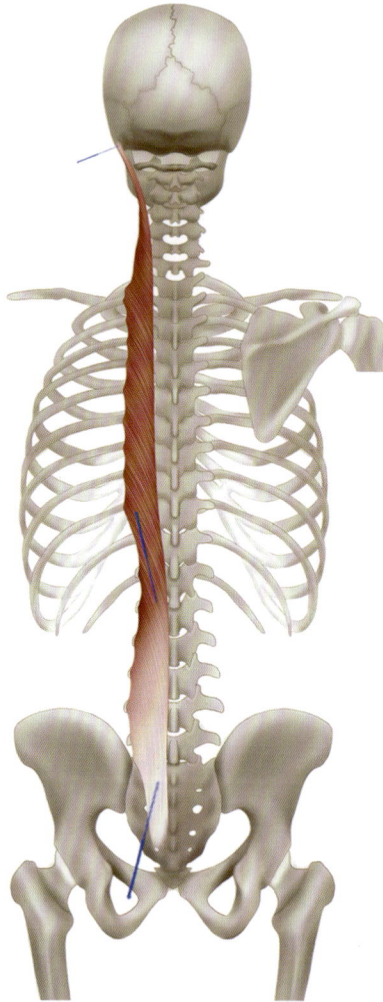

图 8-4-2　最长肌针刺示意图

2. 最长肌

【起止点】起点：颈、胸、腰椎的横突和颞骨的乳突。止点：颈椎、胸椎横突、骶骨背面和髂嵴后部。

【解剖详解】最长肌位于竖脊肌的中间，在颈椎，肌肉附着点位于横突以及横突的后结节；在胸部，肌肉附着点位于横突尖部及邻近肋骨的后面；在腰部，最长肌附着于副突（横突部分）及横突的内侧半（肋骨部分）。

头最长肌是一条窄束状肌肉，起自乳突后缘，位于头夹肌及胸锁乳突肌深面。它向下跨过头半棘肌后，借助一系列韧带附着于下 3~4 个颈椎及上方约 4 个胸椎的横突。

颈最长肌是一条薄而长的肌肉，以腱性起自第 2~6 颈椎的横突后结节，向下延伸到胸部，位于头最长肌腱与胸最长肌腱之间，附着于上 4~5 个胸椎横突。

胸最长肌是竖脊肌最大的组成部分。它包括胸部和腰部两部分。腰部肌束发达，肌纤维束起自 5 个腰椎的副突及横突大约内侧半。这些肌纤维逐渐向外下方走行。起自上 4 个腰椎的肌束逐渐变成一个扁腱并覆盖在肌肉的外缘，将其与髂肋肌分开，因此被称为腰肌间腱膜。这些腱膜以一些不规则的纤维条索起自中腰部，向下逐渐缩窄，附着于髂骨内侧面的骶骨翼背侧。起自第 1 腰椎的肌束向后与该腱膜相融合。连续的肌纤维束更倾向于附着于筋膜的腹侧和尾侧。起自第 5 腰椎的肌束止点比较分散，向深层止于肌间腱膜、髂嵴腹内侧面以及髂腰韧带的上部纤维。一般情况下，腰最长肌与多裂肌之间被充满脂肪和静脉的宽裂隙所隔开。

血液供应：背部深层肌肉的血供来源于椎动脉、颈深动脉、枕动脉升支的浅支和深支、颈横动脉深支、肋间上动脉浅支、经由上 2 个肋间后动脉的后支、下 9 个节段的后肋间动脉的后支、肋下动脉的后支、腰动脉的后支及骶外侧动脉的后支。

神经支配：竖脊肌受下颈部、胸部及腰部的脊神经后支的外侧支和内侧支支配。

【相关病症】头痛、耳鸣、颈痛、背痛、腰痛、骶髂区和臀部痛。有时表现为胸痛、腹痛以及前方对应的内脏功能失调。

【相关穴位】天髎、完骨、风池、夹脊穴。

【治疗部位】肌肉起止点、肌腹或触诊肌肉硬结处。

【针刺方法】棘突外侧缘向下平刺 2~3cm，或直刺 1~2cm。乳突水平横刺 1~2cm。骶骨背面平刺 3~5cm。见图 8-4-2。

【应用经验】最长肌对应膀胱经第 1 侧线的穴位。可以通过神经反射治疗相同节段的内脏功能失调。头最长肌是附着于乳突的四块肌肉之一。头部长期的旋转姿势,有可能造成头最长肌的短缩和痉挛。反过来又会导致耳鸣,或耳朵及其后下方的疼痛。胸最长肌的紧张(延展性不足、顺应性降低)会出现弯腰受限、疼痛,收缩力不足表现为脊柱前屈体态,后伸无力。

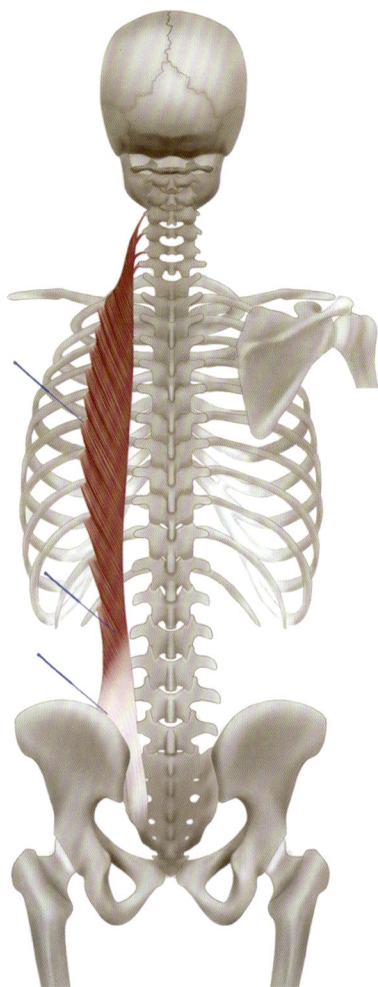

图 8-4-3　髂肋肌针刺示意图

3. 髂肋肌

【起止点】颈髂肋肌起点：颈 4~6 横突的后结节；止点：第 3~6 肋骨的肋角。

胸髂肋肌起点：颈 7~ 胸 6 肋骨肋角的上缘；止点：胸 7~ 胸 12 肋骨肋角的上面。作用是伸展、侧屈、旋转胸椎。

腰髂肋肌起点：起自骶骨和髂骨；止点：下 6 个肋骨的下缘。作用是伸展、侧屈、旋转腰椎。

【解剖详解】髂肋肌是竖脊肌最外侧部分。

颈髂肋肌由细长肌束组成，以长腱起始于第 4~6 颈椎后结节。下降至胸后部止于第 3~6 肋骨的肋角。

胸髂肋肌是窄梭形肌束，纤维起始于第 7 颈椎横突的后面和上 6 个肋骨肋角的上缘，在颈髂肋肌的外侧止于下 6 个肋骨肋角的上面。

腰髂肋肌由纺锤样肌束组成，起自骶骨和髂骨，也就是竖脊肌总肌腱的外侧部，止点在下 6 个肋骨的下缘。节段越高，腱束越长，节段越低，腱束越短。肌束的肌腹长度一致，尾侧端均为肌腱。这些肌腱融合成背侧腱膜覆盖在腰髂肋肌腰部，以直线状附着于髂嵴的中部和背面。

血液供应：背部深层肌肉的血供来源于椎动脉、颈深动脉、枕动脉升支的浅支和深支、颈横动脉深支、肋间上动脉浅支、经由上 2 个肋间后动脉的后支、下 9 个节段的后肋间动脉的后支、肋下动脉的后支、腰动脉的后支及骶外侧动脉的后支。

神经支配：竖脊肌受下颈部、胸部及腰部的脊神经后支的外侧支和内侧支支配。

【主要作用】双侧同时收缩时可以使胸部和腰部后伸；单侧收缩时，可以使躯干侧屈。

【相关病症】腰背痛、骶髂区和臀部痛，有时表现为腹痛、胸痛以及前方对应的内脏功能失调。

【相关穴位】膀胱经第 2 侧线穴位。

【治疗部位】触诊肌肉硬结处或肌肉起止点。

【针刺方法】肋骨附着处直刺 1~2cm。肌腹贯刺 1~2cm。髂骨附着处水平横刺 3~5cm。见图 8-4-3。

【应用经验】髂肋肌对应着膀胱经的第 2 条侧线上的穴位，可以通过神经反射治疗相同节段的内脏功能失调。髂肋肌损伤导致的腰背痛特点是弯腰受限（顺应性降低）。可用长针沿着脊柱旁，在肌肉内贯穿斜刺。

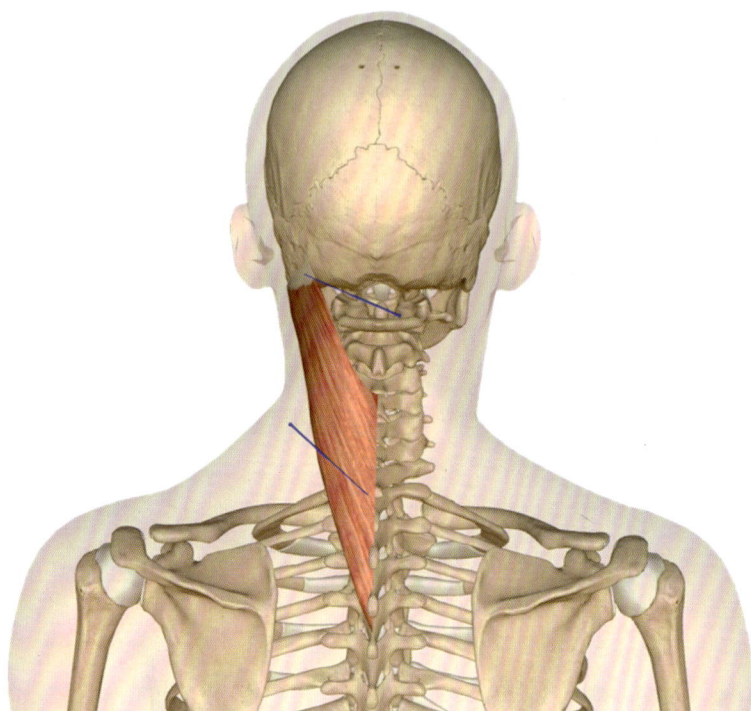

图 8-5-1　头夹肌针刺示意图

视频 10　头夹肌针刺演示

五、夹肌

夹肌位于颈部,分别被斜方肌、菱形肌、上后锯肌遮盖,形状似不规则的三角形扁肌,属于背深肌群中特殊分化的一部分。依其部位不同分为头夹肌和颈夹肌两部分。一侧收缩时,使头转向同侧和侧屈。两侧共同收缩时使头后仰。

1. 头夹肌

【起止点】起点:第7颈椎至第3胸椎椎体棘突及棘上韧带;止点:乳突和上项线外侧1/3略下方的枕骨粗糙面。

【解剖详解】头夹肌附着于乳突和上项线外侧1/3略下方的枕骨粗糙面。它的肌纤维朝内下向中线集中。下方的纤维附着于第7颈椎以及上3~4个胸椎的棘突及棘上韧带。在颈椎的下半部分,头夹肌肌腱的上方纤维与对侧头夹肌的纤维、项韧带后中嵴的纤维交织在一起。

血液供应:背部深层肌肉的血供来源于椎动脉、颈深动脉、枕动脉升支的浅支和深支、颈横动脉深支、肋间上动脉浅支、经由上2个肋间后动脉的后支、下9个节段的后肋间动脉的后支、肋下动脉的后支、腰动脉的后支及骶外侧动脉的后支。

神经支配:由第2、3颈神经后支的外侧支支配。

【主要作用】单侧收缩时,将头转向同侧。双侧收缩,使头部后伸。

【相关病症】头痛、耳鸣。

【相关穴位】翳明、颈百劳、肩中俞、天窗、天柱、天牖、翳风、完骨、风池。

【治疗部位】肌肉起止点、肌腹或触诊肌肉硬结处。

【针刺方法】乳突后方由后向前横刺,或在第7颈椎至第3胸椎椎体棘突外侧缘向下平刺,或沿肌肉硬结贯刺1~2cm。见图8-5-1。

【应用经验】本肌肉紧张会出现头部向对侧旋转疼痛、受限;也是引起耳鸣的常见肌肉之一。针刺时可以在乳突后方深部平刺,或者沿着棘突向上或者向下平刺。

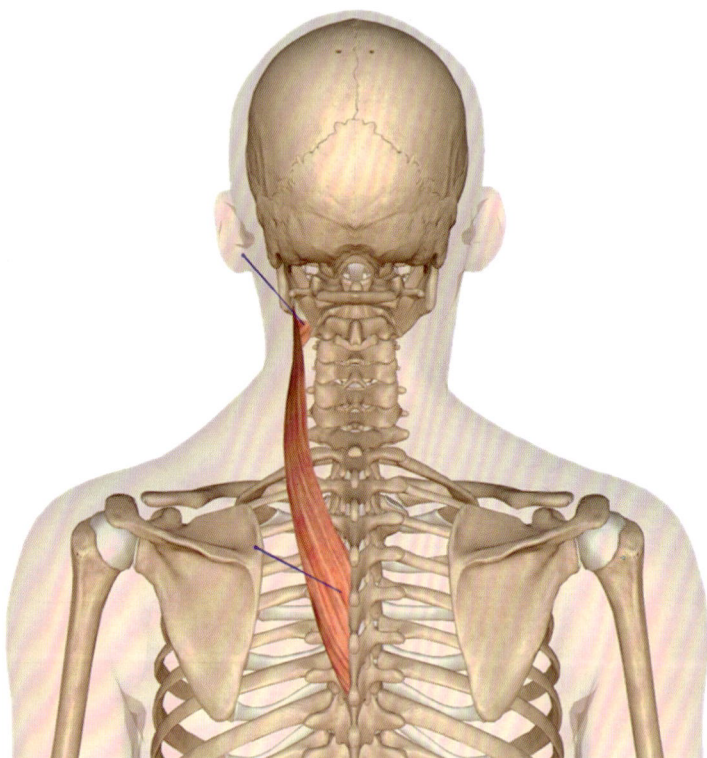

图 8-5-2　颈夹肌针刺示意图

2. 颈夹肌

【起止点】起点：第 3~6 胸椎棘突；止点：寰椎横突、枢椎横突的尖部及第 3 颈椎横突后结节处。

【解剖详解】颈夹肌肌纤维与头夹肌相互融合，但更多的是覆盖在颈椎的下半部分和胸椎区域。它起自寰椎横突、枢椎横突的尖部及第 3 颈椎横突后结节处。纤维向内下方走行，包绕颈部固有肌，最终附着于第 3~6 胸椎的棘突。

血液供应：背部深层肌肉的血供来源于椎动脉、颈深动脉、枕动脉升支的浅支和深支、颈横动脉深支、肋间上动脉浅支、经由上 2 个肋间后动脉的后支、下 9 个节段的后肋间动脉的后支、肋下动脉的后支、腰动脉的后支及骶外侧动脉的后支。

神经支配：由下颈部脊神经后支的外侧支支配。

【主要作用】单侧收缩时，引起上颈椎转动，使头转向同侧。双侧收缩时，使上颈椎后伸。

【相关病症】头痛，枕部、背部疼痛。

【相关穴位】肩中俞、天窗、大杼、风门、天髎、颈百劳、定喘、夹脊。

【治疗部位】肌肉起止点、肌腹或触诊肌肉硬结处。

【针刺方法】寰椎横突、枢椎横突及第 3 颈椎横突后结节处直刺，或在第 3~6 胸椎棘突外侧缘向下平刺，或沿肌肉硬结贯刺 1~2cm。见图 8-5-2。

【应用经验】本肌肉紧张（顺应性降低）会出现头颈部向对侧旋转疼痛、受限，针刺后往往可以快速改善。

结构针灸
Structure-based Medical Acupuncture

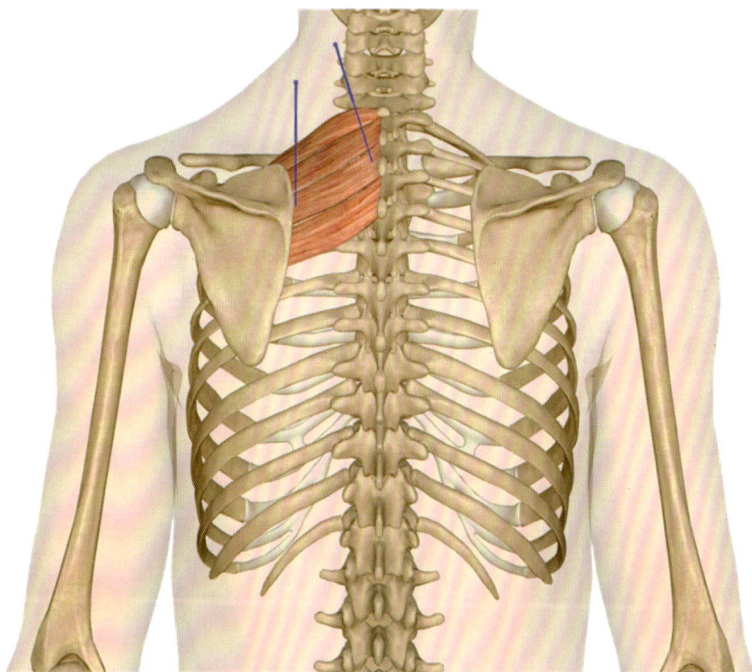

图 8-6-1　上后锯肌针刺示意图

六、上后锯肌

【起止点】起点：项韧带下部，第6、7颈椎和第1、2胸椎棘突；止点：第2~5肋骨肋角的外侧面。

【解剖详解】上后锯肌较薄，呈四边形，位于胸廓后上部的中线外侧。以腱膜起于项韧带的下部，第6、7颈椎棘突和第1、2胸椎的棘突及其棘上韧带，向外下方走行，以4个肌齿附着于第2~5肋骨肋角外侧的上缘和外侧面。此肌位于胸腰筋膜胸部的浅层以及菱形肌的深层，肌齿的数目3~6个不等，有时该肌缺如（或难以与菱形肌区分开）。

血液供应：肋间动脉。

神经支配：由第2~5肋间神经支配。

【主要作用】提升肋骨。

【相关病症】肩胛骨深面疼痛。

【相关穴位】大杼、风门、肺俞、附分、魄户、颈百劳、定喘、夹脊。

【治疗部位】肌肉起止点。

【针刺方法】颈、胸椎棘突直刺2~3cm，第2~5肋骨角的背外侧直刺2~3cm，针尖抵达骨面。见图8-6-1。

【应用经验】肌肉损伤导致的疼痛常和呼吸有关，针刺时以斜刺为主，避免进入胸腔。

结构针灸
Structure-based Medical Acupuncture

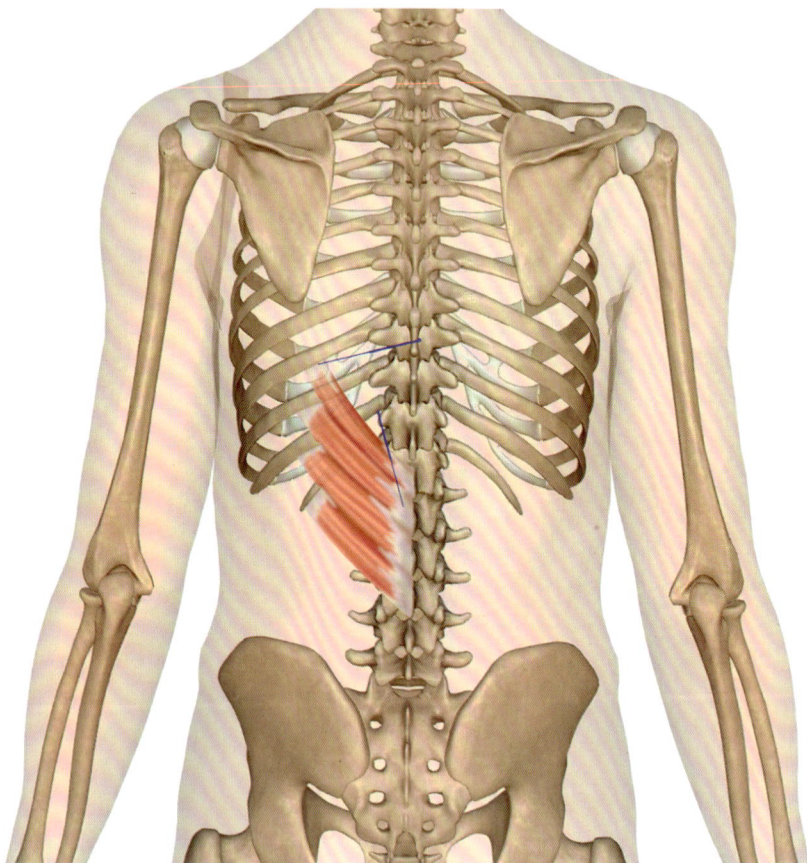

图 8-7-1 下后锯肌针刺示意图

七、下后锯肌

【起止点】起点：第 11 胸椎～第 2 腰椎的棘突；止点：第 9~12 肋骨角的背外侧面。

【解剖详解】下后锯肌为薄而不规则的平行四边形肌，位于胸、腰交界处。肌肉以薄片状腱膜起于最下 2 个胸椎与上 2~3 个腰椎棘突及棘上韧带，向外上走行，以 4 个肌齿附着于下 4 根肋骨肋角稍外侧的下缘和外侧面。

血液供应：肋间动脉。

神经支配：由第 9~12 胸神经前支支配。

【主要作用】后锯肌拉下位肋骨向下向后。

【相关病症】胁痛，疼痛特点是与呼吸有关。

【相关穴位】脾俞、魂门、阳纲、意舍、胃仓、夹脊、痞根。

【治疗部位】肌肉起止点。

【针刺方法】第 11 胸椎～第 2 腰椎的棘突直刺 2~3cm，第 9~12 肋骨角的背外侧直刺 2~3cm，针尖抵达骨面。见图 8-7-1。

【应用经验】肌肉损伤导致的疼痛常和呼吸有关，针刺时以斜刺为主。

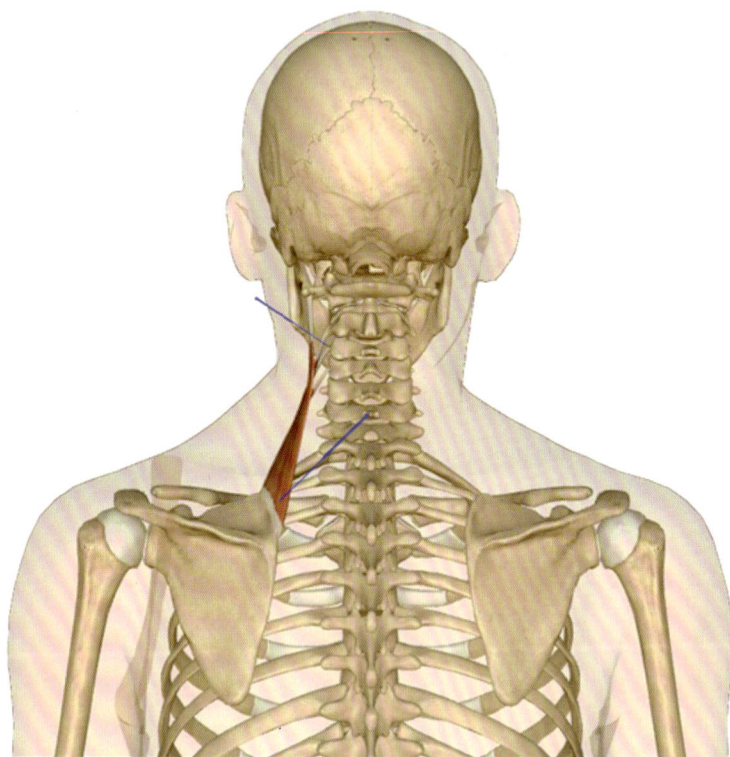

图 8-8-1　肩胛提肌针刺示意图

八、肩胛提肌

【起止点】起点：第1~4颈椎横突；止点：肩胛上角。

【解剖详解】肩胛提肌呈扁带状，其腱束起于寰椎和枢椎横突以及第3、4颈椎横突后结节。它斜向下行，止于肩胛骨内侧缘的上角与肩胛冈内侧端三角形光滑面之间的骨面。变异：肩胛提肌在椎骨上的附着点及肌束数目变化较大，该肌也有肌束附着于乳突、枕骨、第1或第2肋骨、斜角肌、斜方肌和前锯肌、后锯肌。

血液供应：主要来源于颈横动脉和颈动脉升支。肌肉的椎骨端主要由椎动脉的分支供应。

神经支配：由第3、4颈神经的直接分支及第5颈神经的肩胛背神经支配。

【主要作用】上提肩胛骨。

【相关病症】颈部疼痛、活动不利，肩胛骨脊柱缘疼痛。

【相关穴位】肩外俞、天窗、天髎、天牖。

【治疗部位】肌肉起止点、肌腹或触诊肌肉硬结处。

【针刺方法】第1~4颈椎横突，由后向前垂直进针2~3cm，针尖抵达骨面。沿肩胛内上角平刺2~3cm，针尖不要离开骨面。触诊肌肉硬结处进针2~3cm。注意不要过深，避免进入胸腔造成气胸。见图8-8-1。

【应用经验】头部前移的姿势会导致本肌肉的过度紧张，除了针刺本肌肉以外，还应该纠正头前移的姿势。

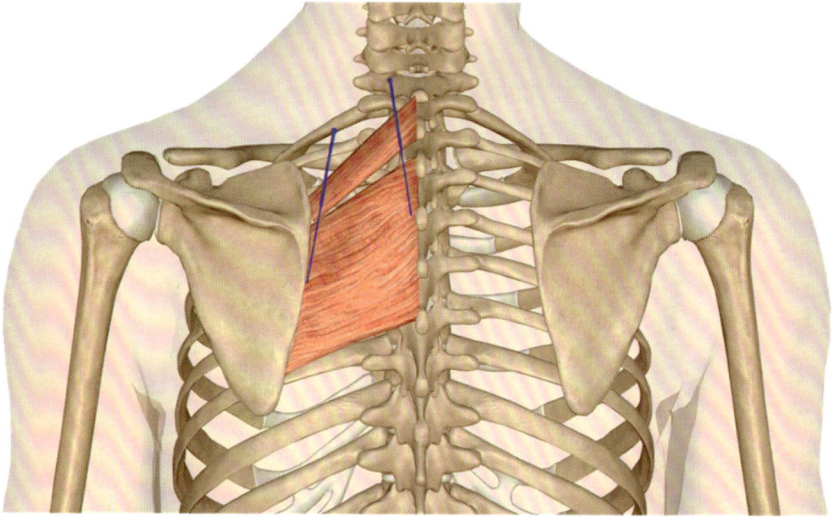

图 8-9-1　菱形肌针刺示意图

九、菱形肌

【起止点】起点：第 6、7 颈椎和第 1~4 胸椎棘突；止点：肩胛骨内侧缘。

【解剖详解】菱形肌包括小菱形肌和大菱形肌。小菱形肌和大菱形肌常常是分开的，偶尔两肌重叠在一起。

小菱形肌是一块圆柱状的小肌，起于项韧带下部和第 7 颈椎及第 1 胸椎的棘突，止于肩胛冈内侧端的三角形平滑面的底，此处小菱形肌的前、后层纤维包绕肩胛提肌的下缘。小菱形肌的后层在肩胛提肌的背外侧和下方，止于三角面的边缘，前层宽而强健，其边缘达肩胛提肌内下方 2~3cm 处，在此小菱形肌和前锯肌的筋膜紧密地融合在一起。

大菱形肌是一块菱形的扁肌，其肌腱起自第 2~4 胸椎棘突和棘上韧带，肌纤维行向外下止于肩胛冈根部与肩胛下角之间的肩胛骨内侧缘。大部分肌纤维常先止于上述两点间的肌腱膜，再由腱膜与内侧缘相连。有时腱膜与腱带不完整，有些肌纤维便直接止于肩胛骨。

大菱形肌（以及小菱形肌、肩胛提肌和前锯肌）的止点范围可较广泛，有些纤维和纤维束可折皱或伸展至肩胛骨靠近内侧缘的背面和肋面附着。

血液供应：大、小菱形肌由肩胛背动脉或颈横动脉深支以及第 5~6 条上位肋间后动脉的背部穿支供应。

神经支配：大、小菱形肌由肩胛背神经的分支（C_4、C_5）支配。

【主要作用】上提和内牵肩胛骨。

【相关病症】背痛，多见于肩胛骨脊椎缘的内侧。

【相关穴位】定喘、夹脊、肩中俞、大杼、风门、肺俞、厥阴俞、附分、魄户、膏肓、神堂、譩譆、膈关。

【治疗部位】触诊肌肉硬结处或肌肉起止点。

【针刺方法】触诊肌肉硬结处斜刺 1~2cm，勿直刺，以免伤肺。见图 8-9-1。

【应用经验】本肌肉的损伤的姿势常见于双侧肩胛的位置不对等，一侧过度向内或者向外。本肌肉部位的疼痛常与肩胛背神经有关，除了针刺此处的肌肉外，还要治疗颈神经出口处。

十、斜方肌

【起止点】起点：上项线内 1/3 段、枕外隆突、项韧带、第 7 颈椎和全部胸椎的棘突和棘上韧带；止点：锁骨外 1/3、肩峰、肩胛冈。

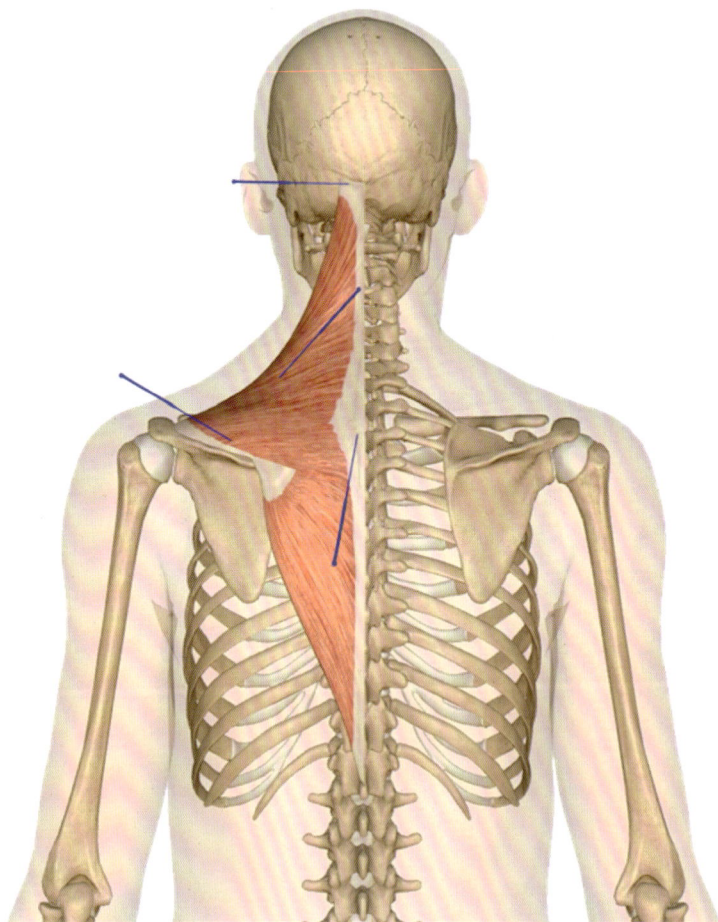

图 8-10-1　斜方肌针刺示意图

视频 11　斜方肌针刺演示

【解剖详解】斜方肌是覆盖在颈和上背部的三角形扁肌。两块斜方肌合起来构成一个菱形,并由此得名。斜方肌通过一纤维板附着于枕部,该纤维板与皮肤相连。自第6颈椎至第3胸椎处,斜方肌形成一宽阔的三角形腱膜附着于椎骨棘突,第3胸椎以下以短腱纤维附着于脊柱。上部纤维向外下,止于锁骨的外1/3段后缘;中部纤维水平走行,止于肩峰内侧缘和肩胛冈嵴上唇;下部纤维向外上,在肩胛冈内侧端光滑的三角形平面上形成滑动的腱膜,附着于肩胛冈外侧端的结节上。

血液供应:斜方肌的上1/3段由枕动脉的肌横支供血。斜方肌中部由颈浅动脉或颈横动脉浅支供应。斜方肌的下1/3由肩胛背动脉的肌支向内穿过肩胛骨内侧缘供应。

神经支配:斜方肌主要由副神经支配。感觉支(本体感觉)来自第3、4颈神经的前支。

【主要作用】稳定肩胛骨,拉肩胛骨向脊柱靠拢。上部纤维提肩胛骨,下部纤维降肩胛骨。如果肩胛骨固定,一侧肌收缩使颈向同侧屈、脸转向对侧,两侧同时收缩可使头后仰。该肌瘫痪时,造成"塌肩"。

【相关病症】颈部疼痛、头痛、肩背痛。

【相关穴位】肩井、肩中俞、肩外俞、天柱、大杼、风门、肺俞、厥阴俞、心俞、督俞、膈俞、肝俞、胆俞、天宗、秉风、曲垣、附分、魄户、膏肓、神堂、譩譆、膈关、天髎、天牖、风池、至阳、灵台、神道、身柱、大椎、颈百劳、定喘、夹脊、胃脘下俞、巨骨、缺盆、哑门、风府(毗邻斜方肌)。

【治疗部位】肌肉起止点、肌腹或触诊肌肉硬结处。

【针刺方法】上项线内1/3段横刺1~2cm;第7颈椎和全部胸椎的棘突向上或向下平刺2~3cm;锁骨外1/3、肩胛冈横刺1~2cm;在肌肉触诊硬结处斜刺1~2cm。见图8-10-1。

【应用经验】在常见的圆肩、驼背、头前移的姿势下,本肌肉常常处于离心收缩状态,容易出现疲劳性疼痛,常见症状为同侧旋转受限、疼痛加重。查体可见肩颈部位有硬结。针刺治疗时,可一手抓握硬结,另一手持针贯刺,有时会出现肌肉抽动,但是不出现抽动也有效。有些用一侧肩膀负重的患者,由于斜方肌筋膜的紧张牵扯到头部的筋膜,进而导致头痛,此时处理斜方肌常可见效。除针刺本肌肉以外,还应该纠正姿势性问题。

十一、背阔肌

【起止点】起点:下 6 个胸椎棘突,全部腰椎棘突,骶正中嵴进而髂嵴后部;止点:肱骨小结节嵴。

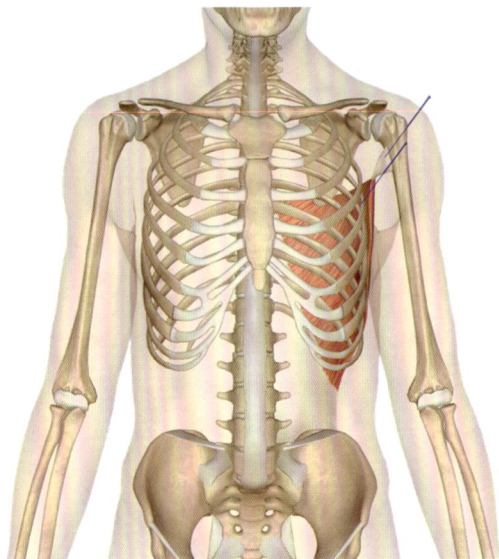

A　正面

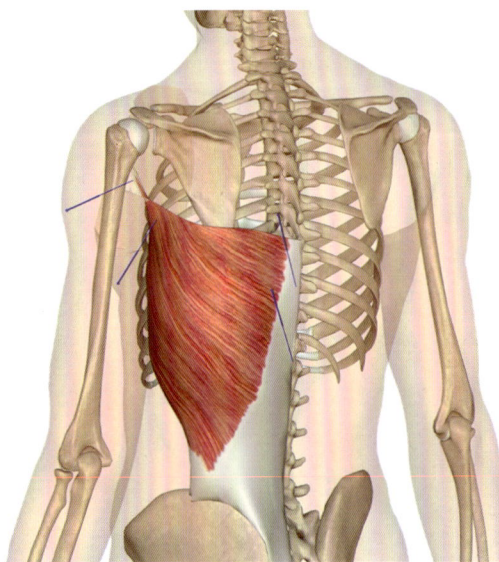

B　背面

图 8-11-1　背阔肌针刺示意图

【解剖详解】背阔肌是一个大的三角形扁肌,覆盖在腰部和胸廓下部,最后合并为一狭窄的肌腱。它以腱纤维起自斜方肌深面的下6个胸椎棘突和胸腰筋膜后层,并通过胸腰筋膜附着于腰、骶椎的棘突和棘上韧带以及髂嵴的后份。肌纤维从这些起点,以不同角度向外侧走行(上部的近水平,中部的斜向上,下部的几乎垂直向上),形成扁肌束覆盖在肩胛下角,并附于该处。该肌绕过大圆肌的下外侧缘到其前面,在大圆肌腱的前方形成约7cm长的扁腱止于肱骨结节间沟底,并扩展至深筋膜,其止点可伸展到大圆肌止点的上方。在背阔肌绕过大圆肌处,其肌纤维束旋转,因此,起点最低的在肱骨上的止点最高,而起点最高的纤维止点却最低。

在背阔肌和肩胛下角之间有时有一滑膜囊。背阔肌和大圆肌的肌腱下缘有联合,在两肌肱骨止点处附近有一滑囊将两肌分隔。背阔肌与大圆肌共同构成腋后囊。当臂部克服阻力内收时,腋后囊明显隆起,整个背阔肌的下外侧缘直至髂嵴起点处都可触及。

血液供应:背阔肌的血供主要来源于一单独血管蒂,即肩胛下动脉的直接延续而来的胸背动脉。背阔肌下方还有几支小的、次级、节段性血管蒂。这些血管是来自第9~11肋间后动脉和第1~3腰动脉的背侧穿动脉。它们全部从深面进入背阔肌并与来自胸背动脉的分支吻合。

神经支配:由起自臂丛后束的胸背神经(C_{6-8},主要是C_7)支配。神经的分支与血管的分支伴行。

【主要作用】背阔肌参与肱骨的内收、后伸和旋内。还参与强烈的呼气运动,如咳嗽和喷嚏。也可协助深吸气。

【相关病症】胸痛、背痛、肩痛;上臂、前臂和手的尺侧疼痛、力弱。

【相关穴位】极泉、肩贞、膈俞、肝俞、胆俞、脾俞、胃俞、三焦俞、肾俞、气海俞、大肠俞、关元俞、小肠俞、上髎、魂门、阳纲、意舍、胃仓、肓门、志室、肩髎、腰阳关、命门、悬枢、脊中、中枢、筋缩、至阳、夹脊、胃脘下俞、痞根、下极俞、腰宜、腰眼、十七椎。

【治疗部位】肌肉起止点、肌腹或触诊肌肉硬结处。

【针刺方法】6~12胸椎棘突向上或向下平刺1~2cm;肱骨小结节嵴直刺1~2cm;肌腹或硬结处贯刺1~2cm。见图8-11-1。

【应用经验】本肌肉紧张缩短可以造成手臂上举困难,常见患者仰卧时,手臂上举不能落在床面。圆肩、驼背、头前移的姿势会导致肩胛骨旋前,肱骨随之旋前,背阔肌处于短而无力的状态。常用的针刺入针点可选从腋后纹头上方直刺。

第九章
胸部肌肉

胸部肌肉可分为胸上肢肌和胸固有肌。胸上肢肌位于胸壁的前面和侧面的浅层,止于上肢带骨或肱骨,包括胸大肌、胸小肌、前锯肌;胸固有肌参与胸壁的构成,有肋间内肌、肋间外肌和胸横肌等,本文中合称肋间肌。

一、胸大肌

【起止点】起点:锁骨内侧 2/3 段、胸骨前面、第 1~6 肋软骨前面、腹外斜肌腱膜;止点:肱骨大结节嵴。

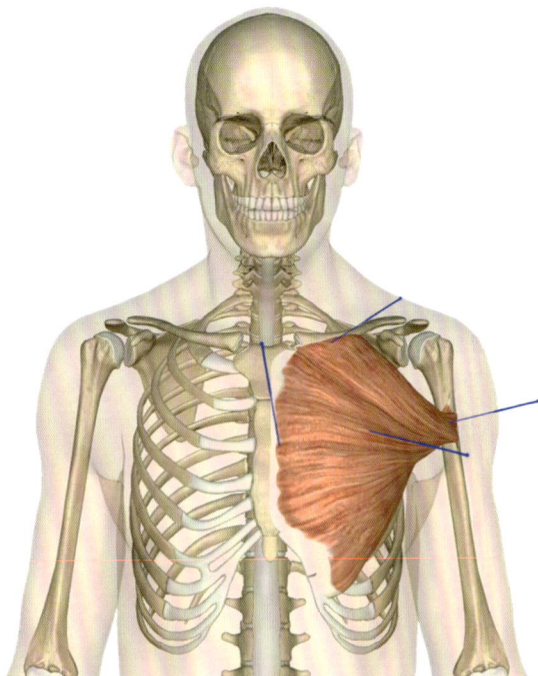

图 9-1-1　胸大肌针刺示意图

【解剖详解】胸大肌是一块宽而厚呈扇形的肌。起于锁骨内侧 2/3 段前面(锁骨端),胸骨至第 6 或第 7 肋软骨(胸骨端),第 1~7 肋软骨(第 1 和第 7 肋软骨常缺如)前面,第 6 肋骨的胸骨端及腹外斜肌腱膜(腹直肌端)。该肌纤维汇合成一条宽约 5cm 的扁腱,止于肱骨大结节嵴。来自胸骨和腹外斜肌腱膜的纤维弯曲绕行于该肌下缘,然后向上转至其后面。这一弯曲绕行使在内侧起始部位置最低的纤维在肱骨止点处位置最高。在此处还形成了扩大的腱膜覆盖于结节间沟上,并与肩关节的关节囊韧带融合,还有一部分腱膜纤维束向下延续为臂部的深筋膜。胸大肌圆钝的下缘形成了腋前襞的基础,在臂内收受到阻力时变得更明显。左、右侧胸大肌纤维可越过胸骨而相互交叉。从低位肋软骨及腹直肌鞘可发出一条或数条垂直的肌束,向上融合于胸锁乳突肌,或止于上部胸骨或肋软骨,称为胸骨肌或胸骨直肌。

血液供应:主要来自胸肩峰动脉胸肌支,胸肩峰动脉的锁骨支和三角肌支的分支作为补充,另外还有来自胸内侧动脉和胸外侧动脉及胸上动脉的穿支供应。

神经支配:胸大肌由胸内、外侧神经支配。锁骨部纤维的神经来自 C_5、C_6;胸肋部的肌纤维来自 C_{6-8} 和 T_1。

【主要作用】内收、旋内及屈肩关节。胸大肌的两部分肌纤维可单独或共同起作用。整块肌收缩有助于肱骨的内收和旋内。其锁骨部和三角肌前部及喙肱肌一起收缩时,可使处于后伸位的手臂向前、向内运动,此时,胸肋部则舒张。当胸肋下部纤维与背阔肌、大圆肌、三角肌后部纤维一起收缩时,锁骨部舒张。当臂上举固定时,如抓住单杠,这些肌联合运动可牵引躯体向上和向前移动。胸大肌还有助于深吸气。

【相关病症】胸痛、肩痛、手臂痛。

【相关穴位】中府、云门、气户、库房、屋翳、膺窗、乳中、乳根、食窦、天溪、胸乡、周荣、步廊、神封、灵墟、神藏、彧中、俞府、天池、期门、璇玑、华盖、紫宫、玉堂。

【治疗部位】肌肉起止点、肌腹或触诊肌肉硬结处。

【针刺方法】锁骨内侧半、胸骨、第 1~7 肋软骨沿骨面平刺 2~3cm;肱骨大结节直刺 1~2cm;或用一手握住胸大肌,另一手在肌腹或硬结处贯刺 1~2cm。见图 9-1-1。

【应用经验】本肌肉损伤会出现胸痛、肩痛、上肢疼痛,由于它和肩关节囊有连接,因此也是治疗冻结肩的重要肌肉。乳腺组织附着在胸大肌浅层的筋膜里,因此本肌肉对乳腺的增生和疼痛也有治疗效果。

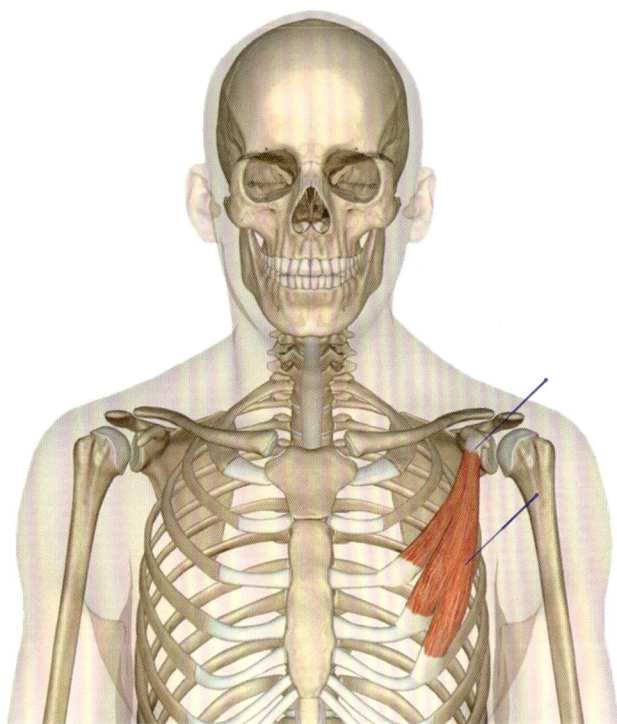

图 9-2-1　胸小肌针刺示意图

二、胸小肌

【起止点】起点：第 3~5 肋骨；止点：肩胛骨喙突。

【解剖详解】胸小肌为一个薄的三角形肌，位于胸大肌的深面。它起于第3~5 肋骨外面（或第 2~4 肋）近软骨处的上缘和邻近肋间外肌表面的筋膜。肌束在胸大肌深面向外上集中形成一扁腱，止于肩胛骨喙突的内侧缘和上面。部分或全部肌腱可越过喙突止于喙肩韧带。

血液供应：胸小肌的血液供应来自胸肩峰动脉、胸上动脉、胸外侧动脉的胸肌支和三角肌支。

神经支配：胸小肌由胸内、外侧神经（$C_{5~8}$，T_1）支配。

【主要作用】胸小肌协助前锯肌沿胸壁向前牵拉肩胛骨，与肩胛提肌、菱形肌一起作用可旋转肩胛骨、降肩。参与深吸气。

【相关病症】手臂和手部乃至手指的凉、麻、痛，心悸、胸痛。

【相关穴位】中府、云门、库房、屋翳、膺窗、乳中、乳根、天溪、胸乡、周荣、步廊、神封、灵墟、神藏、俞府、天池。

【治疗部位】肌肉起止点、肌腹或触诊肌肉硬结处。

【针刺方法】在第 3~5 肋软骨外侧的肋骨前面，用一手手指固定肋骨面，另一手沿骨面平刺 1~2cm；或肩胛骨喙突内侧缘和表面直刺 1~2cm；或用一手握住胸小肌，另一手在肌腹或硬结处贯刺 1~2cm。见图 9-2-1。

【应用经验】本肌肉紧张常见的姿势为圆肩，肌肉痉挛短缩会出现臂丛神经卡压的症状，如手麻、无力、手臂发凉等；还会引起假性心绞痛的症状，或者心悸、胸闷，针刺胸小肌常可快速缓解。

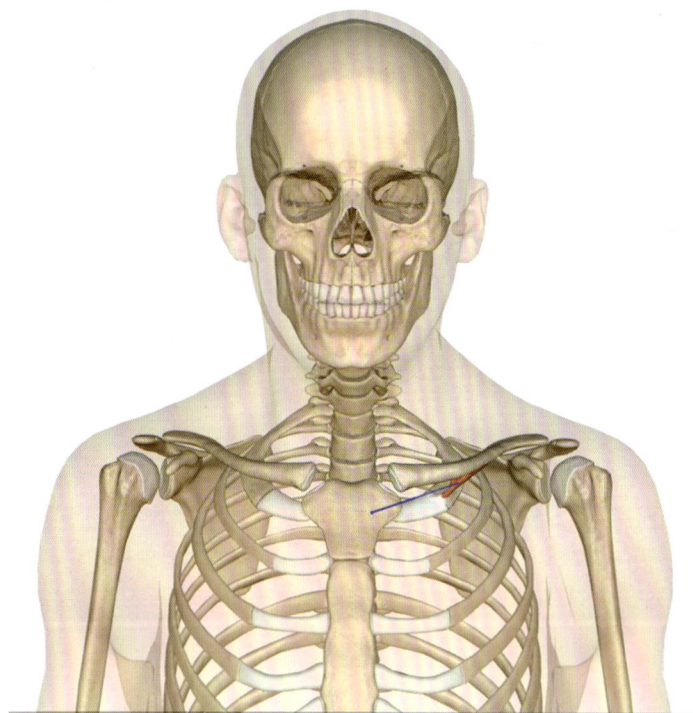

图 9-3-1　锁骨下肌针刺示意图

三、锁骨下肌

【起止点】起点：第 1 肋软骨上面；止点：锁骨肩峰端。

【解剖详解】锁骨下肌是一长而不对称的三角形肌，位于锁骨和第 1 肋骨之间。下缘较长，以一厚腱起于第 1 胸肋连合和肋软骨处，肌束向上外以肌性纤维止于锁骨中 1/3 段下面的锁骨下肌沟。也可止于喙突或肩胛骨上缘，还可止于锁骨。

血液供应：锁骨下肌的血供来源于胸肩峰动脉和肩胛上动脉的分支。

神经支配：锁骨下肌由臂丛的锁骨下肌神经（C_5、C_6）支配。

【主要作用】在肩带上抬过程中，锁骨下肌拮抗锁骨的快速上移和旋转。协助锁骨稳定，保护其后方的锁骨下血管和臂丛。

【相关病症】锁骨下方疼痛，手臂和手部乃至手指凉、麻、痛，偏桡侧。

【相关穴位】云门、气户、俞府。

【治疗部位】肌肉起止点、肌腹或触诊肌肉硬结处。

【针刺方法】锁骨中 1/3 段下面沿骨面平刺 1~2cm。或触诊到的硬结处斜刺 1~2cm。见图 9-3-1。

【应用经验】锁骨下肌肉和筋膜的紧张会刺激臂丛神经及其周围的血管，导致上肢麻木、疼痛发凉等症状。针刺时，贴着锁骨平刺较为安全。

结构针灸
Structure-based Medical Acupuncture

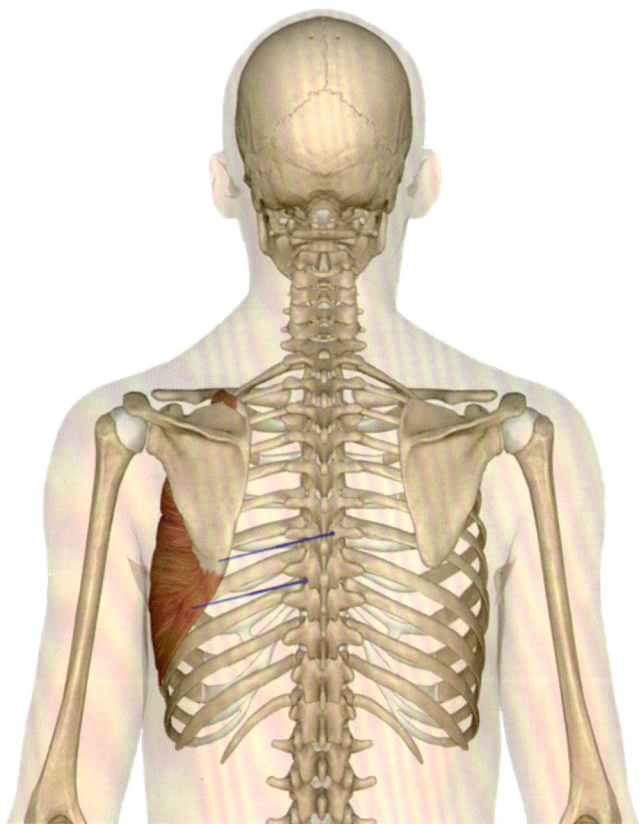

图 9-4-1　前锯肌针刺示意图

四、前锯肌

【起止点】起点：第 1~8 或 9 肋骨的外面；止点：肩胛骨内侧缘的肋面。

【解剖详解】前锯肌大而扁，沿胸廓的两侧走行，以数个肌齿起于肋骨的外面和上缘以及肋间隙表面的筋膜，肌束紧贴胸廓走行，经肩胛下肌的前方到达肩胛骨内侧缘。起点处沿胸廓表面排成一条朝外下方稍弯曲的细长的锯齿线。前锯肌分为 3 个部分：上部纤维起自第 1、2 肋骨及其肋间隙筋膜；中部纤维起自第 3~6 肋骨；下部纤维与腹外斜肌的上 5 位肌齿相交错。该肌可与肩胛提肌、附近的肋间外肌或腹外斜肌部分融合。

血液供应：前锯肌的血供来源于胸上动脉、胸外侧动脉及胸背动脉在背阔肌分支之前（偶见分支之后）发出的一些分支。

神经支配：前锯肌由胸长神经（$C_{5~7}$）支配，神经沿肌表面下降。

【主要作用】前锯肌和胸小肌一起可以前拉肩胛骨，这是所有推拉动作中的原动力。前锯肌上部纤维和肩胛提肌、斜方肌上部纤维一起收缩可上提肩胛骨。下部纤维牵拉肩胛骨下角绕胸廓向前，并协助斜方肌向上旋转肩胛骨，这是将臂举过头的一个重要动作。在外展初始阶段，前锯肌协助其他肌固定肩胛骨，而三角肌才得以有效地作用于肱骨而不是肩胛骨。用力呼吸时辅助提肋助吸气。

【相关病症】侧胸部、后胸部疼痛，手臂上举无力、受限。

【相关穴位】食窦、大包、渊腋、辄筋。

【治疗部位】肌肉起止点、肌腹或触诊肌肉硬结处。

【针刺方法】在第 1~9 肋骨外侧面，用一手手指固定肋骨面，另一手沿骨面平刺 1~2cm；或沿肩胛骨内侧缘向下平刺 1~2cm。见图 9-4-1。

【应用经验】前锯肌在俯卧撑运动中容易受到损伤。本肌肉损伤会导致翼状肩胛骨，也是使手臂前伸受限的一个主要肌肉。

五、肋间肌

【起止点】肋间外肌起于上位肋骨下缘，止于下位肋骨上缘；肋间内肌和肋间最内肌起自下位肋骨上缘，止于上位肋骨下缘。

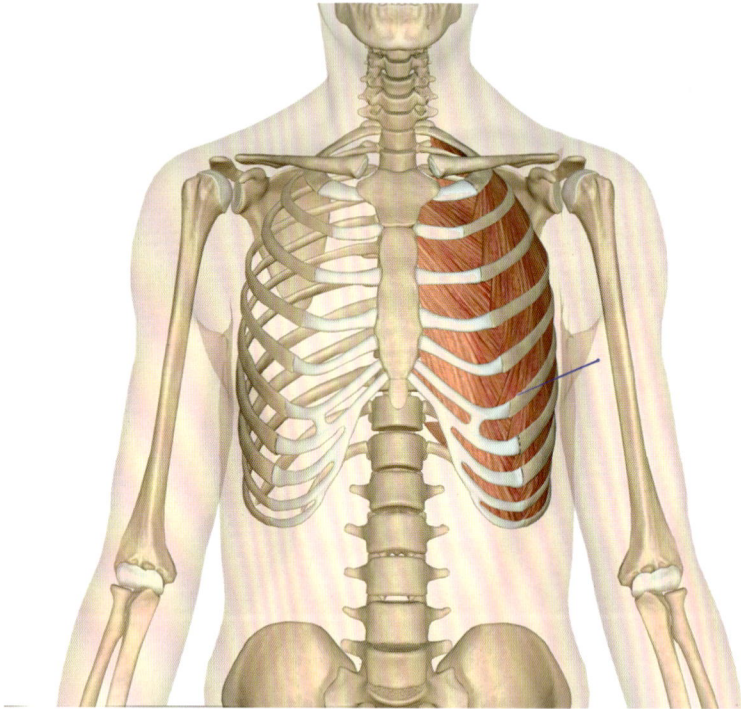

图 9-5-1　肋间肌针刺示意图

【解剖详解】肋间外肌有 11 对,起于肋结节,在此处与肋横突上韧带的后部纤维相混合,向前几乎到达肋软骨处,在此它们延续为腱膜层,称肋间外膜,继续前行至胸骨缘。肌纤维起于上一肋骨的下缘,行至下一肋骨的上缘。在上 2~3 个肋间隙,肋间外肌的肌纤维并未完全到达后方最内侧的肋骨端,而在最下 2 个间隙,肋间外肌到达肋软骨的游离端。肋间外肌厚于肋间内肌,肌纤维在胸廓背侧向下向外斜行,在前方向下前内斜行。

肋间内肌有 11 对,在前方起于胸骨,位于真肋的肋软骨间,在假肋软骨的前端。肋间内肌最厚的部分位于软骨间或胸骨旁。肋间内肌继续向后直至肋角,在此处为腱膜层所替代,称肋间内膜。肋间内膜在后方与肋横突上韧带前部纤维相接续,在前方与肋间内、外肌之间的筋膜相延续。每一肋间内肌起自下一肋骨的上缘,向上附着于肋沟底和邻近的肋软骨。肌纤维斜行与肋间外肌的肌纤维方向几乎呈直角交错。

肋间最内肌以往被视为肋间内肌内面的一薄层,这两层肌肉的肌纤维走行方向一致。肋间最内肌附着于上下相邻两肋骨的内面,肌肉菲薄,有的缺如,尤其在胸廓上部的肋间隙,但下部发育较好,明显增大增厚。肋间最内肌的内面与胸内筋膜和壁胸膜相贴,外面与肋间血管和神经相贴。

血液供应:胸廓内动脉发出的肋间前动脉分布于上 6 个肋间隙沿途供应肋间肌,起自胸主动脉的肋间后动脉分布于下 9 个肋间隙供应肋间肌。肋间后静脉有 11 对,伴同名动脉走行。

神经支配:肋间肌由相应的肋间神经支配。

【主要作用】肋间外肌提肋辅助吸气,肋间内肌和肋间最内肌降肋辅助呼气。

【相关病症】胸痛、胁痛。

【相关穴位】库房、屋翳、膺窗、乳中、乳根、食窦、天溪、胸乡、周荣、大包、附分、魄户、膏肓、神堂、譩譆、膈关、魂门、阳纲、意舍、步廊、神封、灵墟、神藏、彧中、天池、渊腋、辄筋、日月、期门。

【治疗部位】肌肉起止点、肌腹或触诊肌肉硬结处。

【针刺方法】用一手手指固定肋骨面,另一手沿肋骨上缘或下缘平刺 1~2cm。见图 9-5-1。

【应用经验】本组肌肉损伤导致的疼痛常和呼吸有关,表现为呼吸疼痛。胸肋部带状疱疹后遗神经痛治疗此肌肉有一定效果。

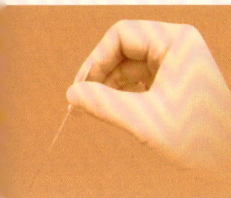

第十章
腹部和盆部肌肉

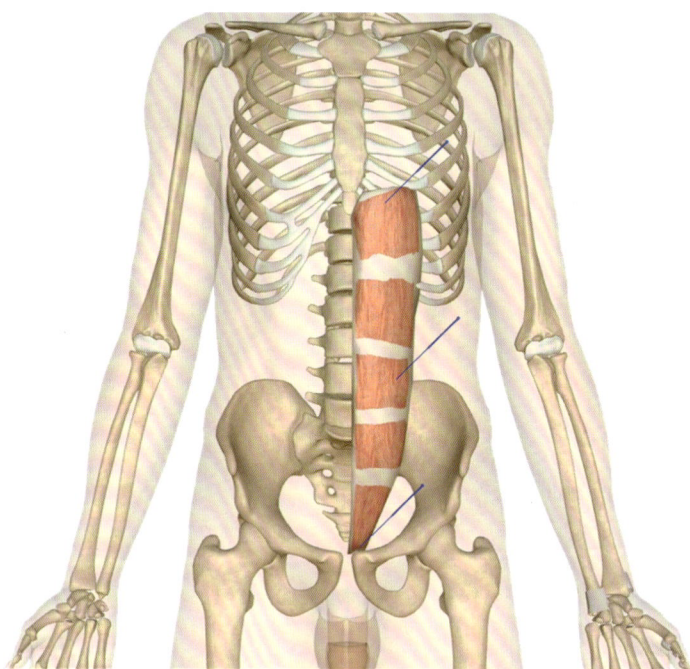

图 10-1-1　腹直肌针刺示意图

视频 12　腹肌
针刺演示

一、腹直肌

【起止点】起点：耻骨联合、耻骨嵴；止点：第5~7肋软骨前面和胸骨剑突。

【解剖详解】腹直肌是1对长条状肌，占腹前壁的全长。左、右腹直肌被腹白线在中线分开。腹直肌位于腹前壁正中线两侧，居腹直肌鞘中，上宽下窄。起自耻骨联合和耻骨嵴，肌束向上止于胸骨剑突和第5~7肋软骨的前面。肌的全长被3~4条横行的腱划分成多个肌腹。第1条常位于脐平面，第2条对应剑突的游离末端，第3条则位于第1、2条之间。有时在脐下可见1~2条不完整的腱划。腱划为肌节愈合的痕迹，由结缔组织构成，与腹直肌鞘的前层紧密结合，在腹直肌的后面，腱划不明显，不与腹直肌鞘的后层愈合，因而腹直肌的后面是游离的。

腹直肌的内侧缘紧靠腹白线，外侧缘在腹前壁表面呈一弓状的沟，称为半月线。它从第9肋软骨尖到耻骨结节。在肌发达的个体，即使腹直肌没有强烈收缩半月线也可看见，但在许多正常和肥胖的个体，此线就很模糊。

血液供应：腹直肌主要由腹壁上动脉和腹壁下动脉供应。

神经支配：腹直肌由下6或7位胸神经腹侧支的终末支支配。它也接受来自髂腹股沟神经的支配。

【主要作用】保护腹腔脏器，维持腹内压。收缩时，增加腹压，协助排便、呕吐、咳嗽及分娩等活动；使脊柱前屈、侧屈和旋转；还可辅助呼吸。

【相关病症】胃痛、腹痛、背痛、痛经、小便不利、呕吐、厌食等。

【相关穴位】不容、承满、梁门、关门、太乙、滑肉门、天枢、外陵、大巨、水道、归来、气冲、横骨、大赫、气穴、四满、中注、肓俞、商曲、石关、阴都、腹通谷、幽门。

【治疗部位】肌肉起止点、肌腹或触诊肌肉硬结处。

【针刺方法】第5~7肋软骨前面、胸骨剑突平刺1~2cm；耻骨联合、耻骨嵴平刺1~2cm；腹直肌的肌腹贯刺2~3cm；腹直肌外侧缘的硬结上斜刺2~3cm。见图10-1-1。

【应用经验】本肌肉损伤可致内脏功能失调、脾胃疾病和盆腔疾病，在腹直肌的外侧缘常可摸到硬结，针刺时可以斜刺贯穿。

二、腹斜肌

【**起止点**】腹外斜肌起点：第 5~12 肋骨的外面；止点：后部止于髂嵴，前部移行为腱膜，参与形成白线。下缘止于髂前上棘和耻骨结节，形成腹股沟韧带。

腹内斜肌起点：胸腰筋膜、髂嵴和腹股沟韧带外侧 1/2；止点：第 10~12 肋骨下缘，参与形成腹直肌鞘的前、后层和白线。

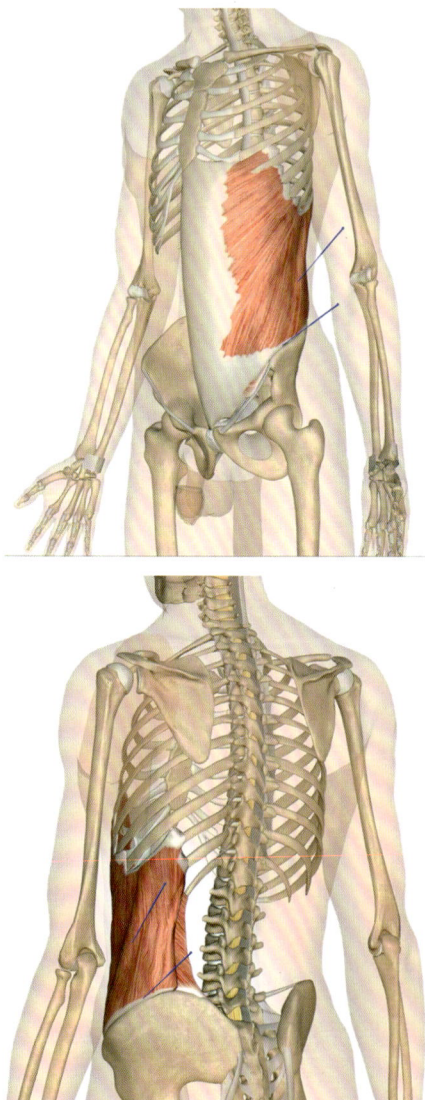

图 10-2-1　腹斜肌针刺示意图

【解剖详解】腹外斜肌是腹前外侧壁3块扁肌中最大和最表浅的一块。它弯曲走行在腹外侧部和前部，以8个肌齿起自下8位肋骨的外面（上部肌束的起点和相应的肋软骨靠近，中部肌束的起点与其肋软骨有一定的距离，而最下部肌束则起于第12肋软骨尖），与背阔肌、前锯肌下部的肌齿交错，肌纤维斜向前下走行，后部肌束向下止于髂嵴前部，其余肌束向前下移行为腱膜，经腹直肌前面，参与构成腹直肌鞘前层，止于白线。腱膜下缘卷曲增厚，连于髂前上棘与耻骨结节之间，形成腹股沟韧带，也称腹股沟弓。位于腹股沟韧带内侧端的一小束腱纤维向下后方反折至耻骨梳，称腔隙韧带，又称陷窝韧带。腔隙韧带延伸并附于耻骨梳的部分称耻骨梳韧带。腹外斜肌腱膜在耻骨结节外上方形成三角形的裂孔，称腹股沟管浅环，又称腹股沟管皮下环。

腹内斜肌位于腹外斜肌深面。起自胸腰筋膜、髂嵴和腹股沟韧带外侧1/2。肌束呈扇形，后部肌束几乎垂直向上止于下位3个肋骨；大部分肌束向前上方移行为腱膜。其中，上2/3腱膜在腹直肌外侧缘分为前、后两层包裹腹直肌，参与构成腹直肌鞘的前层及后层，下1/3腱膜全部行于腹直肌前面，参与构成腹直肌鞘前层，腱膜至腹正中线止于白线；下部起自腹股沟韧带的肌束呈弓形行向前下，越过男性精索或女性子宫圆韧带后移行为腱膜，与腹横肌相应腱膜结合，形成腹股沟镰，又称联合腱，止于耻骨梳内侧端及耻骨结节附近。腹内斜肌最下部发出一些细散肌束，与腹横肌最下部的肌束一起包绕精索和睾丸，称为提睾肌，可反射性地上提睾丸。

血液供应：主要由下位肋间后动脉和肋下动脉的分支、腹壁上动脉、腹壁下动脉、旋髂深动脉供应。

神经支配：第5~11肋间神经、肋下神经、髂腹下神经、髂腹股沟神经支配。

【主要作用】保护腹腔脏器，维持腹内压。收缩时，增加腹压，协助排便、呕吐、咳嗽及分娩等活动；使脊柱前屈、侧屈和旋转；还可辅助呼吸。

【相关病症】胃痛、腹痛、胁痛、背痛、痛经、小便不利、呕吐、厌食等。

【相关穴位】不容、承满、梁门、关门、太乙、滑肉门、天枢、外陵、大巨、水道、归来、气冲、腹结、大横、腹哀、横骨、大赫、气穴、四满、中注、肓俞、商曲、石关、阴都、腹通谷、幽门、日月、京门、带脉、五枢、维道、章门、期门、子宫。

【治疗部位】肌肉起止点、肌腹或触诊肌肉硬结处。

【针刺方法】第5~12肋骨表面和第10~12肋骨下缘平刺1~2cm；或髂嵴斜刺、平刺3~5cm；或在肌腹触诊到的硬结上斜刺2~3cm。见图10-2-1。

【应用经验】本组肌肉损伤除导致内脏功能失调外，还多见于急性腰扭伤。

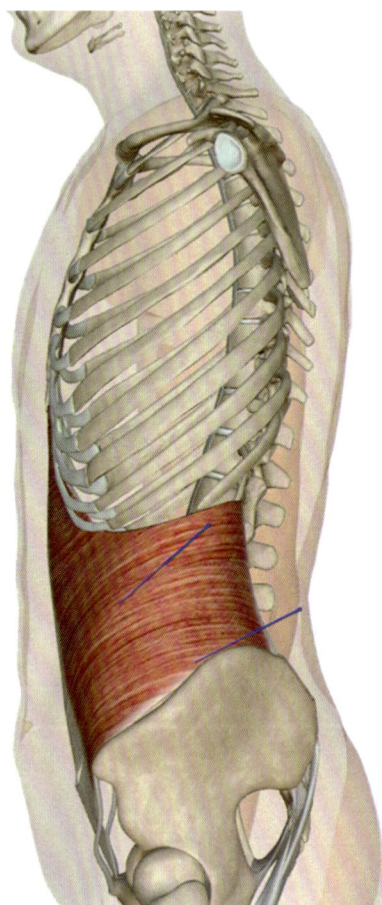

图 10-3-1　腹横肌针刺示意图

三、腹横肌

【起止点】起点：第 7~12 肋内面、胸腰筋膜、髂嵴和腹股沟韧带的外侧 1/3；止点：以腱膜形式参与形成腹直肌鞘的后层，止于腹白线。

【解剖详解】腹横肌位于腹内斜肌深面，为腹壁最深层的扁肌。起自下 6 对肋软骨的内面、胸腰筋膜、髂嵴和腹股沟韧带外侧 1/3，肌束横行向前内侧移行为腱膜，行于腹直肌后面（上 2/3）或前面（下 1/3），参与构成腹直肌鞘后层或前层，止于白线。腹横肌最下部的肌束和腱膜下缘的内侧部分分别参与构成提睾肌和腹股沟镰。

血液供应：腹横肌由下位肋间后动脉和肋下动脉、腹壁上动脉、腹壁下动脉、旋髂浅动脉、旋髂深动脉和腰后动脉供应。

神经支配：腹横肌由第 5~11 肋间神经的终末支、肋下神经、髂腹下和髂腹股沟神经支配。它们来自下 6 支胸神经和第 1 腰神经的腹侧支。

【主要作用】主要维持腹部形态和增加腹内压。

【相关病症】腹痛、背痛、痛经、小便不利、呕吐、厌食等。

【相关穴位】不容、承满、梁门、关门、太乙、滑肉门、天枢、外陵、大巨、水道、归来、气冲、腹哀、大横、腹结、横骨、大赫、气穴、四满、中注、肓俞、商曲、石关、阴都、腹通谷、幽门、京门、带脉、五枢、维道、章门、关元、石门、气海、阴交、子宫。

【治疗部位】肌肉起止点、肌腹或触诊肌肉硬结处。

【针刺方法】第 5~12 肋骨表面和第 10~12 肋骨下缘平刺 1~2cm；或髂嵴平刺 3~5cm；或在肌腹触诊到的硬结上斜刺 2~3cm。见图 10-3-1。

【应用经验】腹横肌是腹式呼吸的主要肌肉。久坐人群中腹横肌松弛无力，针刺可以激活。

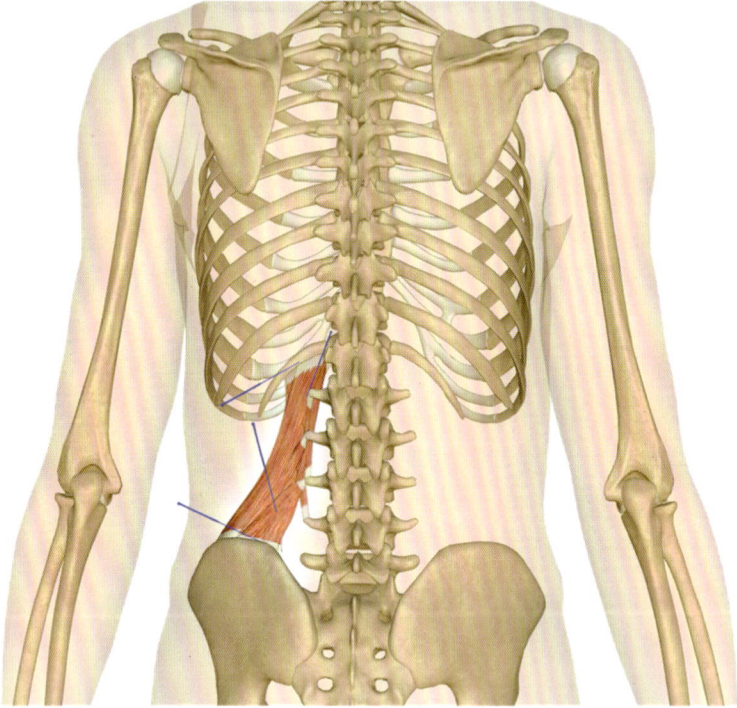

图 10-4-1　腰方肌针刺示意图

四、腰方肌

【**起止点**】起点：髂嵴后部；止点：第 12 肋骨和第 1~4 腰椎横突。

【**解剖详解**】腰方肌是一不规则的四方形肌，它的下方附着点比上方附着点宽。腰方肌的下方以腱性纤维连于髂腰韧带，距离髂嵴 5~7cm。上方附着于第 1~4 腰椎的横突尖和第 12 肋下缘的内侧半，有时也附着于第 12 胸椎外侧面。

血液供应：由腰动脉肌支、髂腰动脉腰支和肋下动脉的分支供应。

神经支配：由第 12 对胸神经和上 3 支或 4 支腰神经的前支支配。

【**主要作用**】当骨盆固定时，腰方肌收缩可降第 12 肋，使脊柱向同侧屈。协助稳定膈肌的下附着点，起到辅助吸气的作用。

【**相关病症**】腰部、臀部疼痛，有时牵涉下腹部、腹股沟以及股骨大转子区域疼痛。

【**相关穴位**】三焦俞、气海俞、肾俞、大肠俞、关元俞、肓门、志室、腰宜、痞根、腰眼。

【**治疗部位**】肌肉起止点、肌腹或触诊肌肉硬结处。

【**针刺方法**】在第 12 肋骨沿着骨面平刺 2~3cm；在第 1~4 腰椎横突直刺抵达骨面，深度 3~5cm；或髂嵴后部斜刺 3~5cm；在腰 3 横突水平以下可直刺肌肉硬结处，深度 3~5cm。见图 10-4-1。

【**应用经验**】腰方肌痉挛会导致同侧的骨盆抬高或是胸廓降低，引起脊柱侧弯。为避免伤及肾脏，建议在腰 3 横突水平以下针刺肌腹。

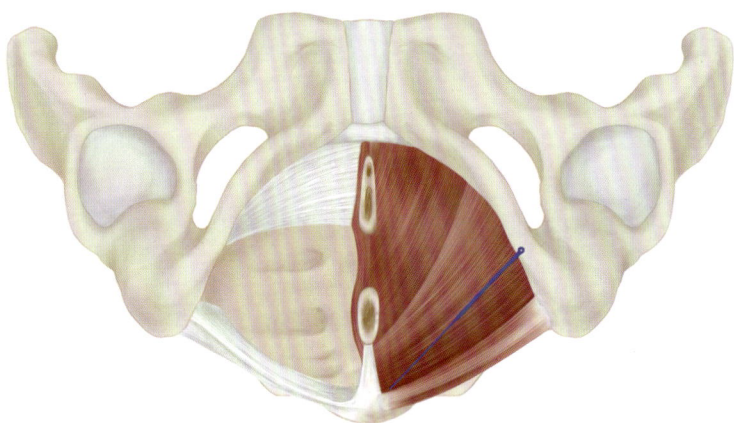

图 10-5-1　肛提肌针刺示意图

五、肛提肌

【起止点】起点：耻骨后面与坐骨棘之间的肛提肌腱弓；止点：会阴中心腱、直肠壁、尾骨和肛尾韧带。

【解剖详解】肛提肌是一对阔肌，两侧联合形成漏斗状，尖朝下，形成大部分盆底。肛提肌起于耻骨的盆面，坐骨棘以及张于两者之间的肛提肌腱弓。肌纤维向后内方，在中线处与对侧肌纤维联合止于会阴中心腱、肛尾韧带和尾骨尖。根据肌纤维的体质和排列，肛提肌自前向后又可分为前列腺提肌（男性）或耻骨阴道肌（女性）、耻骨直肠肌、耻尾肌、髂尾肌等 4 个部分。这些部分常被认为是独立的肌，但是每个肌的边界不易区分，它们行使相似的生理功能。两侧肛提肌前份留有三角形的裂隙，称为盆膈裂孔。男性有尿道、女性有尿道和阴道通过。盆膈裂孔下方有尿生殖膈封闭。

血液供应：臀下动脉、膀胱下动脉和阴部内动脉的分支供应肛提肌。

神经支配：主要起自 S_{3-4} 髓节段的脊神经分支，来自 S_2 节段的较少。这些神经从坐骨尾骨肌和耻尾肌腹侧表面进入骨盆，支配这些肌并向耻骨直肠肌发散纤维。阴部神经也通过直肠和会阴分支支配耻尾肌的表面。

作用：盆膈具有承托盆腔脏器，协助排便分娩等功能。前列腺提肌加持前列腺尖的两侧，有固定前列腺的作用。耻骨阴道肌的肌纤维沿尿道、阴道的两侧行走，并与尿道、阴道的肌纤维交织，有协助缩小阴道口的作用。耻骨直肠肌是肛直肠环的主要成分，有重要的肛门括约肌功能，又可以牵拉直肠肛管交界处向前上方，形成肛管直肠角，能控制粪便由直肠进入肛管，对肛门控制有重要作用。髂尾肌和耻尾肌有固定直肠的作用。

【相关病症】痔疮、会阴痛、漏尿、子宫脱垂、大便失禁。

【相关穴位】长强、会阳。

【治疗部位】尾骨尖。

【针刺方法】沿着尾骨的弧度直刺 1~2cm。见图 10-5-1。

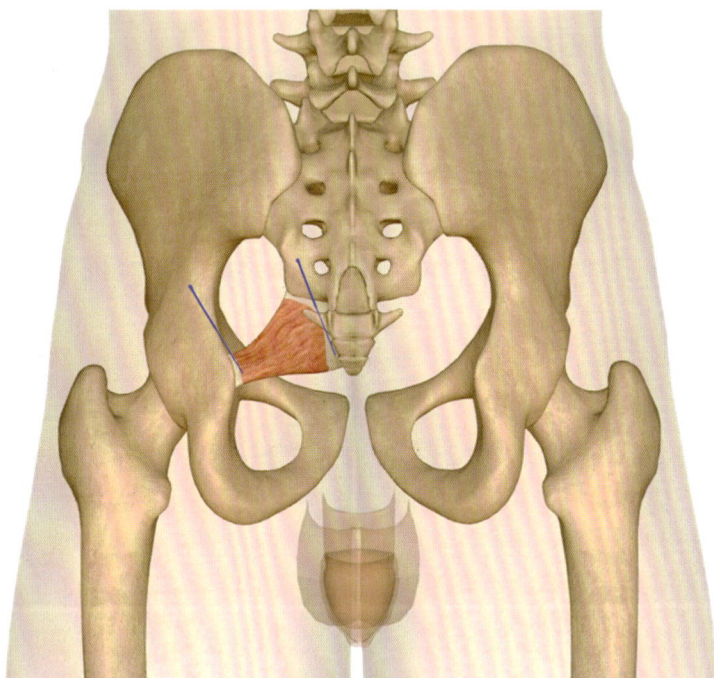

图 10-6-1　尾骨肌针刺示意图

六、尾骨肌

【起止点】起点：坐骨棘和骶棘韧带；止点：尾骨和第 5 骶椎下部的侧缘。

【解剖详解】坐骨尾骨肌位于肛提肌的后上方，以三角形肌腱向上延伸，它的顶点附着于盆壁和坐骨棘的尖端。肌的底部附着于尾骨和第 5 骶椎节段的外侧缘。坐骨尾骨肌可以几乎完全为腱性而非肌性。它位于骶棘韧带的盆面而且可以与之融合。因为肌和韧带共存，所以骶棘韧带可能是坐骨尾骨肌退化的部分或是其腱膜。

血液供应：由臀下动脉、膀胱下动脉和阴部内动脉的分支供应。

神经支配：主要起自 S_{3-4} 髓节段的脊神经分支，来自 S_2 节段的较少。

【主要作用】尾骨肌肛提肌一起封闭骨盆下口的大部分，有承托盆腔脏器及固定骶、尾骨的作用。

【相关穴位】会阳。

【相关病症】骶尾部区域疼痛。

【治疗部位】尾骨边缘。

【针刺方法】尾骨边缘直刺 2~3cm。见图 10-6-1。

第十一章
上肢带肌

　　上肢带肌分布于肩关节周围,均起自上肢带骨,止于肱骨,能运动肩关节并能增强关节的稳固性。包括:浅层的三角肌,深层的肩袖肌群(冈上肌、冈下肌、小圆肌、肩胛下肌)和大圆肌。

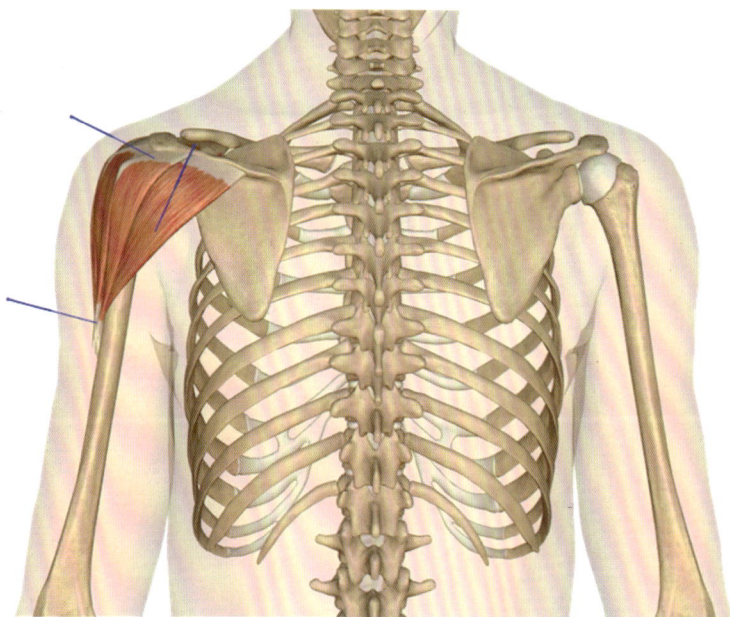

图 11-1-1　三角肌针刺示意图

一、三角肌

【**起止点**】起点：锁骨外侧 1/3，肩峰、肩胛冈；止点：肱骨三角肌粗隆。

【**解剖详解**】三角肌位于肩部，呈三角形。其起点恰与斜方肌的止点相对应，即锁骨外侧 1/3 的前缘和上面、肩峰外侧缘和肩胛冈嵴的下缘（不起于其内侧光滑的三角面），肌束逐渐向外下方集中，止于肱骨体外侧的三角肌粗隆。肌腱向下延续至臂深筋膜，进而达前臂。该肌包绕肩关节除下内侧外的各个面，形成肩部的圆隆外形，若此肌瘫痪萎缩，则肩峰突出于皮下，使肩部呈方形。小圆肌与三角肌受同一神经支配，可被看作是三角肌第 4 部分即后下部。

血液供应：三角肌的血供来源于胸肩峰动脉的肩峰支和三角肌支、旋肱前动脉和旋肱后动脉、肩胛下动脉、肱深动脉的三角肌支。

神经支配：三角肌由腋神经肌支（C_5 和 C_6）支配。

【**主要作用**】三角肌各部可单独或一起收缩。一起收缩使肩关节外展，前部肌束可以使肩关节屈和旋内，后部肌束能使肩关节伸和旋外。在外展初始期，三角肌向上牵拉，但肩袖肌群（冈上肌、肩胛下肌、冈下肌和小圆肌）协同向下牵拉，以防止肱骨头向上移位。

【**相关病症**】肩痛，以局部为主。

【**相关穴位**】中府、云门、天府、侠白、臂臑、肩髃、肩贞、臑俞。

【**治疗部位**】肌肉起止点、肌腹或触诊肌肉硬结处。

【**针刺方法**】锁骨外侧 1/3，肩峰、肩胛冈沿骨面平刺 3~5cm；肌肉或触诊的硬结处斜刺 3~5cm。见图 11-1-1。

【**应用经验**】除针刺肌腹外还可以针刺三角肌前束、中束之间的筋膜以及中束、后束之间的筋膜。直刺三角肌肌腹时针感较强，患者酸胀感明显，因此手法不宜过重。

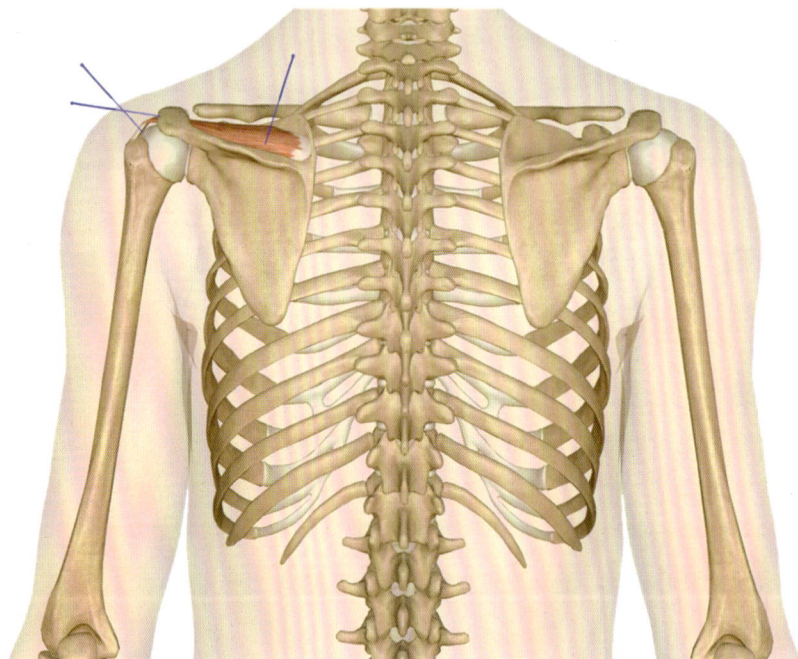

图 11-2-1　冈上肌针刺示意图

二、冈上肌

【起止点】起点：肩胛骨冈上窝；止点：肱骨大结节上部。

【解剖详解】冈上肌起于肩胛骨冈上窝内侧 2/3 段及冈上筋膜，肌束向外侧经肩峰和喙肩韧带下方汇合成肌腱，越过肩关节上方并与肩关节囊融合，止于肱骨大结节的上部。该腱止点为纤维性软骨，同其他止于骨骺端的肌腱一样附着于骨骺。冈上肌肌腱与喙肱韧带、肩峰和三角肌之间隔有一个大的肩峰下囊。当囊发炎时，外展肩关节会引起疼痛。该肌肌腱是在肩关节周围肌腱袖中最常断裂的一个。

血液供应：来源于肩胛上动脉和肩胛背动脉的分支。

神经支配：由肩胛上神经分支（C_5 和 C_6）支配。

【主要作用】外展肩关节。冈上肌和三角肌一起参与了外展全过程。作为肩袖一部分，在肩关节运动过程中，冈上肌有助于稳定关节盂里的肱骨头。当臂下垂时，冈上肌也能协助三角肌防止肱骨向下移位。

【相关病症】肩痛，以局部为主。

【相关穴位】秉风、曲垣、天髎、肩井、肩髃、巨骨。

【治疗部位】肌肉起止点、肌腹或触诊肌肉硬结处。

【针刺方法】肩胛骨冈上窝触诊的硬结处斜刺 2~3cm；肩峰下由外向内平刺 2~3cm；肱骨头上方的附着点处直刺 1~2cm。见图 11-2-1。

【应用经验】本肌肉损伤的典型表现是外展 60°~120° 疼痛，空罐试验阳性。在肩胛冈上方的肌腹针刺，或从肱骨头上方沿着肩峰下平刺有较好治疗效果。

结构针灸
Structure-based Medical Acupuncture

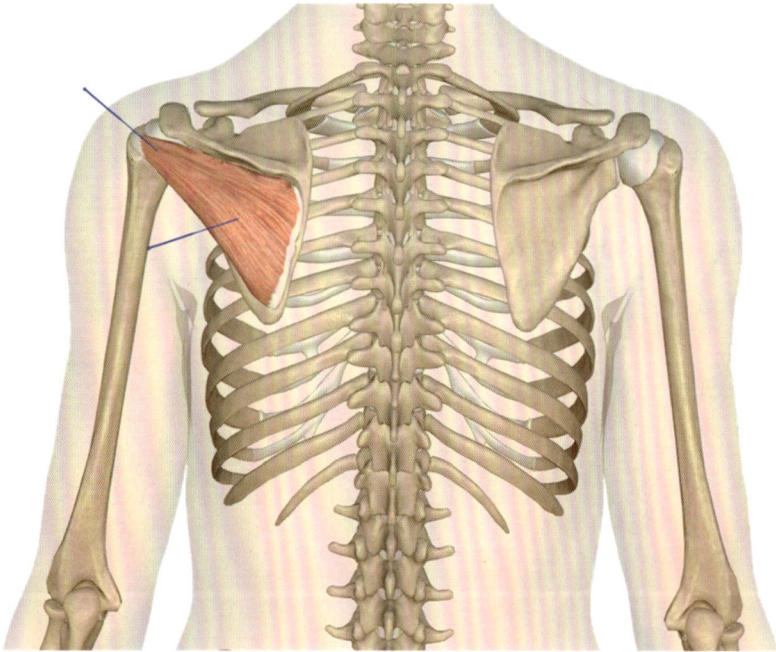

图 11-3-1　冈下肌针刺示意图

三、冈下肌

【起止点】起点：肩胛骨冈下窝；止点：肱骨大结节。

【解剖详解】冈下肌起自冈下窝，肌束向外侧移行为肌腱，经肩关节囊的后面，止于肱骨大结节中部。收缩时使肩关节旋外。

血液供应：冈下肌血供来源于肩胛上动脉和旋肩胛动脉的分支。

神经支配：冈下肌由肩胛上神经的分支（C_5、C_6）支配。

【主要作用】使肩关节旋外。冈下肌与冈上肌、肩胛下肌和小圆肌一起在肩关节运动时协助稳定关节盂内的肱骨头。

【相关病症】肩痛、肘痛、手腕桡侧痛；颈痛、背痛。

【相关穴位】肩贞、臑俞、天宗。

【治疗部位】肌肉起止点、肌腹或触诊肌肉硬结处。

【针刺方法】肩胛骨冈下窝触诊的硬结处斜刺 2~3cm；肱骨大结节中部附着点平刺 1~2cm。见图 11-3-1。

【应用经验】本肌肉是肩关节的主要外旋肌之一，如产生劳损会导致手臂上举受限、肩关节撞击。针刺本肌肉可以快速缓解症状。

结构针灸
Structure-based Medical Acupuncture

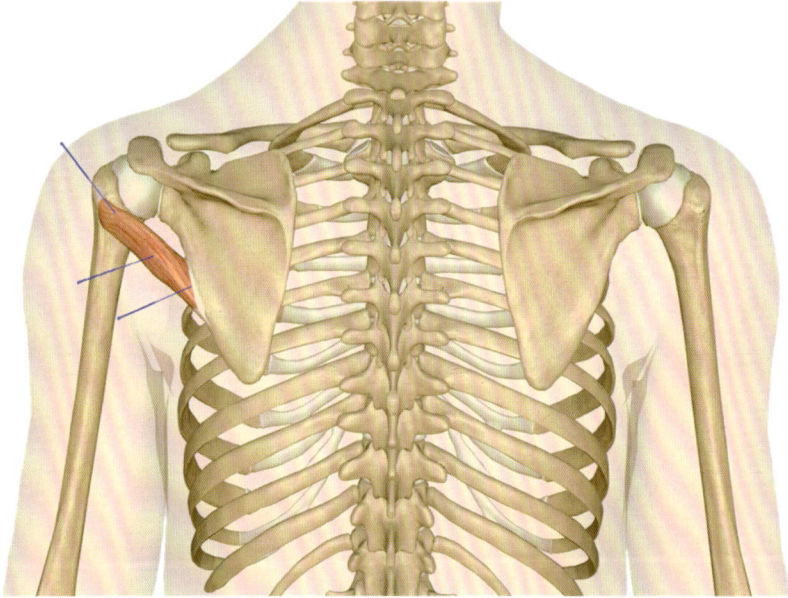

图 11-4-1　小圆肌针刺示意图

四、小圆肌

【**起止点**】起点：肩胛骨的外侧缘上 2/3 背面；止点：肱骨大结节下部。

【**解剖详解**】小圆肌位于冈下肌下方。起自肩胛骨外侧缘上 2/3 的背面，肌束向上外方移行为扁腱，经肩关节囊的后面，上部肌束止于肱骨大结节下部，下部肌束直接附着于肱骨大结节以下、肱三头肌外侧头起点以上的肱骨。圆肌肌腱越过肩关节囊的后面下份并与其交织。小圆肌也可能与冈下肌融合。

血液供应：小圆肌的血供来源于旋肩胛动脉和旋肱后动脉的分支。旋肩胛动脉在小圆肌从冈下窝内向上走行时穿过其起点。

神经支配：小圆肌由腋神经的分支（C_5、C_6）支配，该神经在进入四边孔时发出主干分支。

【**主要作用**】当臂下垂时，小圆肌收缩使肩关节旋外。小圆肌与冈上肌、冈下肌、肩胛下肌一起在肩关节运动时协助稳定关节盂内的肱骨头。

【**相关病症**】肩痛、肘痛、手腕桡侧痛；颈痛、背痛。

【**相关穴位**】肩贞、臑俞、天宗。

【**治疗部位**】肌肉起止点、肌腹或触诊肌肉硬结处。

【**针刺方法**】肩胛骨冈下窝触诊的硬结处斜刺 2~3cm；肱骨大结节中部附着点平刺 1~2cm。见图 11-4-1。

【**应用经验**】本肌肉是肩关节的主要外旋肌之一，如产生劳损会导致手臂上举受限、肩关节撞击。针刺本肌肉可以快速缓解症状。

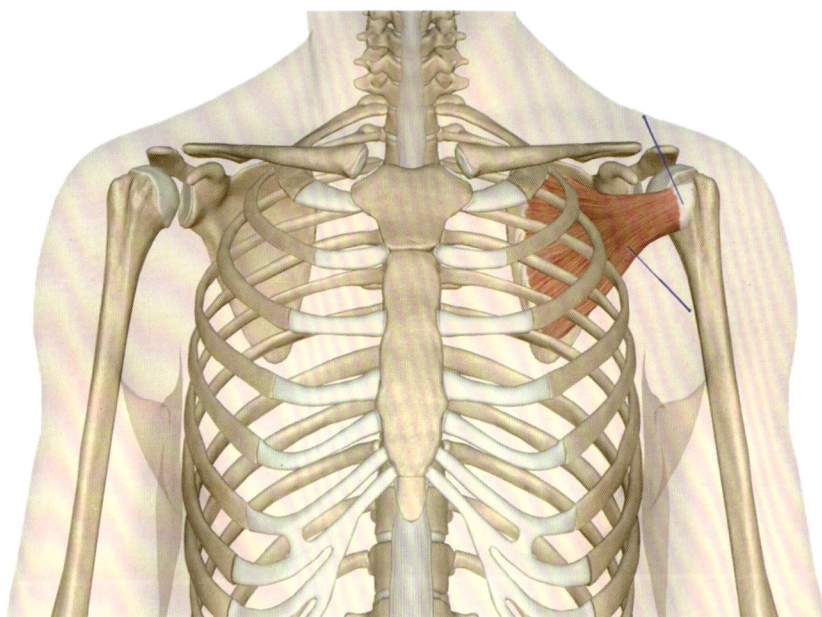

图 11-5-1　肩胛下肌针刺示意图

五、肩胛下肌

【起止点】起点：肩胛下窝；止点：肱骨小结节。

【解剖详解】肩胛下肌位于肩胛骨前面，呈三角形。起自肩胛下窝，肌束向上外方移行为扁腱，经肩关节囊前面，止于肱骨小结节。

肩胛下肌、冈上肌、冈下肌和小圆肌的肌腱在经过肩关节囊前面、上面和后面时，与关节囊紧贴，且有许多腱纤维编入关节囊内，形成"肌腱袖"，对肩关节的稳定起重要作用。

血液供应：肩胛下肌的血供来源于肩胛上动脉、腋动脉及肩胛下动脉的小分支。

神经支配：肩胛下肌由来自臂丛后束的肩胛上、下神经分支（C_5 和 C_6）支配。

【主要作用】内收、旋内肩关节。肩胛下肌与冈上肌、冈下肌、小圆肌一起在肩关节运动时协助固定关节盂内的肱骨头。

【相关病症】肩痛、活动受限。

【相关穴位】中府、云门。

【治疗部位】肌肉起止点、肌腹或触诊肌肉硬结处。

【针刺方法】手臂外展上举，一手从腋下触诊肩胛下窝，用手指压住肌肉，另一手持针直刺，针抵骨面，深度 2~3cm；或沿肩胛骨内侧面平刺 3~4cm；肱骨小结节处平刺 1~2cm。见图 11-5-1。

【应用经验】本肌肉是肩关节的主要稳定肌之一，也是在冻结肩治疗过程中最容易被忽视的肌肉。针刺时常令手臂上举，触诊到肩胛骨的内侧面进针。

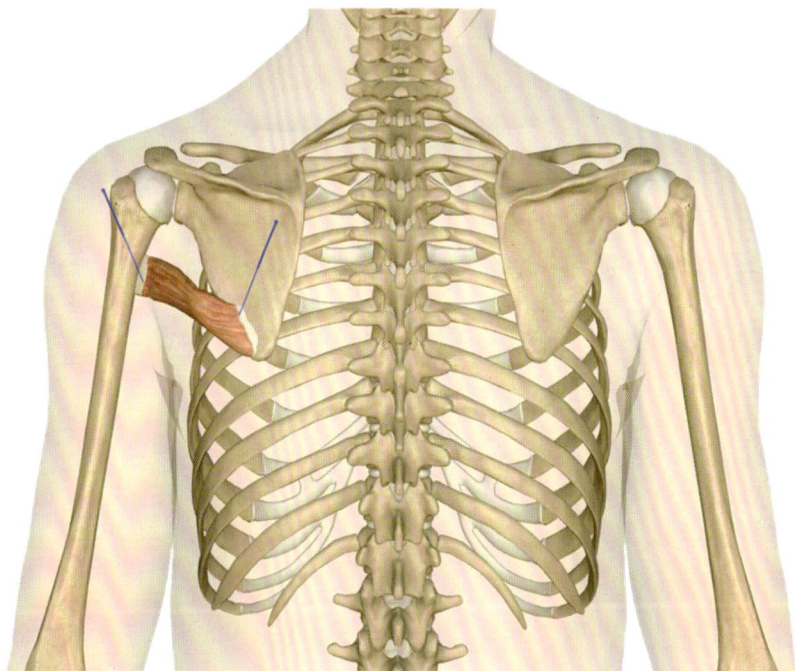

图 11-6-1　大圆肌针刺示意图

六、大圆肌

【起止点】起点：肩胛下角背面；止点：肱骨小结节嵴。

【解剖详解】大圆肌位于小圆肌下方。起自肩胛骨下角背面的卵圆形小区，肌束向上外方集中，经臂的内侧、肱三头肌长头前面，止于肱骨小结节嵴。大圆肌可能与背阔肌的肩胛部融合，有时发出一束加入肱三头肌长头或臂筋膜。大圆肌的附着点直接延续于肩胛下肌在肱骨小结处的附着点。

血液供应：来源于旋肱后动脉及背阔肌的肩胛下动脉的分支胸背动脉。

神经支配：主要由肩胛下神经（$C_{5\sim7}$）支配。

【主要作用】后伸、内收及旋内肩关节。

【相关病症】肩痛、三角肌后方疼痛。

【相关穴位】肩髎、极泉、肩贞。

【治疗部位】肌肉起止点、肌腹或触诊肌肉硬结处。

【针刺方法】肩后方腋纹头的上方直刺 2~3cm；触诊硬结处斜刺 2~3cm；肩胛下角背面贴骨面平刺 1~2cm；肱骨小结节嵴平刺 1~2cm。见图 11-6-1。

【应用经验】大圆肌和肩胛下肌可以看作是一个功能单位，共同使肱骨内收。大圆肌和背阔肌在一个筋膜平面中，收缩都可使肱骨旋前，因此对于肱骨长期旋前体态的人，应该针刺松解大圆肌。本肌肉可以从肩后方腋纹头的上方针刺，也可以从肩胛骨外侧缘的附着点针刺。

结构针灸
Structure-based Medical Acupuncture

第十二章
臂　肌

臂肌覆盖在肱骨上,分为前、后两群,前群为屈肌,包括肱二头肌、喙肱肌和肱肌;后群为伸肌,包括肱三头肌和肘肌。

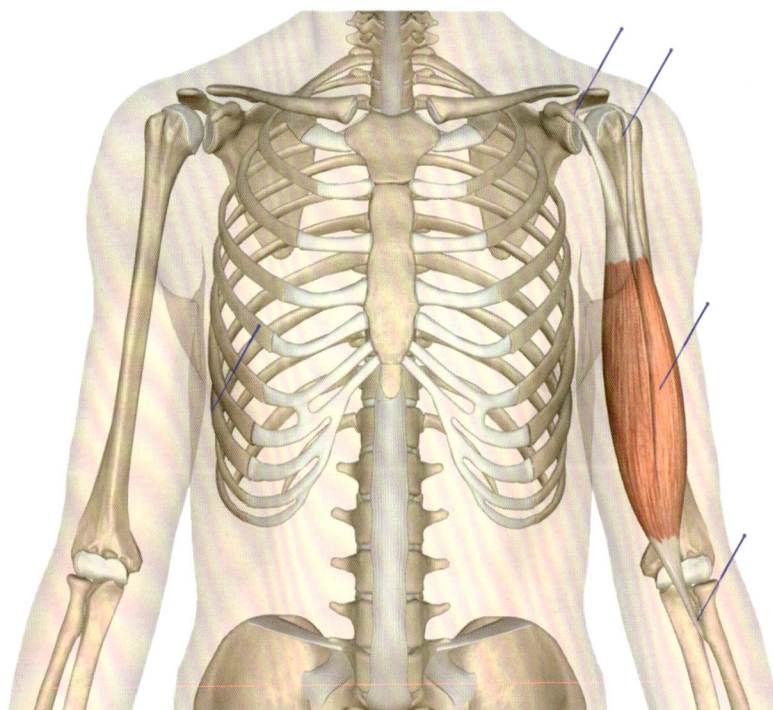

图 12-1-1　肱二头肌针刺示意图

一、肱二头肌

【起止点】起点：长头起自肩胛骨盂上结节；短头起自肩胛骨喙突。止点：桡骨粗隆和覆盖于屈肌总腱上的肱二头肌腱膜。

【解剖详解】肱二头肌呈梭形。近侧端有长、短两个头，长头以长腱起自肩胛骨盂上结节，通过肩关节囊，越过肱骨头，经肱骨结节间沟下降，周围包绕在双层管状的滑膜鞘内；短头位于长头内侧，与喙肱肌共同以扁腱起自肩胛骨喙突。两头在臂下部合并成一个肌腹，向下移行为肌腱，止于桡骨粗隆后份的粗糙面。腱的内侧部扩展形成肱二头肌腱腱膜，向内下越过肱动脉，融合于前臂屈肌起点表面的深筋膜。

血液供应：主要来源于臂中部 1/3 处肱动脉的 8 条分支。

神经支配：由肌皮神经（C_5 和 C_6）几个单独分支支配各肌腹。

【主要作用】屈肘关节，当前臂在旋前位时能使其旋后；还可以协助屈肩关节。

【相关病症】肩痛、肘痛、手指麻木。

【相关穴位】尺泽、青灵、曲泽、天府、侠白。

【治疗部位】肌肉起止点、肌腹或触诊肌肉硬结处。

【针刺方法】肩胛骨喙突处直刺 2~3cm；触诊肌肉硬结处斜刺 2~3cm；桡骨粗隆或肱二头肌腱膜处直刺 2~3cm。见图 12-1-1。

【应用经验】与本肌肉相关的疾病中，比较常见的是肱二头肌长头腱的腱鞘炎，以及肱二头肌腱膜在小臂附着处的疼痛。肱二头肌腱膜紧张对正中神经造成卡压后，会出现手指的麻木和无力。以上可以通过针刺肱二头肌的肌腹来缓解。

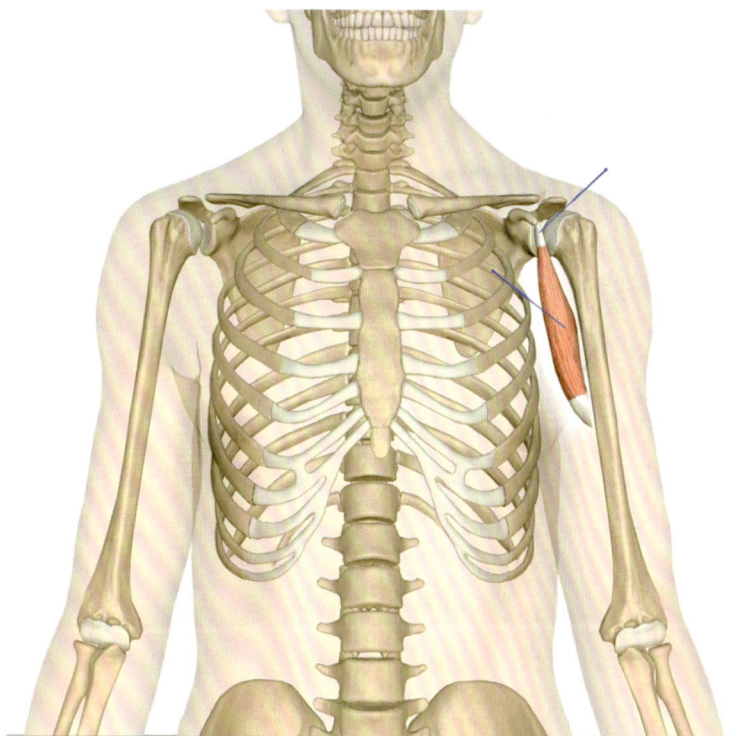

图 12-2-1　喙肱肌针刺示意图

二、喙肱肌

【起止点】起点：肩胛骨喙突；止点：肱骨中部内侧。

【解剖详解】喙肱肌位于臂上 1/2 的前内侧，肱二头肌短头的后内方。与肱二头肌短头共同以扁腱起自肩胛骨喙突，止于肱骨中部的内侧。

血液供应：由腋动脉的 1 条或多条分支供应。旋肱前动脉的分支也供该肌深部，胸肩峰动脉副支供血喙肱肌浅部。

神经支配：由肌皮神经（$C_{5\sim7}$）支配。

【主要作用】使肩关节前屈和内收。三角肌和喙肱肌在肱骨的止点相对。特别是在臂外展和后伸时，喙肱肌作为三角肌的拮抗肌起作用。当臂外展时，它和三角肌前部肌束一起防止运动平面偏离。

【相关病症】肩前痛，活动受限。

【相关穴位】中府、云门、天泉、极泉。

【治疗部位】肌肉起止点、肌腹或触诊肌肉硬结处。

【针刺方法】肩胛骨喙突处直刺 2~3cm；触诊肌肉硬结处斜刺 2~3cm。见图 12-2-1。

【应用经验】本肌肉损伤常见于投掷训练时对此肌肉造成的拉伤，会导致手臂外展疼痛、受限，针刺此肌肉对该类损伤有良好效果。

結構針灸
Structure-based Medical Acupuncture

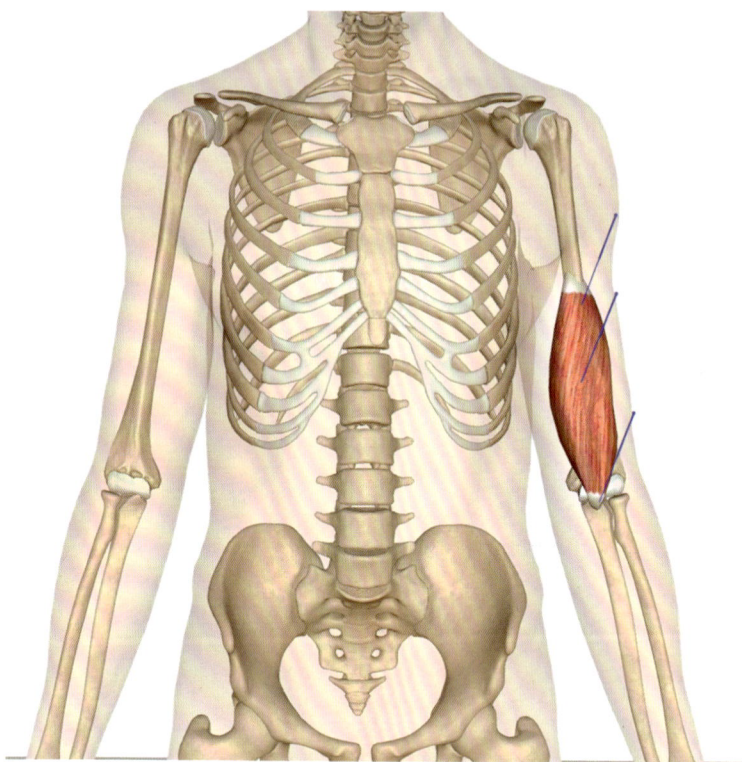

图 12-3-1　肱肌针刺示意图

三、肱肌

【起止点】起点：肱骨下半部分的前面；止点：尺骨粗隆和冠突。

【解剖详解】肱肌起于肱骨下半部分的前面，肌纤维汇合成一厚的扁腱，止于尺骨粗隆及冠突前面粗糙的压迹。肱肌可分为两部分或更多，可与肱桡肌、旋前圆肌或肱二头肌融合。

血液供应：主要由肱动脉的分支供血。

神经支配：肱肌由至少两个神经分支支配。肌皮神经分支（C_5 和 C_6）支配肱肌大的内侧部，桡神经（C_7）支配肱肌小的外侧部。

【主要作用】屈肘。无论前臂在旋前或旋后位，是否有运动阻力，肱肌均可屈肘关节。

【相关病症】上臂痛、肘痛，肘部活动受限。

【相关穴位】天府、侠白、尺泽、曲池、肘髎、手五里、臂臑、青灵、少海、天泉、曲泽。

【治疗部位】肌肉起止点、肌腹或触诊肌肉硬结处。

【针刺方法】尺骨粗隆和冠突直刺 2~3cm。触诊肌肉硬结处斜刺 2~3cm。推开肱二头肌，从肱二头肌的下方针刺肌腹 2~3cm。见图 12-3-1。

【应用经验】本肌肉为屈曲肘关节的主要肌肉之一，紧张挛缩会导致肘关节的屈曲体位，伸直受限。

结构针灸
Structure-based Medical Acupuncture

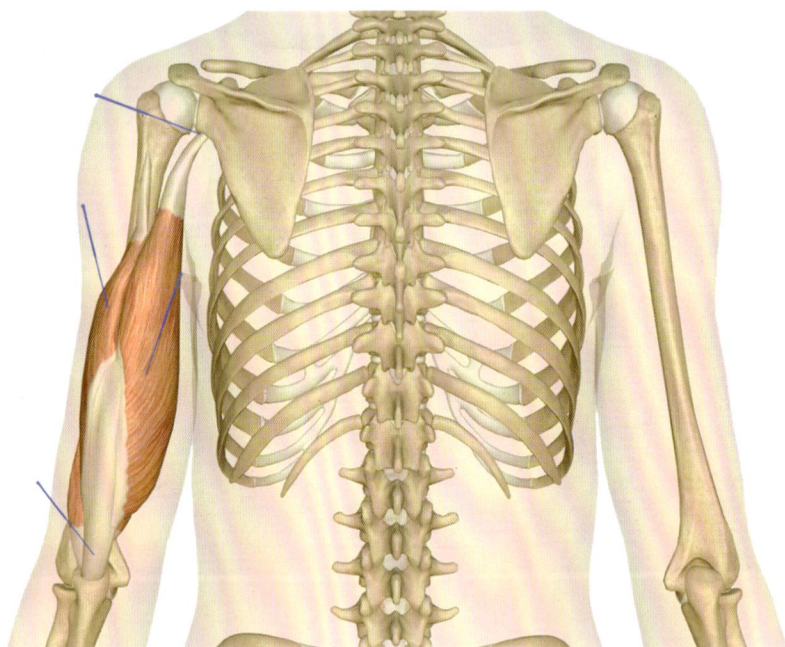

图 12-4-1　肱三头肌针刺示意图

四、肱三头肌

【起止点】起点：长头起于肩胛骨盂下结节；内侧头起于桡神经沟内下方的骨面；外侧头起于桡神经沟外上方的骨面。止点：尺骨鹰嘴。

【解剖详解】肱三头肌近侧端有长头、内侧头和外侧头三个头。长头以扁腱起自肩胛骨盂下结节，腱上部纤维与肩关节囊相融合，向下行经大、小圆肌之间，肌束于外侧头内侧、内侧头浅面下降；外侧头与内侧头分别起自肱骨后面桡神经沟外上方和内下方的骨面。三个头向下汇合，以一坚韧的肌腱止于尺骨鹰嘴。作用是伸肘关节，长头还可使肩关节后伸和内收。

血液供应：肱三头肌的血供主要来自肱深动脉和尺侧上副动脉，部分来自旋肱后动脉。

神经支配：肱三头肌由桡神经发出的分支（C_{6-8}）支配，其中 C_6 支配外侧头，C_7 支配长头，C_8 支配内侧头；各头都有单独的神经分支支配。

【主要作用】伸肘关节。其中内侧头在各种形式的伸肘中均起到主要作用，而外侧头和长头只有在抵抗阻力情况下伸肘时，如肘关节半屈位，用手支撑身体重量，或者做推或猛推动作时才会起到较小作用。

【相关病症】肩痛、上臂痛、肘痛，有时放射至手背和手指。

【相关穴位】肘髎、青灵、肩贞、天井、清冷渊、消泺、臑会、肩髎、肘尖。

【治疗部位】肌肉起止点、肌腹或触诊肌肉硬结处。

【针刺方法】尺骨鹰嘴贴骨面平刺 2~3cm；触诊肌肉硬结处斜刺 2~3cm。见图 12-4-1。

【应用经验】肱三头肌是肘关节的主要伸肘肌，过度紧张时会导致屈肘的疼痛和受限，紧张挛缩还会导致桡神经的卡压，出现疼痛麻木放射到手背和手指。可以针刺本肌肉来治疗以上症状。

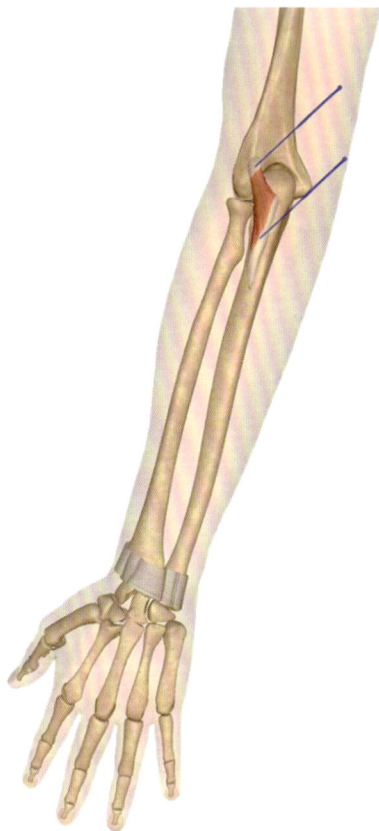

图 12-5-1　肘肌针刺示意图

五、肘肌

【起止点】起点：肱骨外上髁、桡侧副韧带；止点：尺骨上端的背面、肘关节囊。

【解剖详解】肘肌位于肘关节后面，是一块小三角形肌。其上缘与肱三头肌的内侧头合并。肘肌起自肱骨的外上髁和桡侧副韧带，肌纤维向内止于尺骨上端的背面和肘关节囊。

血液供应：肘肌由骨间返动脉后部分支供血。

神经支配：肘肌被桡神经（$C_{6\sim8}$）支配。

【主要作用】伸肘，牵引肘关节囊。

【相关病症】肱骨外上髁疼痛。

【相关穴位】天井。

【治疗部位】肌肉起止点。

【针刺方法】肱骨外上髁、尺骨上端的背面直刺 2~3cm。见图 12-5-1。

结构针灸
Structure-based Medical Acupuncture

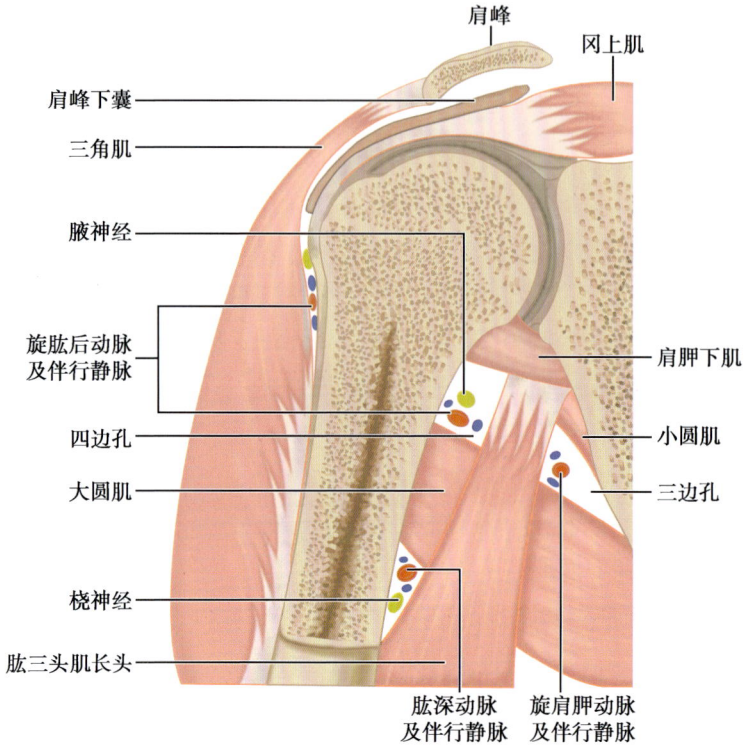

肩峰

冈上肌

肩峰下囊

三角肌

腋神经

旋肱后动脉
及伴行静脉

四边孔

大圆肌

桡神经

肱三头肌长头

肩胛下肌

小圆肌

三边孔

肱深动脉
及伴行静脉

旋肩胛动脉
及伴行静脉

图 12-6-1　三边孔与四边孔

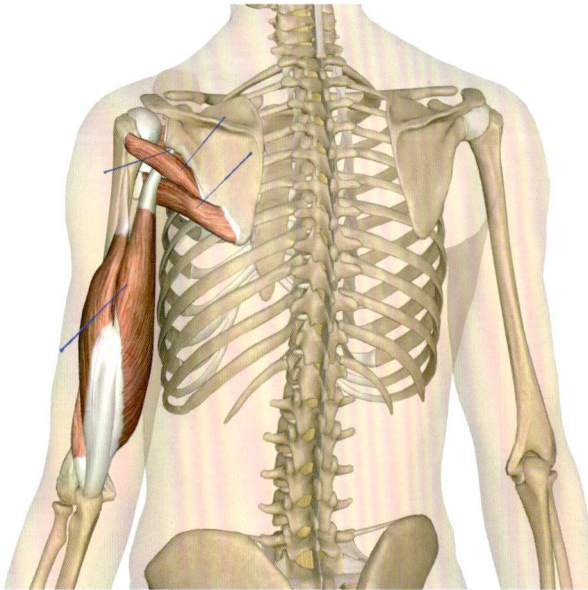

图 12-6-2　三边孔与四边孔针刺示意图

附：三边孔与四边孔

【**解剖详解**】肱三头肌长头经大圆肌后方和小圆肌前方穿过，与肱骨上端一起在腋窝后壁形成两个肌间隙，内侧者为三边孔，有旋肩胛血管通过；外侧者为四边孔，有旋肱后血管及腋神经通过。

四边孔为方形间隙，是为水平方向上的缝隙或者孔道。它有明确的边界。从前面观，上界为肩胛下肌、肩关节囊及小圆肌，下界为大圆肌，内侧界为肱三头肌长头，外侧界为肱骨外科颈；从后方观，小圆肌为四边孔上界。腋神经和旋肱后动、静脉穿过四边孔。

肱三头肌与大、小圆肌之间还构成 2 个三角形间隙。其中上三边孔位于上方，以前方的肩胛下肌和后方的小圆肌为上界，大圆肌为下界，肱三头肌长头为外侧界，内有旋肩胛血管通过。下三边孔以前方的肩胛下肌和后方的大圆肌为上界，肱三头肌长头为内侧界，肱骨干为外侧界。该间隙有桡神经及肱深血管通过。见图 12-6-1。

【**相关病症**】肩痛、上臂痛、肘痛，有时放射到手和手指。

【**相关穴位**】臑俞、肩贞、臑会。

【**治疗部位**】肱三头肌、大圆肌、小圆肌、肩胛下肌的起止点、肌腹或触诊肌肉硬结处。

【**针刺方法**】以上肌肉起止点直刺 2~3cm，或肌腹贯刺 2~3cm。见图 12-6-2。

【**应用经验**】三边孔、四边孔是常见的神经卡压点，神经卡压后会导致桡神经和腋神经的支配区域疼痛或力弱。治疗时，应仔细查体，发现病变的肌肉进行治疗。

第十三章
前臂肌

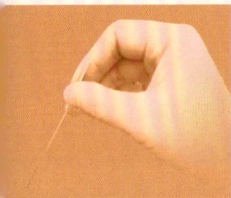

前臂肌位于肱、尺骨的周围，大多数是长肌，近侧为肌腹，远侧为细长的肌腱。分为前（屈肌）、后（伸肌）两群。主要运动肘关节、腕关节和手关节。

前群分4层：

第1层为浅层，有5块肌肉，自桡侧向尺侧依次为：肱桡肌、旋前圆肌、桡侧腕屈肌、掌长肌和尺侧腕屈肌。

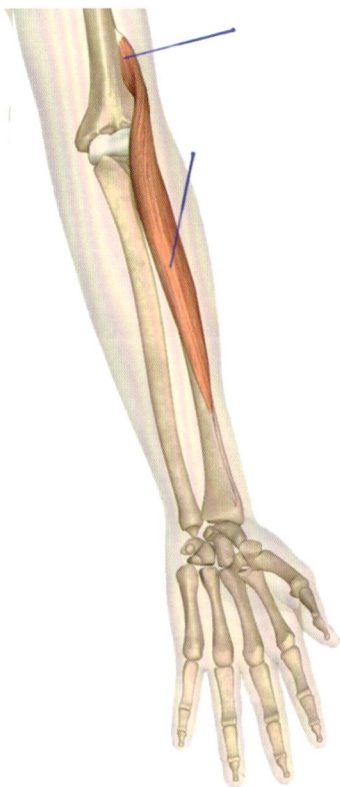

图 13-1-1　肱桡肌针刺示意图

视频 15　肱桡肌针刺演示

第 2 层只有 1 块肌肉，为指浅屈肌。

第 3 层有 2 块肌肉，为拇长屈肌、指伸屈肌。

第 4 层只有 1 块肌肉，为旋前方肌。

后群共有 10 块肌肉，分为浅深两层排列：

浅层有 5 块肌肉，以一个共同的肌腱（即伸肌总腱）起自肱骨外上髁以及邻近的深筋膜，自桡侧向尺侧依次为：桡侧腕长伸肌、桡侧腕短伸肌、指伸肌、小指伸肌、尺侧腕伸肌。

深层也有 5 块肌肉，从上外向内下依次为：旋后肌、拇长展肌、拇短伸肌、拇长伸肌和示指伸肌。

一、肱桡肌

【起止点】起点：肱骨外上髁上嵴上方。止点：桡骨茎突外侧。

【解剖详解】肱桡肌是前臂桡侧最浅层的肌，形成肘窝的外侧缘。它起自肱骨外上髁的近侧 2/3 处和外侧肌间隔的前面。下 1/3 为扁腱，止于桡骨茎突的近侧。

血液供应：肱桡肌由穿过该肌后内面的桡侧返动脉的分支供血。它也接受来自肱深动脉桡侧支的血供及直接来自肱桡肌远端的桡动脉分支的血供。

神经支配：肱桡肌受桡神经（C_6 和 C_5）支配。

【主要作用】屈肘关节。当前臂处于旋前位时还能使其旋后。

【相关病症】肱骨外上髁疼痛，手腕痛，拇指背侧疼痛。桡骨茎突狭窄性腱鞘炎。

【相关穴位】尺泽、孔最、列缺、经渠、温溜、手三里、上廉、下廉、曲池、肘髎、二白。

【治疗部位】肌肉起止点、肌腹或触诊肌肉硬结处。

【针刺方法】肱骨外上髁、桡骨茎突外侧处贴骨面平刺 2~3cm；或触诊肌肉硬结处斜刺 2~3cm。见图 13-1-1。

【应用经验】本肌肉的痉挛短缩会导致桡骨茎突处疼痛，有时表现为茎突狭窄性腱鞘炎，针刺肌腹常常可以缓解。

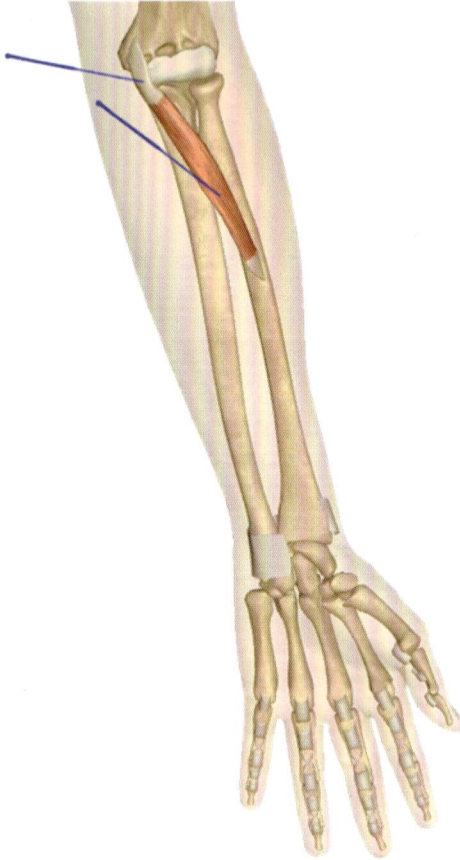

图 13-2-1　旋前圆肌针刺示意图

二、旋前圆肌

【起止点】起点：肱骨头起于肱骨内上髁、前臂深筋膜；尺骨头起于尺骨冠突内侧面。止点：桡骨外侧面中部。

【解剖详解】旋前圆肌起始处有 2 个头。肱骨头较大且较表浅，起于内上髁近端的屈肌总腱以及它和桡侧腕屈肌之间的肌间隔及前臂筋膜。较小的尺骨头发自尺骨冠突内侧，指浅屈肌附着处的远侧，与肱骨头成锐角。肌腹斜跨前臂桡骨体外侧，以一扁平肌腱附着于桡骨体外侧面中点处的粗隆区。尺骨头附着处可能缺如。

血液供应：旋前圆肌肱骨头由尺侧下副动脉和尺侧前返动脉供应，尺骨头由骨间总动脉供应。肌腹中部由来自尺动脉的直接分支供应，而桡骨附着处则由桡动脉供应。

神经支配：旋前圆肌由正中神经分支（C_6 和 C_7）支配。

【主要作用】通过向尺骨内侧旋转桡骨，使前臂旋前；也有微弱的屈肘功能。

【相关病症】肘部疼痛，抗阻内旋加重。手指麻木，力弱。

【相关穴位】少海、孔最。

【治疗部位】肌肉起止点、肌腹或触诊肌肉硬结处。

【针刺方法】肱骨内上髁、桡骨体外侧面中点处直刺，针抵骨面，深度 2~3cm。或触诊肌肉硬结处斜刺 2~3cm。见图 13-2-1。

【应用经验】本肌肉是肘关节旋前的主要肌肉之一。损伤后会导致肘关节抗阻旋前时的疼痛，以及尺神经、正中神经的卡压。

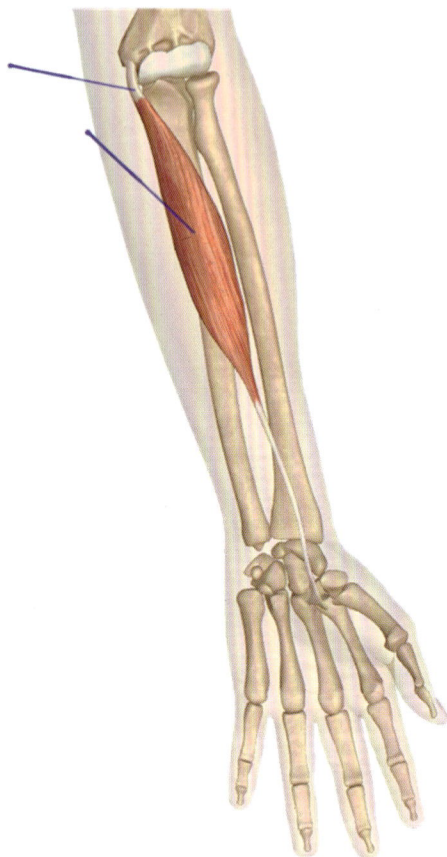

图 13-3-1　桡侧腕屈肌针刺示意图

视频 16　桡侧腕屈肌查体演示

视频 17　桡侧腕屈肌针刺演示

三、桡侧腕屈肌

【起止点】起点：肱骨内上髁、前臂深筋膜；止点：第 2 掌骨和第 3 掌骨底的掌侧。

【解剖详解】桡侧腕屈肌位于旋前圆肌内侧，通过屈肌总腱，起自肱骨内上髁、前臂筋膜和邻近的肌间隔。它的肌腹呈梭形，位于前臂中间，长腱穿过滑膜鞘，通过屈肌支持带深面，在大多角骨下方的沟中穿过，终止于第 2 掌骨底的掌面，并发出 1 条腱束到达第 3 掌骨。远端附着处在拇收肌斜头的深面。

桡侧腕屈肌可能有来自肱二头肌腱、肱二头肌腱膜、冠突或桡骨的副束，这些副束的远端可能附着于屈肌支持带、大多角骨或第 4 掌骨。

血液供应：桡侧腕屈肌的主要血管蒂由来自尺侧前返动脉和尺侧后返动脉的分支组成，后者走行到旋前圆肌的深面并进入桡侧腕屈肌深面。远端还有几个小血管蒂供应，来自桡动脉远端，从其前外侧入肌。

神经支配：桡侧腕屈肌由正中神经分支（C_6 和 C_7）支配。

【主要作用】主要是屈腕。与尺侧腕屈肌共同作用，平衡腕部的屈曲。与桡侧伸肌共同作用完成手部外展。有一定的屈肘功能。

【相关病症】手腕、手指痛，扳机指。

【相关穴位】孔最、经渠、太渊、郄门、间使、内关、大陵、二白。

【治疗部位】肌肉起止点、肌腹或触诊肌肉硬结处。

【针刺方法】肱骨内上髁直刺，针抵骨面，深度 2~3cm。或触诊肌肉硬结处斜刺 2~3cm。见图 13-3-1。

【应用经验】本肌肉紧张挛缩会导致肱骨内伤，出现疼痛，表现为"高尔夫球肘"，也会引起正中神经的卡压。篮球运动、俯卧撑等动作造成的腕关节疼痛、手指麻木很多和本肌肉有关。针刺本肌肉对以上疾病有较好的效果。

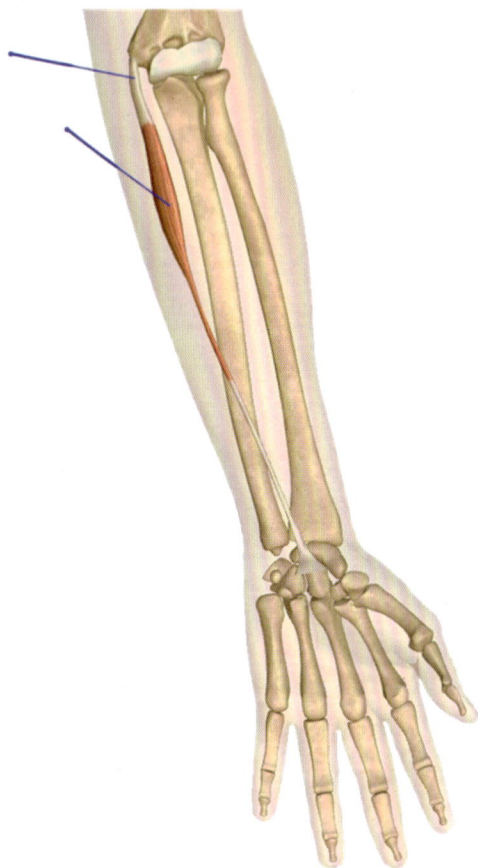

图 13-4-1　掌长肌针刺示意图

四、掌长肌

【起止点】起点：肱骨内上髁、前臂深筋膜；止点：屈肌支持带和掌腱膜。

【解剖详解】掌长肌是一细长的梭形肌，位于桡侧腕屈肌内侧。它通过屈肌总腱起于肱骨内上髁、邻近肌间隔和深筋膜。在前臂中间形成一长腱，走行在屈肌支持带的前方。有一些纤维离开肌腱，与屈肌支持带的横向纤维交织，但大部分肌腱向远侧走行，随肌腱跨过支持带时扩大形成一扁平腱片，并入掌腱膜。掌长肌有时在一侧或两侧有缺失。

血液供应：掌长肌腹由来自尺侧前返动脉的小分支供血。如果正中动脉发育良好，有一小部分掌长肌也由正中动脉供血。

神经支配：掌长肌由正中神经（C_7 和 C_8）支配。

【主要作用】掌长肌是一个肌力微弱的腕屈肌，还可紧张掌腱膜。它也作为手的皮肤和筋膜的锚，抵抗垂直切变力。

【相关病症】手掌部疼痛，挛缩；手指麻木、力弱。

【相关穴位】郄门、间使、内关、大陵、二白。

【治疗部位】肌肉起止点、肌腹或触诊肌肉硬结处。

【针刺方法】肱骨内上髁直刺，针抵骨面，深度 2~3cm。或触诊肌肉硬结处斜刺 2~3cm。见图 13-4-1。

【应用经验】本肌肉连接掌腱膜和屈肌支持带，部分患者的腕管综合征和本肌肉有关，对掌腱膜挛缩也有效。

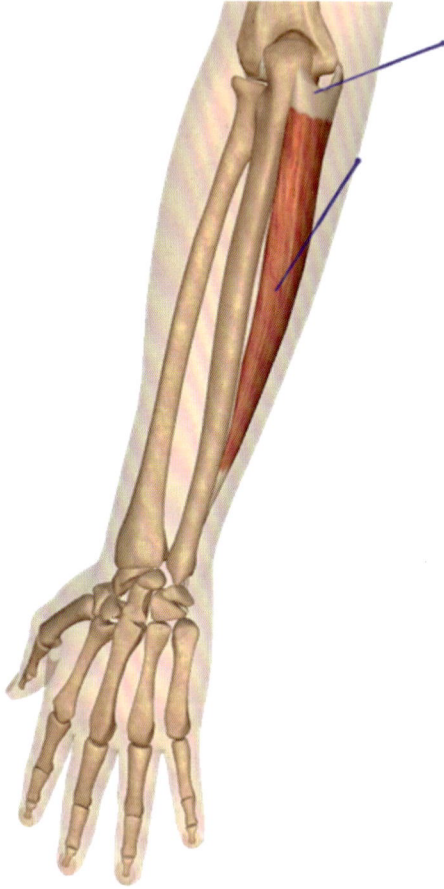

图 13-5-1　尺侧腕屈肌针刺示意图

五、尺侧腕屈肌

【起止点】起点：肱骨头起于肱骨内上髁、前臂深筋膜；尺骨头起于鹰嘴内侧面及尺骨后缘近端 2/3。止点：豌豆骨、钩骨和第 5 掌骨基底掌侧。

【解剖详解】尺侧腕屈肌位于前臂浅屈肌最内侧。它起于尺骨头和肱骨头，二者被一腱弓相连。肱骨头起点较小，通过总腱起自内上髁。尺骨头起点广泛，起于鹰嘴内侧缘、尺骨后缘近端 2/3（连接尺侧腕伸肌和指深屈肌肌腱），也起于尺侧腕屈肌和指浅屈肌之间的肌间隔。偶尔还会有从冠突来的肌束。在肌腹远侧半的前外侧延续为一较厚肌腱，远端附着于豌豆骨，由此通过豆钩韧带和豆掌骨韧带延伸到钩骨和第 5 掌骨。有些腱束附着于屈肌支持带和第 4 或第 5 掌骨上。

血液供应：尺侧腕屈肌主要的动脉血供来自 3 个血管蒂；近侧的血管蒂来自走行于肱骨头与尺骨头之间的尺侧后返动脉的分支；中间和远侧的血管蒂来自尺动脉，在前臂上、中 1/3 交界处分别进入肌腹和肌腱连接处；尺侧腕屈肌还从尺侧下副动脉的起点处获得少量血供。

神经支配：尺侧腕屈肌由尺神经（C_7、C_8 和 T_1）支配。

【主要作用】尺侧腕屈肌为有力的屈肌，还可以内收腕部（尺偏）、参与屈肘。与桡侧腕屈肌共同作用可屈腕，与尺侧腕伸肌共同作用可以内收。

【相关病症】手腕、手指麻木、疼痛、力弱。

【相关穴位】灵道、通里、阴郄、神门、支正。

【治疗部位】肌肉起止点、肌腹或触诊肌肉硬结处。

【针刺方法】肱骨内上髁直刺，针抵骨面，深度 2~3cm。或触诊肌肉硬结处斜刺 2~3cm。见图 13-5-1。

【应用经验】本肌肉紧张挛缩会导致肱骨内上髁疼痛，表现为"高尔夫球肘"，也会引起尺神经的卡压。

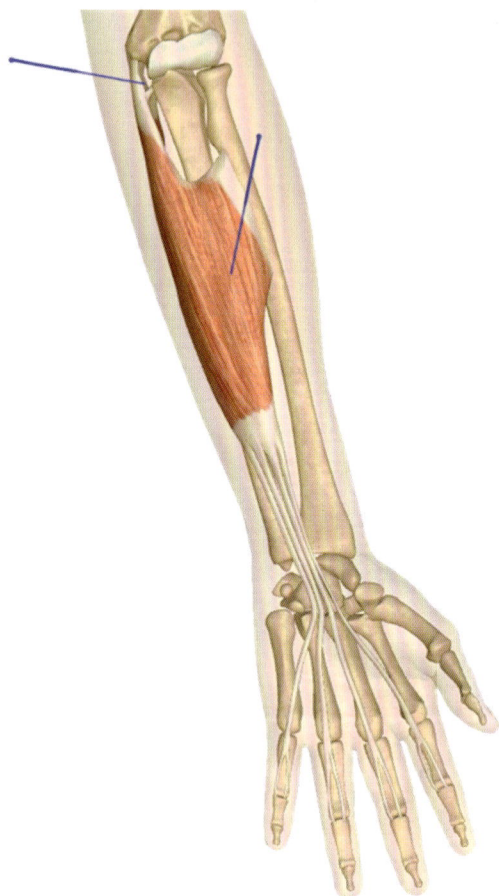

图 13-6-1　指浅屈肌针刺示意图

六、指浅屈肌

【起止点】起点：肱骨内上髁；尺、桡骨的前面。止点：第2~5指中节指骨体两侧。

【解剖详解】指浅屈肌是前臂内侧第2层肌肉。肌的上端为第1层浅层肌所覆盖。起始处有2个头，肱尺头通过总腱起自肱骨内上髁、尺侧副韧带前束、邻近的肌间隔及冠突的内侧。桡侧头起自桡骨前缘，从桡骨粗隆延伸到旋前圆肌的止点。

正中神经和尺动脉在这2个头之间下行。指浅屈肌肌束向下移行为4条腱，经腕管入手掌，每条腱在近节指骨中部分为两脚，分别止于第2~5指中节指骨体两侧。

血液供应：指浅屈肌肱骨头由尺侧前返动脉供血，肌的主要部分由尺动脉和桡动脉供血，其后面由尺动脉和正中动脉供血，其外侧面由桡动脉供血。

神经支配：指浅屈肌由正中神经（C_8 和 T_1）支配。

【主要作用】屈第2~5指近侧指骨间关节和掌指关节；屈腕关节和肘关节。

【相关病症】手腕、手指痛，扳机指。

【相关穴位】孔最、二间、三间、灵道、通里、阴郄、神门、少府、郄门、间使、内关、大陵、劳宫、二白。

【治疗部位】肌肉起止点、肌腹或触诊肌肉硬结处。

【针刺方法】肱骨内上髁或尺、桡骨的前面直刺，针抵骨面，深度2~3cm；或触诊肌肉硬结处斜刺2~3cm。见图13-6-1。

【应用经验】本肌肉是2~5指腱鞘炎和扳机指的责任肌肉之一，针刺常常对此有效。

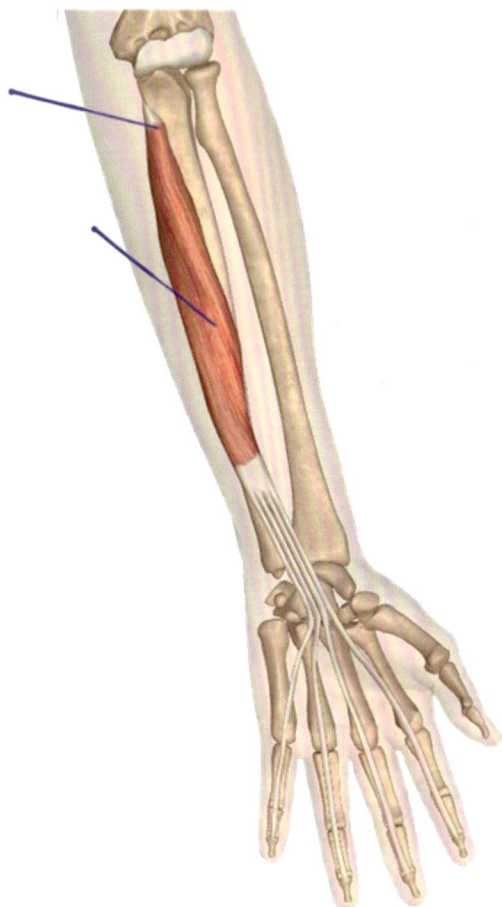

图 13-7-1　指深屈肌针刺示意图

七、指深屈肌

【起止点】起点：尺骨及骨间膜前面；止点：第 2~5 指远节指骨底。

【解剖详解】指深屈肌是前臂前群第 3 层的肌肉，在指浅屈肌深面，指深屈肌位于内侧半，起自尺骨上端前面及附近的骨间膜，肌向下移行为 4 条腱，经腕管入手掌，穿经指浅屈肌各相应腱的两脚之间，分别止于第 2~5 指远节指骨底掌面。

血液供应：指深屈肌的起始处由尺侧下副动脉、尺侧返动脉供血，其邻近部分由尺动脉或骨间总动脉供血，远端是由尺动脉、骨间前动脉及正中动脉的分支供血。

神经支配：指深屈肌的内侧部即到小指和环指的肌腹由尺神经支配，外侧部即到中指和示指的肌腹由正中神经的骨间前支（C_8 和 T_1）支配。

【主要作用】能屈曲它跨过的任何一个或全部的关节。例如，屈第 2~5 指远侧、近侧指骨间关节和掌指关节；屈腕关节。也可以协调手指的屈曲。

【相关病症】手腕、手指痛，扳机指。

【相关穴位】二间、三间、灵道、通里、阴郄、神门、少府、支正、郄门、四缝、间使、内关、大陵、二白。

【治疗部位】肌肉起止点、肌腹或触诊肌肉硬结处。

【针刺方法】尺骨上端前面直刺，针抵骨面，深度 2~3cm。或触诊肌肉硬结处斜刺 2~3cm。见图 13-7-1。

【应用经验】本肌肉是第 2~5 指腱鞘炎和扳机指的责任肌肉之一，针刺本肌肉治疗有效。

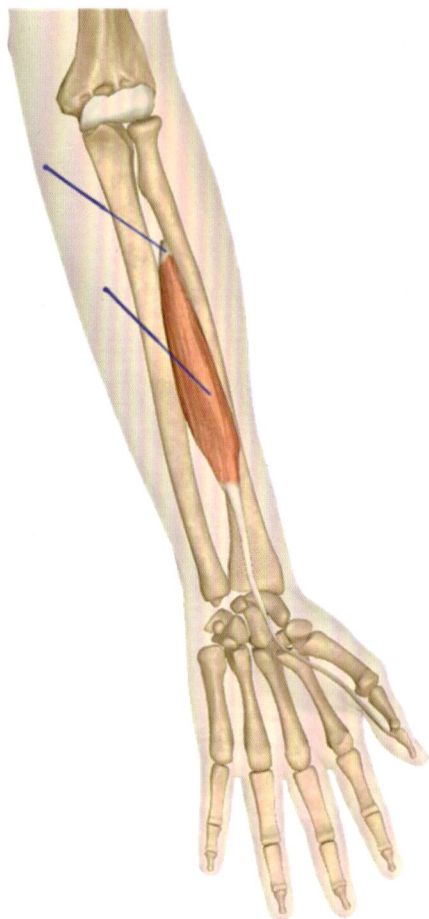

图 13-8-1　拇长屈肌针刺示意图

八、拇长屈肌

【**起止点**】起点：桡骨上端前面及附近的骨间膜；止点：拇指远节指骨底。

【**解剖详解**】拇长屈肌是前臂前群第 3 层的肌肉，起自桡骨上端前面。肌末端形成扁平的肌腱，经过屈肌支持带的深面，在拇指对掌肌和拇内收肌的斜头之间进入滑液鞘，终止于拇指远节指骨底的掌面。有的拇长屈肌连接到指浅屈肌、指深屈肌或旋前圆肌。从拇长屈肌到指深屈肌常有一异常腱束。

血液供应：拇长屈肌的中部由骨间前动脉供血，外侧部由桡动脉的分支供血。正中动脉如果发育很好也可以参与供血。

神经支配：拇长屈肌由正中神经的骨间前分支（C_7 和 C_8）支配。

【**主要作用**】屈拇指指间关节和掌指关节。

【**相关病症**】拇指疼痛。

【**相关穴位**】孔最、二白、大陵、经渠、鱼际。

【**治疗部位**】肌肉起止点、肌腹或触诊肌肉硬结处。

【**针刺方法**】桡骨上端前面直刺，针抵骨面，深度 2~3cm。或触诊肌肉硬结处斜刺 2~3cm。见图 13-8-1。

【**应用经验**】本肌肉是拇指腱鞘炎和腱鞘囊肿的主要责任肌肉之一，可以针刺本肌肉来治疗。

结构针灸
Structure-based Medical Acupuncture

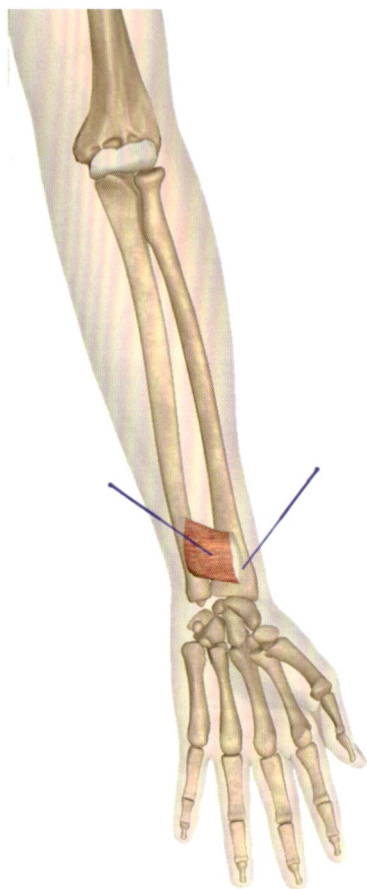

图 13-9-1　旋前方肌针刺示意图

九、旋前方肌

【**起止点**】起点：尺骨下 1/4 的前面；止点：桡骨远端的前面。

【**解剖详解**】旋前方肌是前臂前群第 4 层的肌肉，是扁的四方形小肌，起自尺骨下 1/4 的前面，肌束横行，止于桡骨下端的前面。

血液供应：旋前方肌主要接受骨间前动脉的供血。

神经支配：旋前方肌受正中神经的前骨间分支（C_7、C_8）支配。

【**主要作用**】旋前方肌是前臂的旋前肌。当轴向载荷通过腕部向上传递时，深层纤维可对抗桡、尺骨远端之间分离。

【**相关病症**】手腕疼痛、手指疼痛。

【**相关穴位**】经渠、灵道、通里、阴郄、神门、内关、间使、大陵。

【**治疗部位**】肌肉起止点、肌腹或触诊肌肉硬结处。

【**针刺方法**】尺骨下 1/4 的前面、桡骨远端的前面直刺，针抵骨面，深度 2~3cm。或可以沿着尺骨内侧面平刺 2~3cm。见图 13-9-1。

【**应用经验**】本肌肉损伤的查体要点是手臂抗阻旋前时的疼痛。

结构针灸
Structure-based Medical Acupuncture

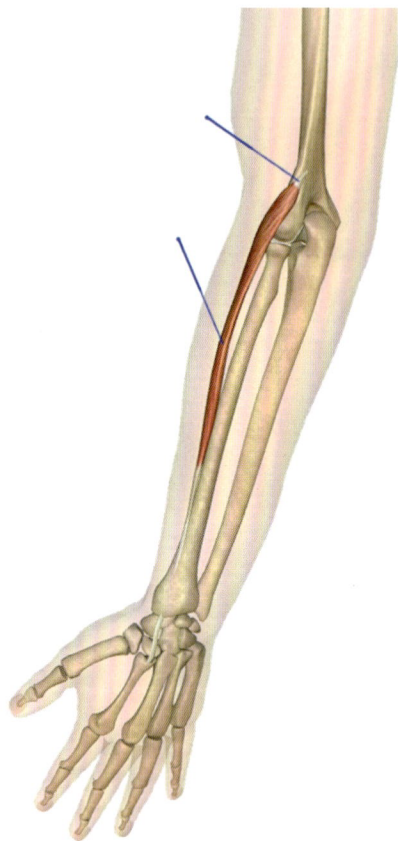

图 13-10-1　桡侧腕长伸肌针刺示意图

十、桡侧腕长伸肌

【起止点】起点：肱骨外上髁嵴以及邻近的深筋膜；止点：第 2 掌骨底背面。

【解剖详解】桡侧腕长伸肌是前臂后群浅层的 5 块肌肉之一。以伸肌总腱起自肱骨外上髁以及邻近的深筋膜。向下移行为长的肌腱，沿着桡骨外侧面下行，止于手背的第 2 掌骨底的桡侧缘。可能发出肌腱束到第 1 或第 3 掌骨，形成掌骨间韧带。

血液供应：桡侧腕长伸肌的主要血供来源于桡侧返动脉的分支，其他血供来源于肱深动脉的桡侧前分支或直接来源于该肌远侧的桡动脉。

神经支配：桡侧腕长伸肌受桡神经（C_6 和 C_7）的支配。

【主要作用】伸腕，外展腕。

【相关病症】肱骨外上髁痛，前臂、手部背面的桡侧疼痛，手部抓握无力、疼痛。

【相关穴位】阳溪、温溜、偏历、下廉、上廉、手三里、曲池、中泉、腰痛点。

【治疗部位】肌肉起止点、肌腹或触诊肌肉硬结处。

【针刺方法】肱骨外上髁、第 2 掌骨底背面直刺，针抵骨面，深度 1~3cm；触诊肌肉硬结处斜刺 2~3cm。见图 13-10-1。

【应用经验】本肌肉是"网球肘"的责任肌肉之一，故可以针刺本肌肉来治疗。

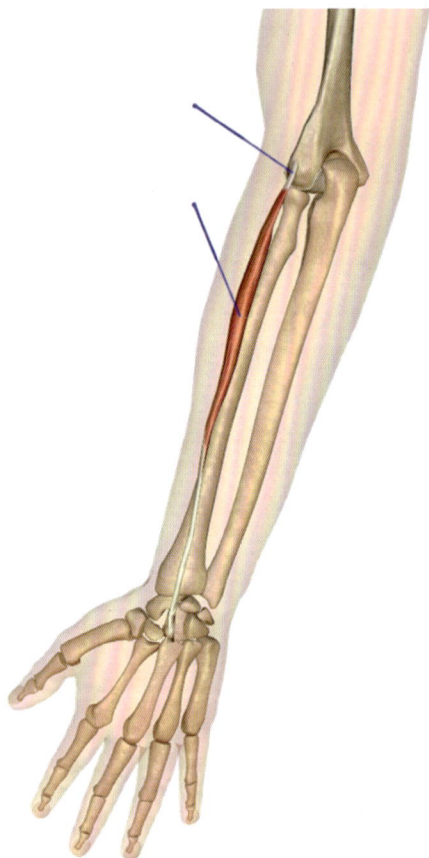

图 13-11-1　桡侧腕短伸肌针刺示意图

十一、桡侧腕短伸肌

【起止点】起点：肱骨外上髁以及邻近的深筋膜；止点：第 3 掌骨底背面。

【解剖详解】桡侧腕短伸肌是前臂后群浅层的 5 块肌肉之一。起自肱骨外上的伸肌总腱，在桡侧腕长伸肌的后内侧与之伴行。肌腱穿过伸肌支持带深面，跨过拇长伸肌肌腱，附着于第 3 掌骨底背面的桡侧、茎突的远侧。桡侧腕长、短伸肌腱共享一个总滑液鞘。桡侧腕长伸肌和桡侧腕短伸肌的肌腱均可以分裂，不恒定地附着到第 2 和第 3 掌骨，肌本身可能联合到一起或交换肌束。

血液供应：桡侧腕短伸肌的动脉血供主要来自 2 个血管蒂，1 个是桡侧返动脉的分支，另 1 个是起自前臂上 1/3 向下走行的桡动脉的分支。还有来自肱深动脉的桡侧分支附加血供。

神经支配：桡侧腕短伸肌主要受前臂骨间后神经（C_7 和 C_8）支配。

【主要作用】伸腕，外展腕。当握拳时，它具有协同指屈肌的作用。

【相关病症】肱骨外上髁痛，前臂、手部背面的桡侧疼痛，手部抓握无力、疼痛。

【相关穴位】阳溪、温溜、偏历、下廉、上廉、手三里、曲池、中泉、腰痛点。

【治疗部位】肌肉起止点、肌腹或触诊肌肉硬结处。

【针刺方法】肱骨外上髁、第 3 掌骨底背面直刺，针抵骨面，深度 1~3cm；触诊到的肌肉硬结斜刺 2~3cm。见图 13-11-1。

【应用经验】本肌肉是"网球肘"的责任肌肉之一，由于本肌肉引起的"网球肘"比桡侧腕长伸肌引起的更为常见，可以通过针刺本肌肉来治疗。

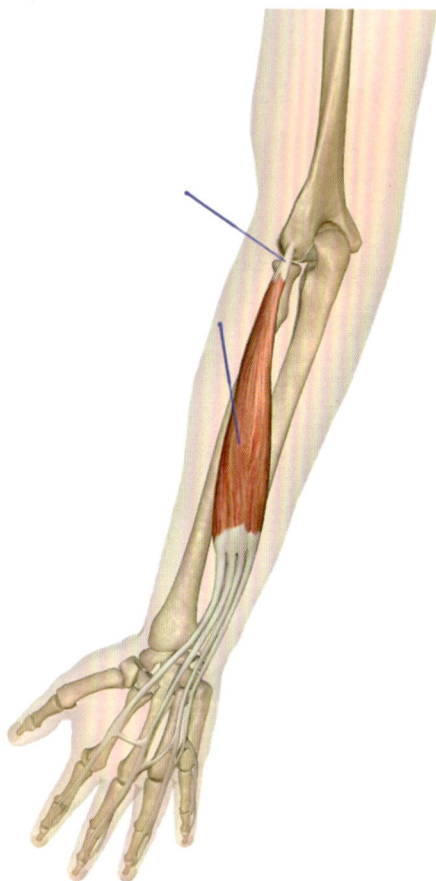

图 13-12-1 指伸肌针刺示意图

十二、指伸肌

【**起止点**】起点：肱骨外上髁以及邻近的深筋膜；止点：第 2~5 指中节和远节指骨底。

【**解剖详解**】指伸肌是前臂后群浅层的 5 块肌肉之一。起自伸肌总腱、毗邻的肌间隔及肱骨外上髁侧面的前臂筋膜，肌腹在前臂远侧 1/3 端分为 4 个肌腱，与示指伸肌肌腱一起走行在一个总滑液鞘内，通过伸肌支持带下的通道，到达背部的每个手指。

血液供应：指伸肌的近侧 1/3 的血供由桡侧返动脉的分支供给，远端 2/3 由骨间后动脉的分支供给，最远端部分由通过骨间膜的骨间前动脉的穿支供给。

神经支配：指伸肌受骨间后神经（C_7 和 C_8）支配。

【**主要作用**】可伸展它通过的任何一个或全部的关节，如腕关节、掌指关节、第 2~5 指近侧或远侧指骨间关节。

【**相关病症**】手腕、手指疼痛、肿胀、活动不利。

【**相关穴位**】二间、上廉、手三里、养老、阳池、外关、支沟、会宗、三阳络、四渎、中泉、中魁、小骨空、腰痛点。

【**治疗部位**】肌肉起止点、肌腹或触诊肌肉硬结处。

【**针刺方法**】肱骨外上髁直刺，针抵骨面，深度 1~3cm。肌腹触诊到的硬结斜刺 2~3cm。见图 13-12-1。

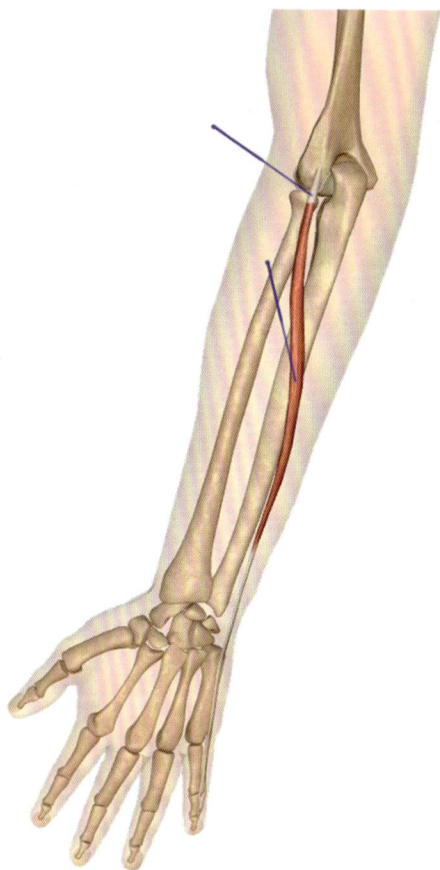

图 13-13-1　小指伸肌针刺示意图

十三、小指伸肌

【起止点】起点：肱骨外上髁以及邻近的深筋膜；止点：小指中节和远节指骨底。

【解剖详解】小指伸肌是前臂后群浅层的 5 块肌肉之一，位于指伸肌的内侧。是一条细长的肌，附着于指伸肌内侧，肌腱移行为指背腱膜。止于小指中节和远节指骨底。

血液供应：小指伸肌由桡侧返动脉和骨间后动脉及穿过骨间膜后的骨间前动脉的分支供血。

神经支配：小指伸肌受骨间后神经（C_7 和 C_8）支配。

【主要作用】伸展小指的任何一个关节，伸腕。它允许小指独立于其他手指伸展，甚至向尺侧或桡腕关节侧偏离。

【相关病症】小指疼痛、肿胀、活动不利。

【相关穴位】阳池、四渎、腰痛点。

【治疗部位】肌肉起止点、肌腹或触诊肌肉硬结处。

【针刺方法】肱骨外上髁直刺，针抵骨面，深度 1~3cm。肌腹触诊到的硬结斜刺 2~3cm。见图 13-13-1。

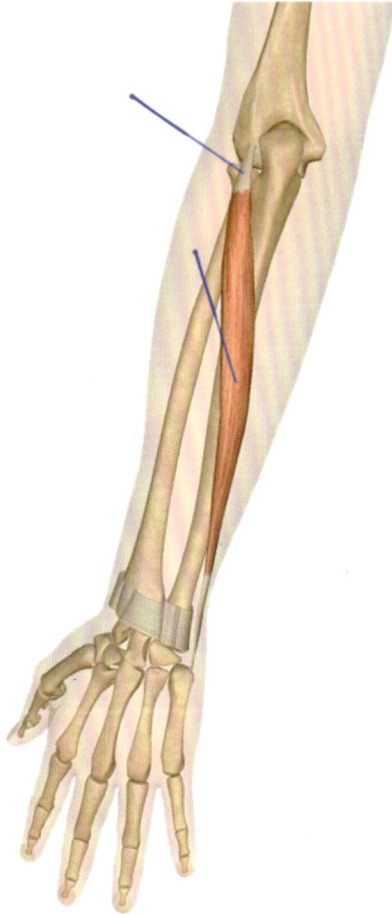

图 13-14-1　尺侧腕伸肌针刺示意图

十四、尺侧腕伸肌

【起止点】起点：肱骨外上髁，尺骨后缘中部 1/3；止点：第 5 掌骨底背面。

【解剖详解】尺侧腕伸肌是前臂后群浅层的 5 块肌肉之一。起于肱骨外上髁（在这里形成了伸肌总腱起源的最内侧部分），尺骨的后缘（一个与尺侧腕屈肌和指深屈肌共享的腱膜）；上方有筋膜覆盖。在近段，走行在小指伸肌和肘肌之间；在前臂中间，走行在小指伸肌和尺侧腕屈肌之间。在前臂远 1/3 段形成肌腱，走行在尺骨头和尺骨茎突之间的沟内，通过伸肌支持带，最终附着于第 5 掌骨底部内侧缘的结节上。

血液供应：尺侧腕伸肌主要接受来自桡侧返动脉分支的血供，在远段，该肌接受从骨间后动脉来的几个分支的血供。

神经支配：尺侧腕伸肌受骨间后神经（C_7 和 C_8）支配。

【主要作用】伸腕、内收腕。与桡侧腕长、腕短伸肌共同作用，完成伸腕、握物体或握紧拳头等动作。也协同指深屈肌固定腕关节，与尺侧腕屈肌协同作用使手内收。

【相关病症】肱骨外上髁痛，前臂、手部背面的疼痛，手腕尺侧疼痛；手部抓握无力。

【相关穴位】腕骨、阳谷、会宗、四渎。

【治疗部位】肌肉起止点、肌腹或触诊肌肉硬结处。

【针刺方法】肱骨外上髁、第 5 掌骨底背面直刺，针抵骨面，深度 1~2cm；触诊到的肌肉硬结斜刺 2~3cm。见图 13-14-1。

【应用经验】本肌肉是伸腕无力和屈腕疼痛的常见责任肌肉，可以通过针刺本肌肉来治疗。

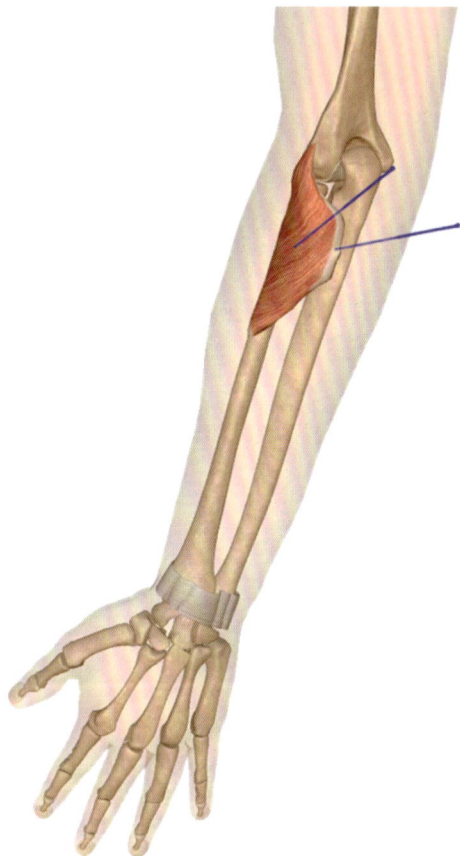

图 13-15-1　旋后肌针刺示意图

十五、旋后肌

【起止点】起点：肱骨外上髁、尺骨近侧端；止点：桡骨上 1/3 的前面。

【解剖详解】旋后肌是前臂后群深层的 5 块肌肉之一，有浅、深两层，浅层为腱纤维，深层为肌纤维。这两部分一起共同起于肱骨外上髁和尺骨近侧端，肌束斜向下外，并向前包绕桡骨，止于桡骨上 1/3 的前面。

血液供应：旋后肌浅层接受桡侧返动脉的分支，深层接受骨间后动脉及骨间后返动脉的分支。

神经支配：旋后肌受骨间后神经（C_6 和 C_7）支配。

【主要作用】使前臂旋后。

【相关病症】肘痛，肱骨外上髁炎。

【相关穴位】下廉、上廉、手三里。

【治疗部位】肌肉起止点。

【针刺方法】肱骨外上髁、桡骨上 1/3 的前面直刺，针抵骨面，深度 1~3cm。见图 13-15-1。

【应用经验】本肌肉损伤时肘关节抗阻旋后会出现疼痛。

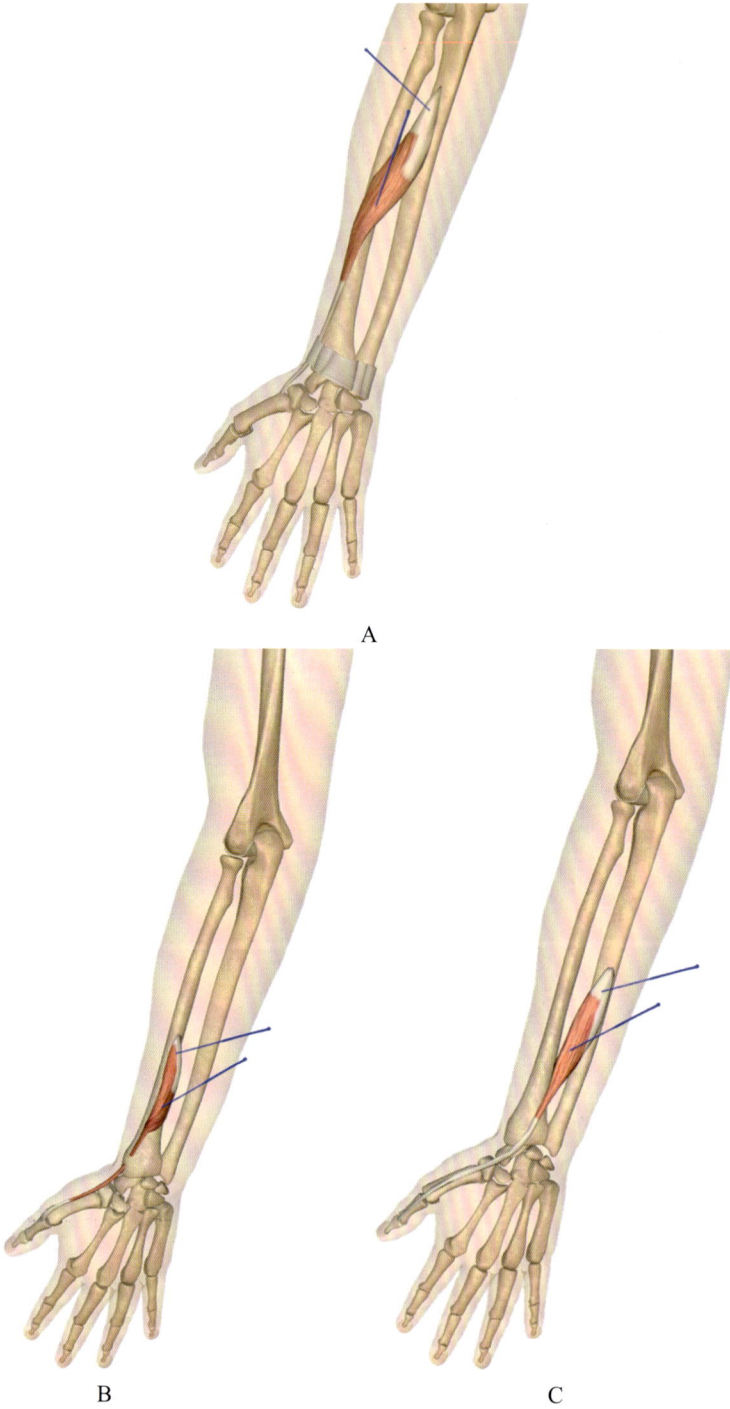

A

B　　　　　　　　　　C

图 13-16-1　拇长展肌（A）、拇短伸肌（B）、拇长伸肌（C）针刺示意图

十六、拇长展肌、拇短伸肌、拇长伸肌

【起止点】起点：桡、尺骨背面，骨间膜背面；止点：拇长展肌止于第1掌骨底侧，拇短伸肌止于拇指近节指骨底，拇长伸肌止于拇指远节指骨底。

【解剖详解】拇长展肌起于桡、尺骨背面和骨间膜背面。它沿着外侧下行，到前臂远段处浅出，此处它形成斜的隆突清晰可见。肌纤维在腕关节近侧移行为肌腱，到达腕部伸肌支持带深面。它常分成2个腱束，其一附着于第1掌骨底的桡侧缘，另一附着于大多角骨。肌腱可继续进入到拇对掌肌或拇短伸肌。

拇短伸肌起于拇长展肌桡侧远端的后面和邻近的骨间膜。它走行在拇长展肌和拇长伸肌之间，其肌腱附着于拇指近节指骨的基底部。拇短伸肌可能缺如或完全被融合到拇长展肌中。

拇长伸肌起自拇长展肌及相邻的骨间膜和尺骨干后面中1/3段的外侧部。肌腱在腕部近段通过伸肌支持带进入第3间隔，此处位于桡骨远端背面一个狭窄的斜行沟内。该处即Lister结节，它改变拇长伸肌腱从前臂到拇指的拉力线，随后附着于拇指远节指骨的基底部。

血液供应：拇长展肌、拇短伸肌、拇长伸肌接受骨间后动脉分支及骨间前动脉穿支供血。

神经支配：拇长展肌、拇短伸肌、拇长伸肌受骨间后神经（C_7和C_8）支配。

【主要作用】拇长展肌可外展拇指；拇短伸肌、拇长伸肌可伸拇指。

【相关病症】手腕和拇指疼痛，拇指狭窄性腱鞘炎。

【相关穴位】列缺、经渠、太渊、偏历、温溜、三阳络、四渎。

【治疗部位】触诊肌肉硬结处或肌肉起止点。

【针刺方法】贯刺法。见图13-16-1。

【应用经验】这三块肌肉是拇指狭窄性腱鞘炎的主要责任肌肉之一，可以通过针刺来治疗。

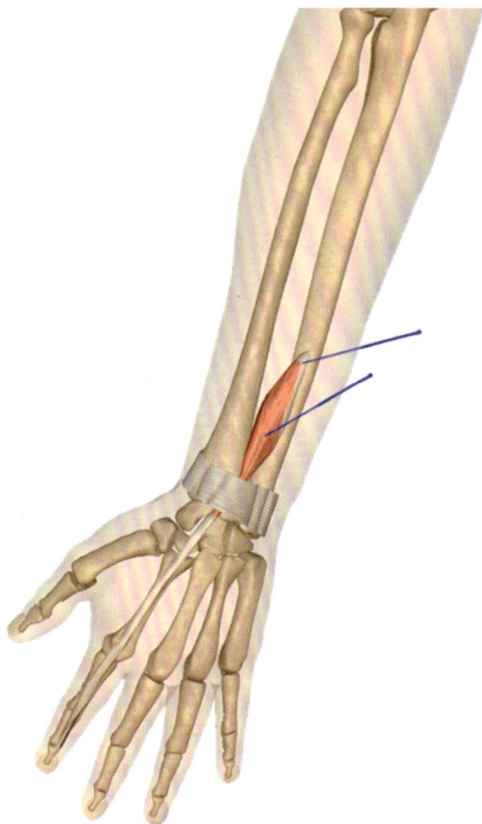

图 13-17-1　示指伸肌针刺示意图

十七、示指伸肌

【起止点】起点：桡、尺骨背面，骨间膜背面；止点：示指的指背腱膜。

【解剖详解】示指伸肌是一块狭长的肌，在拇长伸肌的内侧并与其平行。它起于尺骨后面拇长伸肌起点的远端以及邻近的骨间膜。肌腱在腕部的近端，与指伸肌腱一起走行在伸肌支持带深面共同的肌间隔内。在第2掌骨的浅面，它位于示指指伸肌腱的尺侧。示指伸肌偶尔会发出副束加入其他手指的伸肌腱中，也可能其肌腱在手背部被额外的肌腹即示指短伸肌所中断。

血液供应：示指伸肌浅层接受骨间后动脉分支的供血，深层接受骨间前动脉的穿支供血。

神经支配：示指伸肌受骨间后神经分支（C_7 和 C_8）支配。

【主要作用】伸示指。

【相关病症】手腕、示指疼痛。

【相关穴位】二间、外关、支沟、会宗。

【治疗部位】触诊肌肉硬结处或肌肉起止点。

【针刺方法】贯刺法。见图13-17-1。

【应用经验】本肌肉与示指腱鞘炎、扳机指有关，可以通过针刺本块肌肉来治疗。

结构针灸
Structure-based Medical Acupuncture

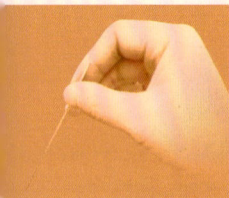

第十四章
手内在肌

　　手内在肌由 3 个肌群加上 1 个浅层肌构成。鱼际肌包括拇短屈肌、拇短展肌、拇对掌肌和拇收肌。小鱼际肌包括小指展肌、小指短屈肌和小指对掌肌。骨间肌和蚓状肌作用于手指。掌短肌是表浅肌，位于手掌尺侧皮下。

一、鱼际肌（拇短展肌、拇短屈肌、拇对掌肌、拇收肌）

　　【起止点】拇短展肌起自屈肌支持带和舟骨，止于拇指近节指骨底；拇短屈肌起自屈肌支持带和大多角骨，止于拇指近节指骨底；拇对掌肌起自屈肌支持带和大多角骨，止于第 1 掌骨；拇收肌起于屈肌支持带，头状骨，第 2、3 掌骨底，止于拇指近节指骨。

　　【解剖详解】拇短展肌是位于鱼际近端外侧部的一块较薄的皮下肌。主要起于屈肌支持带，部分纤维起于手舟骨和大多角骨结节及拇长展肌的肌腱，它的内侧纤维借一块细小扁平的肌腱连接到拇指近端指骨底部的桡侧，外侧纤维加入拇指背侧伸肌腱张部。拇短展肌可能接受拇长伸肌、拇短伸肌、拇对掌肌或桡骨茎突的纤维束。

　　拇短屈肌位于拇短展肌内侧。分为浅层和深层。浅头起自屈肌支持带的远侧缘和大多角骨结节的远侧部，沿着拇长屈肌腱的桡侧走行，被包含籽骨的肌腱附着于拇指近节指骨底的桡侧，深头起自小多角骨和头骨及来自腕骨远侧列的掌韧带，走行在拇长屈肌腱的深面。它与籽骨和第 1 指骨底的浅头结合在一起。

拇对掌肌位于拇短展肌的深面。起于大多角骨结节和屈肌支持带,附着于第1掌骨外侧缘的全长和邻近的掌面外侧半。

拇收肌有斜头和横头。斜头附着于头状骨和第2、3掌骨底及腕掌侧韧带、桡侧腕屈肌腱鞘。大部分纤维汇成肌腱(内含一籽骨),其与横头肌腱相融合并附于近端拇指指骨基底部的尺侧。最深的纤维可达拇指指背腱膜扩展部的内侧。在斜头外侧,大量的肌束经拇长屈肌腱深面汇入拇短屈肌,被称为拇短屈肌的"深头"。横头是位置最深的拇指肌,呈三角形,起于第3掌骨掌侧远端2/3。汇集的肌纤维与斜头及第1骨间掌侧肌汇合止于拇指近节指骨底。

血液供应:拇短展肌血供来自桡动脉掌浅支;拇短屈肌的血供来自桡动脉的掌浅支、拇主要动脉和示指桡侧动脉的分支;拇对掌肌的血供来自桡动脉掌浅支及第1掌心动脉、拇主要动脉、示指桡侧动脉和掌深弓的分支;拇收肌的血供来自拇主要动脉和示指桡侧动脉(二者有的汇合形成第1掌心动脉)及部分发自掌深弓的分支。

神经支配:拇短展肌通常由正中神经运动返支支配,这是唯一一块由正中神经恒定支配的鱼际肌;拇短屈肌的浅头通常由正中神经的运动返支支配,深头通常由尺神经的深支支配;拇对掌肌由正中神经的外侧终末支支配,通常尺神经终末深支的一个分支也支配该肌;拇收肌由尺神经深支支配。

【主要作用】拇短展肌作用是在与手掌面垂直的平面上向前牵拉拇指(外展)。受试者拇指在与手掌呈直角的位置对抗阻力外展,可以看见并感觉到该肌。

拇短屈肌作用是屈掌指关节。受试者屈拇指的掌指关节并保持指间关节完全伸展时可摸到拇短屈肌。

拇对掌肌作用是屈拇指的掌骨。受试者抵抗阻力用拇指触碰小指的基底部可摸到拇对掌肌。

拇收肌是最大的和最强大的内在肌,且其作用是使拇指靠近手掌,当抓握姿势拇指外展、旋转、屈曲并与其余手指相对时,可发挥它的最佳作用。受试者拇指在与掌面垂直的位置抵抗阻力内收可以摸到拇收肌。

【相关病症】拇指疼痛、无力、活动受限。

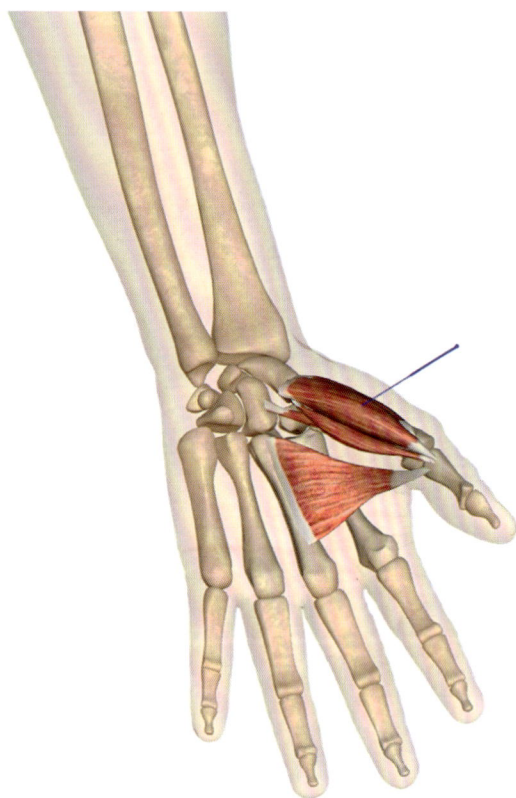

图 14-1-1　鱼际肌针刺示意图

【**相关穴位**】鱼际、合谷。

【**治疗部位**】肌腹或触诊肌肉硬结处。

【**针刺方法**】肌腹触诊到的硬结斜刺 1~2cm。见图 14-1-1。

【**应用经验**】拇指对掌、内收无力,还和正中神经、尺神经卡压有关。本肌群和拇指的腱鞘炎有关,经常使用手机者易于劳损,可通过针刺本肌肉群来治疗。

二、小鱼际肌(小指展肌、小指短屈肌和小指对掌肌)

【起止点】小指展肌起自屈肌支持带和豌豆骨,止于小指近节指骨底;小指短屈肌起自屈肌支持带和钩骨,止于小指近节指骨底;小指对掌肌起于屈肌支持带和钩骨,止于第5掌骨内侧。

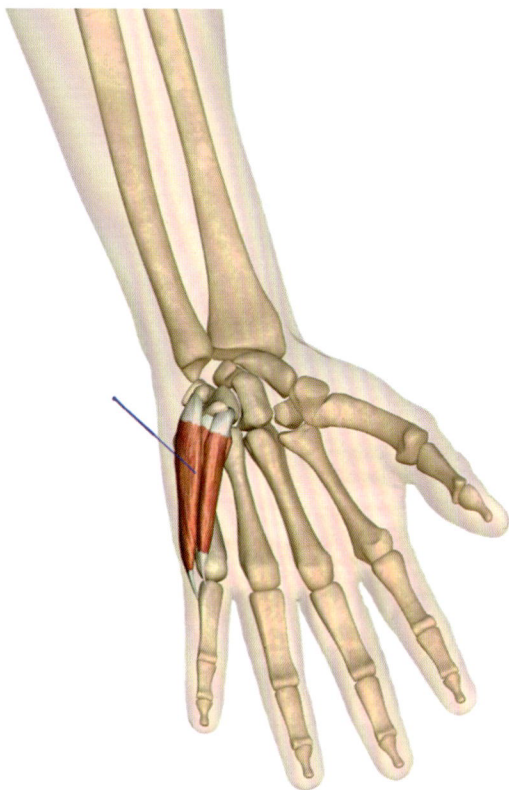

图 14-2-1　小鱼际肌针刺示意图

【解剖详解】

小指展肌起于屈肌支持带和豌豆骨,还有部分纤维起于尺侧腕屈肌腱和豆钩韧带、屈肌支持带、前臂筋膜、掌长肌腱或尺侧腕屈肌。其止于1个分成2束的扁平肌腱:一束附着于小指近侧指骨底的尺侧,另一束附着于小指伸肌腱膜扩展部的尺侧缘。有的纤维还可借助豌豆骨的肌束附着于第5掌骨。

小指短屈肌起于钩骨钩的凸面和屈肌支持带的掌面,它与小指展肌一起止于小指近节指骨底尺侧。小指短屈肌可缺如,或与小指展肌融合,也可通过肌束附着于第5掌骨远端。

小指对掌肌是一块三角形的肌,在小指展肌和小指短屈肌的下方。它起于钩骨钩的凸面,以及屈肌支持带的延伸部。它止于第5掌骨尺侧缘的全长及邻近的掌侧面。

血液供应:小指展肌和小指短屈肌的血供来自尺动脉掌深支及掌浅弓尺侧端的分支;而小指内侧缘的血供来自指掌侧固有动脉。小指对掌肌的血供来自尺动脉的掌深弓和掌深弓内侧端的一些分支。

神经支配:由尺神经深支支配。

【主要作用】小指展肌外展小指使其离开第4指,如当指伸直时,习惯性地扩展手指。第2~4指在屈或伸且紧紧地内收时,小指也可伸展。抵抗阻力伸展小指可触及小指展肌收缩。

小指短屈肌可屈小指的掌指关节,同时伴有一定的旋外。受试者指间关节伸直,抵抗阻力屈曲小指掌指关节可触及小指短屈肌收缩。

小指对掌肌屈第5掌骨,在腕掌关节使其向前或外旋,这加深了手掌的凹陷。这些动作,连同掌指关节和指间关节的屈曲和外旋,可使小指与拇指相对。受试者维持小指指间关节伸直,将小指指尖与拇指指尖相对可以触及此肌肉收缩。

【相关病症】小手指疼痛、无力、活动受限。也可以用来治疗身体其他远隔部位的疼痛。

【相关穴位】后溪、腕骨。

【治疗部位】肌腹或触诊肌肉硬结处。

【针刺方法】肌腹或触诊到的硬结直刺1~2cm。见图14-2-1。

三、手中间肌群（蚓状肌、骨间掌侧肌、骨间背侧肌）

【起止点】蚓状肌起于指深屈肌肌腱，止于第 2~5 指指背腱膜；骨间掌侧肌起于第 2 掌骨内侧面和第 4、5 掌骨外侧面，止于第 2、4、5 指指背腱膜；骨间背侧肌起于第 1~5 掌骨相邻侧，止于第 2~4 指指背腱膜。

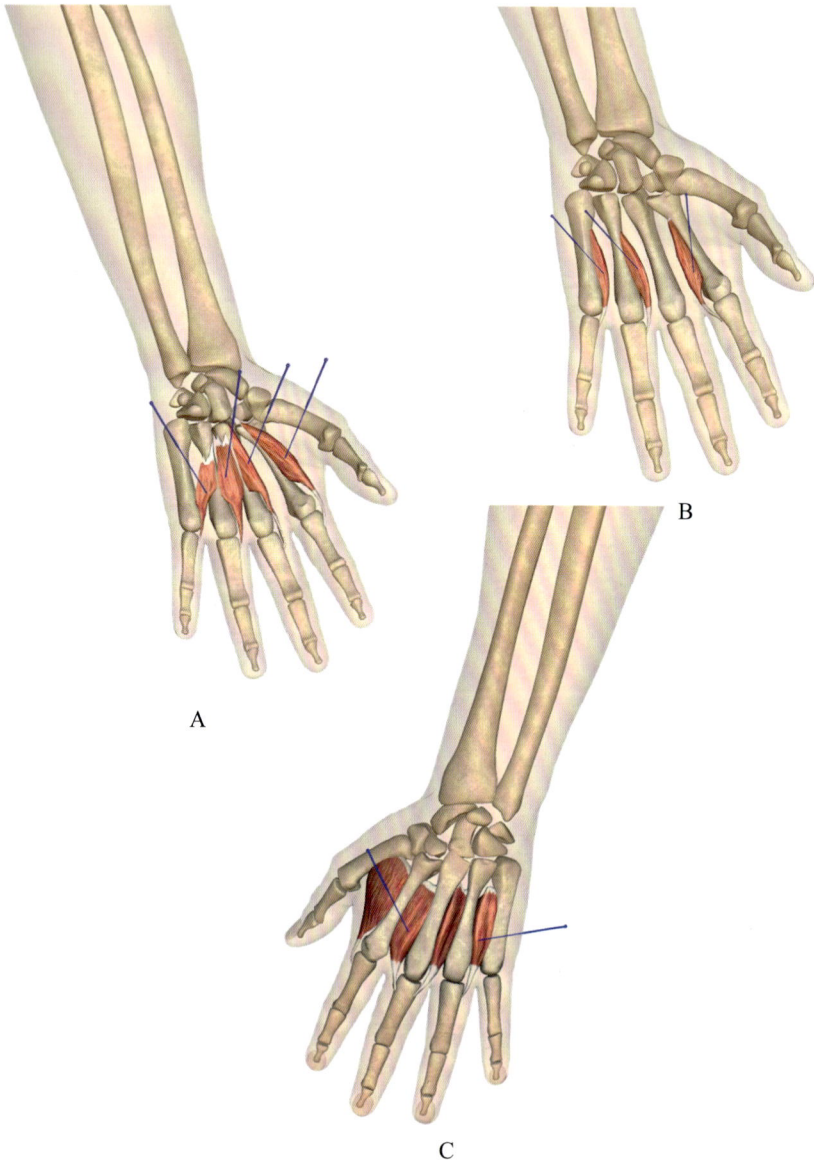

图 14-3-1　蚓状肌（A）、骨间掌侧肌（B）、骨间背侧肌（C）针刺示意图

【解剖详解】中间群位于掌心,包括蚓状肌和骨间肌。

蚓状肌为 4 条细束状小肌,位于手掌中部,掌腱膜深面。第 1、2 蚓状肌分别起自第 2、3 指深屈肌腱外侧,第 3、4 蚓状肌分别起自第 3~5 指深屈肌腱相邻侧,4 条肌依次经第 2~5 指掌指关节外侧,止于指背腱膜。

骨间掌侧肌共 3 块,位于指深屈肌腱和蚓状肌深面,在第 2~4 掌骨间隙内,起自掌骨,分别经第 2 指的尺侧和第 4~5 指的桡侧,止于指背腱膜。

骨间背侧肌共 4 块,位于 4 个掌骨间隙的背侧。起自第 1~5 掌骨的相邻侧,分别经第 2 指近节指骨底外侧、第 3 指近节指骨底两侧和第 4 指近节指骨底内侧,止于第 2~4 指指背腱膜。

血液供应:第 1、2 蚓状肌的血供分别来自第 1、2 掌背动脉和指背动脉。第 3、4 蚓状肌的血供来自第 2、3 指掌侧总动脉、第 3、4 指背动脉以及它们与指掌动脉的吻合支。骨间掌侧肌的血供来自掌深弓、拇主要动脉、示指桡侧动脉、掌心动脉、近端和远端穿动脉、指掌侧总动脉和指掌侧固有动脉的部分分支。骨间背侧肌的血供来自掌背动脉(第 1~4)、掌心动脉(第 2~4)、桡动脉、拇主要动脉、示指桡侧动脉、掌深弓的 3 条穿支动脉(近端穿支动脉)和 3 条远端穿支动脉。

神经支配:第 1、2 蚓状肌由正中神经支配,有时也会受尺神经终末深支的支配。第 3、4 蚓状肌由尺神经终末深支支配。第 3 蚓状肌通常接受正中神经的支配。

【主要作用】蚓状肌收缩时屈第 2~5 指掌指关节和伸其指骨间关节。骨间掌侧肌收缩时内收第 2、4、5 指(向中指靠拢);屈第 2、4、5 指掌指关节和伸其指骨间关节。骨间背侧肌收缩时固定第 3 指,外展第 2、4 指(远离中指);屈第 2~4 指掌指关节和伸其指骨间关节。

【相关病症】手指疼痛、手指僵硬与手指反应迟钝。也可以用来治疗身体其他远隔部位的疼痛。

【相关穴位】三间、二间、合谷、少府、劳宫、液门、中渚、外劳宫、八邪。

【治疗部位】肌腹或触诊肌肉硬结处。

【针刺方法】肌腹或触诊到的硬结直刺 1~2cm。见图 14-3-1。

【应用经验】本组肌肉和手指的腱鞘炎以及腱鞘囊肿有关,可以直刺或斜刺肌腹来治疗上病。

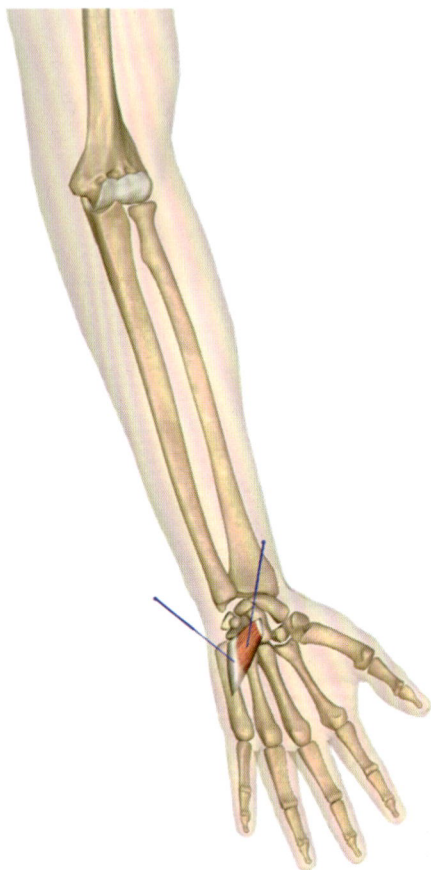

图 14-4-1　掌短肌针刺示意图

四、掌短肌

【起止点】起点：屈肌支持带和掌腱膜中心部的内侧缘；止点：手掌尺侧真皮层。

【解剖详解】掌短肌是一块呈四边形的薄肌，位于手掌尺侧的皮下。它起于屈肌支持带和掌腱膜中心部的内侧缘，止于手掌尺侧真皮层。

血液供应：掌短肌的血供来自掌浅弓尺侧端的分支。

神经支配：掌短肌由尺神经浅支支配。

【主要作用】掌短肌皱缩手掌尺侧的皮肤，并通过收缩小鱼际加深掌心凹陷。受试者用小指指尖触碰相对的拇指指尖，手掌尺侧检测的皮肤可以看到皱褶。

【相关病症】手指疼痛、僵硬、无力。也可以用来治疗身体其他远隔部位的疼痛。

【相关穴位】少府、劳宫。

【治疗部位】肌腹或触诊肌肉硬结处。

【针刺方法】肌腹或触诊到的硬结直刺 1~2cm。见图 14-4-1。

【应用经验】针灸治疗掌腱膜挛缩症有一定的效果，推测和本肌肉有关。

第十五章
髋 肌

髋肌又叫骨盆带肌,主要起自骨盆的内面和外面,跨过髋关节,止于股骨上部,主要运动髋关节。按其所在的部位和作用,可分为前、后两群。前群共有 2 块,包括髂腰肌和阔筋膜张肌。后群肌主要位于臀部,故又称臀肌,有 7 块。浅层有臀大肌,中层有臀中肌、梨状肌、闭孔内肌、股方肌,深层有臀小肌和闭孔外肌。

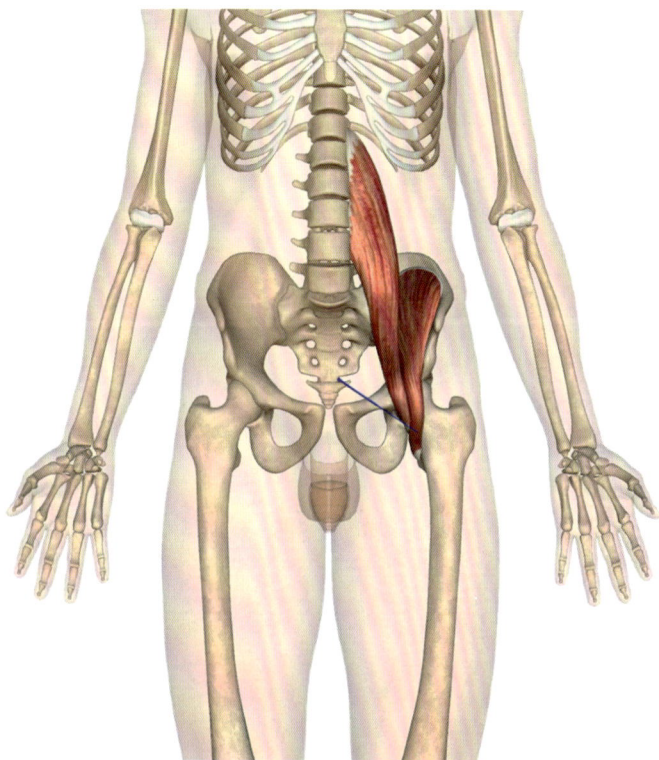

图 15-1-1 髂腰肌针刺示意图

视频 18 腰大肌针刺演示

一、髂腰肌

【**起止点**】起点：腰大肌起自第 12 胸椎～第 5 腰椎椎体侧面和横突；髂肌起自髂窝。止点：股骨小转子。

【**解剖详解**】髂腰肌由腰大肌和髂肌组成。腰大肌位于脊柱的腰部两侧，起自腰椎体侧面和横突，有 5 个指状突起，每个均起自相邻的 2 个腰椎椎体及其间的椎间盘。最高起点在第 12 胸椎椎体下缘和第 1 腰椎上缘及二者间的椎间盘。最低起点在第 4 和第 5 腰椎间相邻的边缘及其二者间的椎间盘。一系列腱弓延伸越过上述指状突起与腰椎椎体围成的狭窄区域，腰动、静脉和交感干丛分支走行于腱弓的内侧。上 4 个腰椎的椎间孔与附着的腰大肌具有重要的关系。这些椎间孔位于横突的前方，肌附着点的腰椎、椎间盘及腱弓的后方。腰丛神经的起始部直接进入腰大肌，并走行其中，从肌的边缘和表面浅出。

髂肌位于腰大肌外侧，呈扇形，起自髂窝上 2/3、髂嵴内侧唇、骶髂韧带和髂腰韧带的腹侧面及髂骨外侧部上面，并接收来自髋关节囊上部的部分纤维。两肌向下汇合，经腹股沟韧带深面，髋关节囊前方，汇聚成肌腱止于股骨小转子。髂肌肌腱下滑液囊与髋关节腔相通，其将肌腱与耻骨和髋关节囊相隔开。

血液供应：腰大肌的血供来自腰动脉、髂腰动脉、闭孔动脉、髂外动脉和股动脉形成的动脉网。总体上，肌上部血供来自腰动脉，中部来自髂腰动脉前支（肌的主要动脉）、旋髂深动脉及髂外动脉，远段来自股动脉分支。髂肌的血供来自供应腰大肌的动脉网，每块肌都有互相重叠的动脉区域，主要血供来自髂腰动脉的髂支，旋髂深动脉、闭孔动脉及股动脉的分支也参与供血。

神经支配：腰大肌主要由腰神经前支（L_1、L_2 及部分 L_3）支配；髂肌的神经支配来自股神经的分支（L_2 和 L_3）。

【**主要作用**】腰大肌和髂肌共同收缩，使髋关节前屈和外旋；下肢固定时，可使躯干前屈，如仰卧起坐。

【**相关病症**】腰背痛，臀痛，大腿前侧和腹股沟痛，盆腔痛。以上疼痛的特征是腰部后伸时加重。

【**相关穴位**】子宫、冲门、府舍、五枢、维道、髀关。

【**治疗部位**】腹股沟韧带中点外下 2cm 处，髂腰肌的小转子附着点。

【**针刺方法**】直刺 3~4cm。见图 15-1-1。

【应用经验】本肌肉损伤引起的腰痛,以腰部后伸时受限疼痛为主。由于腰丛、骶丛神经和本肌肉解剖毗邻关系较大,因此也会引起下肢放射性的疼痛。腰椎横突之间进针亦可,但小转子附着点处更安全。

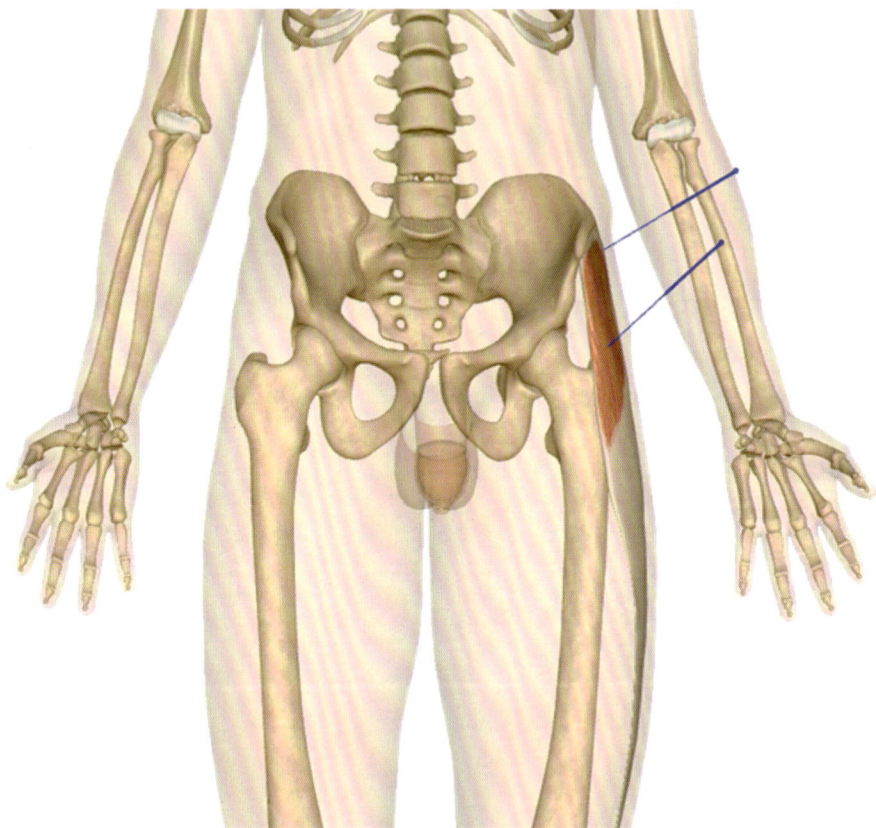

图 15-2-1　阔筋膜张肌针刺示意图

视频 19　阔筋膜张肌针刺演示

二、阔筋膜张肌

【**起止点**】起点：髂前上棘；止点：移行为髂胫束，止于股骨外侧髁。

【**解剖详解**】阔筋膜张肌位于大腿上部前外侧。起自髂前上棘，肌腹在阔筋膜两层之间，向下移行为髂胫束，止于胫骨外侧髁。

血液供应：阔筋膜张肌的血供主要来自旋股外侧动脉的升支。肌上部接受臀上动脉分支的供血，肌的筋膜浅层由旋髂浅动脉供血，深层则由旋股外侧动脉供血。

神经支配：阔筋膜张肌由臀上神经（L_4、L_5 和 S_1）支配。

【**主要作用**】伸膝时外旋小腿，也可协助外展和内旋股部。其主要的作用是维持姿势。

【**相关病症**】髋痛，可沿大腿向下延伸至膝盖。

【**相关穴位**】居髎、髀关。

【**治疗部位**】肌肉起止点、肌腹或触诊肌肉硬结处。

【**针刺方法**】触诊硬结处斜刺 2~3cm；髂前上棘、胫骨外侧髁贴骨面平刺1~2cm。见图 15-2-1。

【**应用经验**】本肌肉是髋关节的内旋肌，紧张挛缩时，髋关节的外旋会受限。长期紧张还会导致屈髋体态以及膝关节疼痛。

结构针灸
Structure-based Medical Acupuncture

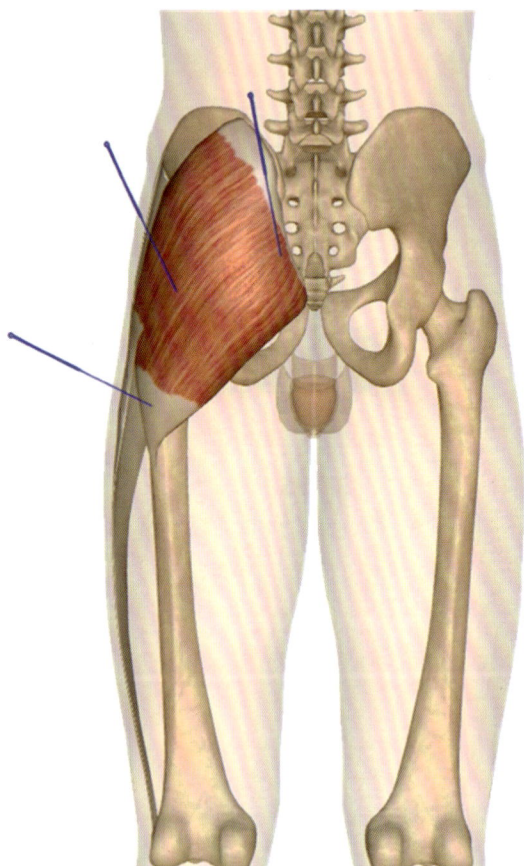

图 15-3-1　臀大肌针刺示意图

三、臀大肌

【起止点】起点:髂骨翼外面,骶、尾骨背面及骶结节韧带;止点:股骨的臀肌粗隆和髂胫束。

【解剖详解】臀大肌位于臀部肌的浅层,大而肥厚。起自髂骨翼外面和骶骨背面,肌束斜向下外,止于髂胫束和股骨的臀肌粗隆。

血液供应:臀大肌的营养血管主要是臀下动脉。起始部分由臀上动脉供血。臀大肌外侧远端下缘接受股深动脉的第 1 穿动脉和旋股内侧动脉的供血。其他小分支来自旋股外侧动脉、骶外侧动脉和阴部内动脉。

神经支配:臀大肌由臀下神经(L_5、S_1 和 S_2)支配。

【主要作用】此肌收缩时,使髋关节伸和旋外;下肢固定时能伸直躯干,防止躯干前倾。

【相关病症】臀腿痛。

【相关穴位】小肠俞、膀胱俞、中膂俞、白环俞、中髎、下髎、会阳、承扶、胞肓、秩边、环跳。

【治疗部位】触诊肌肉硬结处或肌肉起止点。

【针刺方法】触诊硬结处贯刺 3~5cm;骶骨背面、臀肌粗隆贴骨面斜刺 3~5cm。见图 15-3-1。

【应用经验】本肌肉是重要的伸髋肌。损伤表现为臀部疼痛,久坐或屈髋时加重。查体在股骨外侧的臀大肌线处有压痛。

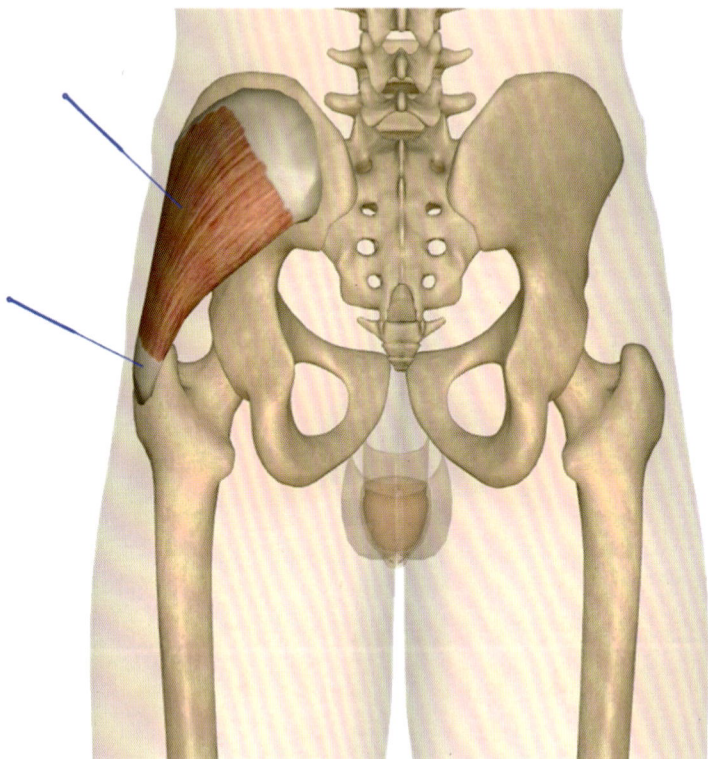

图 15-4-1　臀中肌针刺示意图

四、臀中肌

【**起止点**】起点：髂骨翼外侧面；止点：股骨大转子。

【**解剖详解**】臀中肌前上部位于皮下，后下部位于臀大肌的深面。臀中肌呈扇形，皆起自髂骨翼外面，肌束向下集中形成短腱，止于股骨大转子。

血液供应：臀中肌的血供主要来自臀上动脉深支，肌的远端部分血供来自转子间吻合支。

神经支配：臀中肌由臀上神经（L_4、L_5 和 S_1）支配。

【**主要作用**】使髋关节外展，前部肌束可使髋关节旋内，后部肌束使髋关节旋外。

【**相关病症**】腰背痛、臀痛，有时放射到大腿。

【**相关穴位**】胞肓、秩边、居髎。

【**治疗部位**】触诊肌肉硬结处或肌肉起止点。

【**针刺方法**】触诊硬结处贯刺 3~5cm；髂骨翼外面、股骨大转子贴骨面斜刺 3~5cm。见图 15-4-1。

【**应用经验**】本肌肉是髋关节外展肌和髋关节稳定肌。损伤后表现为行走时髋关节外摆较大，也是注射引起的臀肌挛缩之处。

結構針灸
Structure-based Medical Acupuncture

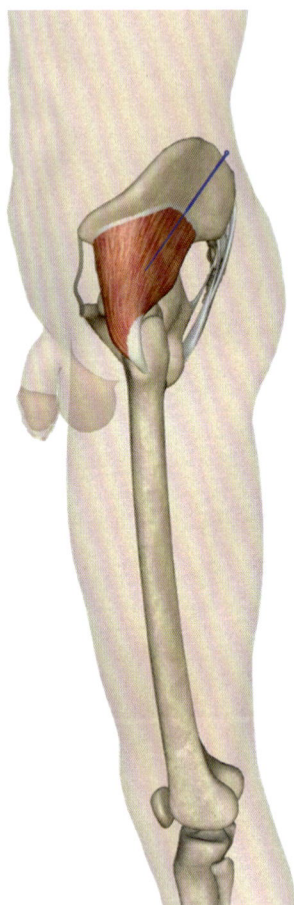

图 15-5-1　臀小肌针刺示意图

五、臀小肌

【**起止点**】起点：髂骨翼外面；止点：股骨大转子。

【**解剖详解**】臀小肌位于臀中肌深面。呈扇形，皆起自髂骨翼外面，肌束向下集中形成短腱，纤维向下汇聚至腱膜深面，形成肌腱并附着于大转子的前外侧嵴，有助于髋关节囊的扩张。

血液供应：臀小肌浅面和深面均有血管营养，主要来自臀上动脉主干及其深部分支，在其股骨附着处有转子间吻合支供应。

神经支配：臀小肌由臀上神经（L_4、L_5 和 S_1）支配。

【**主要作用**】使髋关节外展，前部肌束可使髋关节旋内，后部肌束使髋关节旋外。

【**相关病症**】臀部外侧痛，向下放射到大腿外侧、膝盖和小腿，延伸至脚踝。称为"假性坐骨神经痛"。

【**相关穴位**】秩边、居髎。

【**治疗部位**】触诊肌肉硬结处或肌肉起止点。

【**针刺方法**】触诊硬结处贯刺 3~5cm。髂骨翼外面、股骨大转子贴骨面斜刺 3~5cm。见图 15-5-1。

【**应用经验**】本肌肉是髋关节外展肌和髋关节稳定肌，损伤后表现为行走时髋关节外摆较大。位置较深，需用长针。

结构针灸
Structure-based Medical Acupuncture

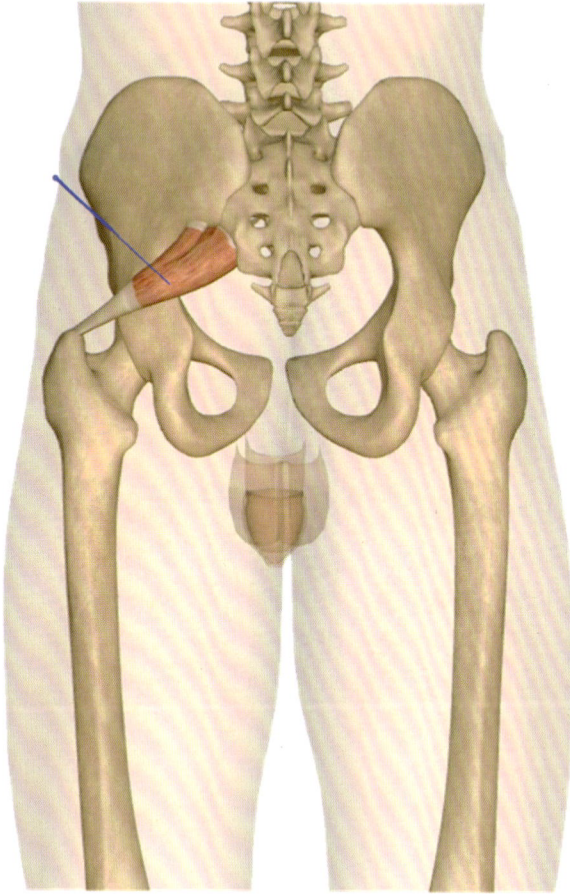

图 15-6-1 梨状肌针刺示意图

六、梨状肌

【起止点】起点：骶骨前面、骶前孔外侧；止点：股骨大转子。

【解剖详解】梨状肌位于臀中肌的下方。起自盆内骶骨前面、骶前孔的外侧，肌束向外出坐骨大孔达臀部，止于股骨大转子尖端。

血液供应：在臀部，梨状肌的血供主要来自臀上动脉，部分来自阴部内动脉的孖肌支。也有来自臀下动脉的单个分支供血。在盆内，血供主要来自骶外侧动脉，部分来自臀血管。

神经支配：由梨状肌支（S_1 和 S_2）支配（有的仅来自 S_2）。可能有来自 L_5 的神经纤维。

【主要作用】使髋关节外展和旋外。

【相关病症】臀腿部麻木、疼痛。

【相关穴位】中膂俞、白环俞、中髎、环跳。

【治疗部位】触诊肌肉硬结处或肌肉起止点。

【针刺方法】触诊硬结处直刺 4~7cm。见图 15-6-1。

【应用经验】梨状肌的上口有臀上神经发出，支配臀中肌、臀小肌和阔筋膜张肌，卡压会导致上述肌肉的疼痛无力。下口有坐骨神经发出，卡压会引起下肢的放射性疼痛。

结构针灸
Structure-based Medical Acupuncture

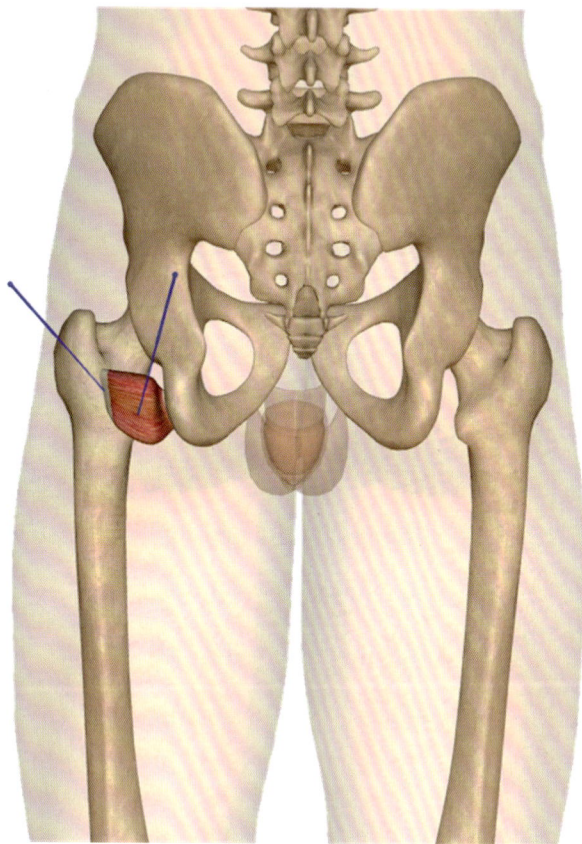

图 15-7-1　股方肌针刺示意图

七、股方肌

【起止点】起点：坐骨结节外侧面上部；止点：股骨转子间嵴。

【解剖详解】股方肌是位于下孖肌和大收肌上缘之间的扁平四边形肌，位于闭孔外肌的浅面。起自坐骨结节，向外止于转子间嵴。坐骨神经从后面跨过此肌。

血液供应：动脉来自臀下动脉和旋股内侧动脉的分支，后者也供应该肌深面。

神经支配：股方肌由股方肌支（L_5 和 S_1）支配。

【主要作用】使股骨旋外。

【相关病症】臀腿痛。

【相关穴位】环跳。

【治疗部位】触诊肌肉硬结处，或肌肉止点。

【针刺方法】大转子内侧到坐骨结节之间，从下向上触诊到的第 1 个肌肉为股方肌。触诊硬结处贯刺 3~5cm。或大转子内侧肌肉止点处斜刺 2~3cm。

【针刺方法】贯刺法。见图 15-7-1。

【应用经验】后方有坐骨神经，该肌肉损伤也会刺激坐骨神经痛。

结构针灸
Structure-based Medical Acupuncture

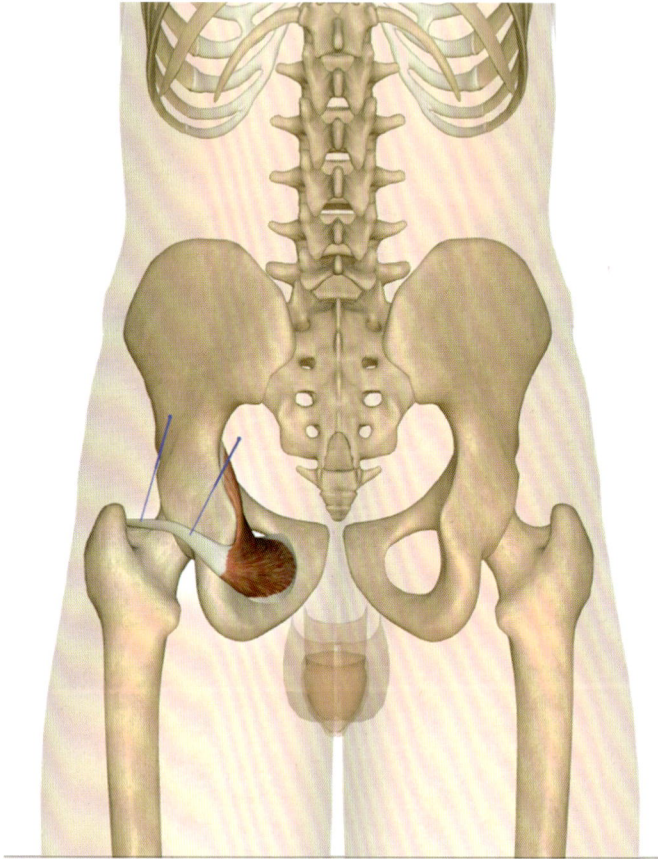

图 15-8-1　闭孔内肌针刺示意图

八、闭孔内肌

【起止点】起点：闭孔筋膜内面及其周围骨面；止点：股骨转子窝。

【解剖详解】闭孔内肌起自闭孔膜内面及其周围骨面，肌束向后集中成为肌腱，穿坐骨小孔出骨盆后，呈直角转折向外侧，并与其上、下方的上孖肌和下孖肌部分融合，止于转子窝。其后方有坐骨神经横行穿过。

血液供应：闭孔内肌盆外部分的主要血供来自阴部动脉的孖肌支。盆内和盆外部分由闭孔动脉分支供血。

神经支配：闭孔内肌由闭孔内肌支（L_5 和 S_1）支配。

【主要作用】使髋关节外旋。

【相关病症】会阴痛、臀腿痛，大腿内侧麻木。

【相关穴位】环跳、急脉。

【治疗部位】触诊肌肉硬结处，或肌肉止点。

【针刺方法】大转子内侧到坐骨结节之间，股方肌上缘触诊硬结处直刺3~5cm。大转子内侧肌肉止点处斜刺 2~3cm。见图 15-8-1。

【应用经验】闭孔神经从闭孔肌中钻出，卡压后会出现大腿内侧的麻木。

结构针灸
Structure-based Medical Acupuncture

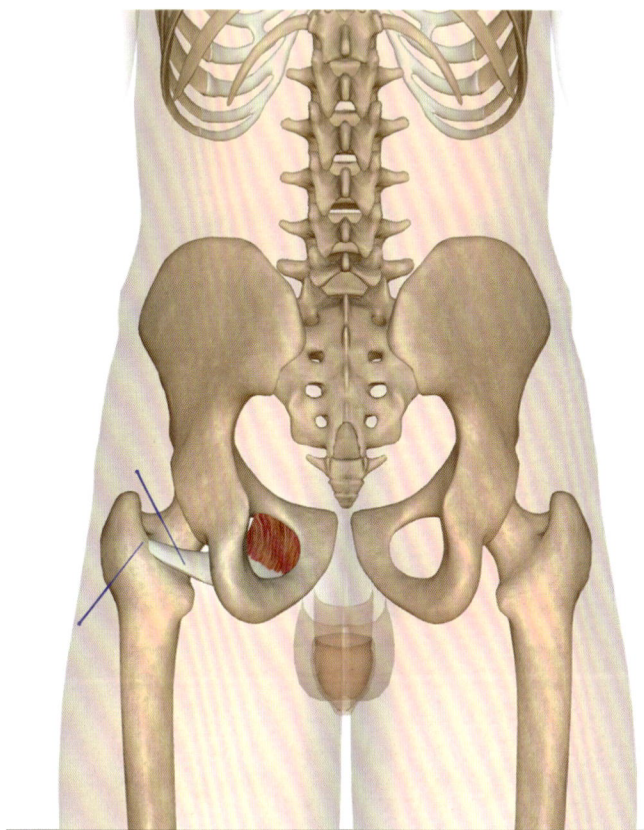

图 15-9-1　闭孔外肌针刺示意图

九、闭孔外肌

【起止点】起点：闭孔筋膜外面及其周围骨面；止点：股骨转子窝。

【解剖详解】闭孔外肌位于股方肌深面。起自闭孔膜外面及其周围骨面，跨过股骨颈下方、后面及髋关节关节囊的下部，止于股骨转子窝。

血液供应：闭孔外肌接受来自闭孔动脉和旋股内侧动脉分支的供血。

神经支配：闭孔外肌由闭孔神经（L_3 和 L_4）后支支配。

【主要作用】使髋关节外旋。

【相关病症】会阴痛。

【相关穴位】环跳、急脉。

【治疗部位】触诊肌肉硬结处，或肌肉止点。

【针刺方法】大转子内侧到坐骨结节之间，股方肌上缘触诊硬结处直刺 3~5cm。大转子内侧肌肉止点处斜刺 2~3cm。见图 15-9-1。

【应用经验】闭孔神经从闭孔肌中钻出，卡压后会出现大腿内侧的麻木。

上述六肌皆经髋关节囊后面，均可使髋关节旋外，但它们的主要作用类似于上肢肩关节周围的"肌腱袖"，是髋关节的固定肌。

结构针灸
Structure-based Medical Acupuncture

第十六章
大 腿 肌

大腿肌分为前群、后群、内侧群。前群有缝匠肌、股四头肌；内侧群有耻骨肌、长收肌、短收肌、大收肌、股薄肌；后群有股二头肌、半腱肌、半膜肌。

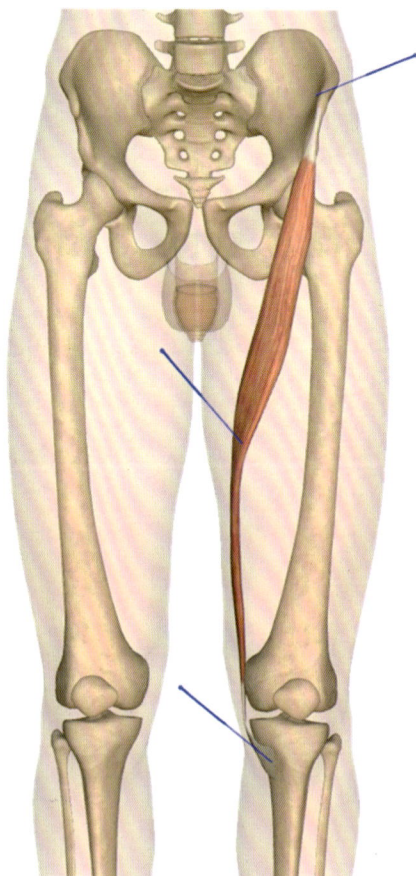

图 16-1-1 缝匠肌针刺示意图

一、缝匠肌

【起止点】起点：髂前上棘；止点：胫骨上端内侧面。

【解剖详解】缝匠肌位于大腿前面及内侧面浅层，是全身最长的肌，呈扁带状。起自髂前上棘，经大腿前面斜向下内，止于胫骨上端的内侧面。肌纤维在此终止，而薄且扁平的肌腱斜行弯向前方并扩展成宽腱膜。腱膜附着于胫骨内侧面近端，半腱肌、股薄肌前方，并和后两者一起形成鹅足。来自其上边缘的腱膜与膝关节囊融合，来自下边缘的腱膜与小腿内侧深筋膜浅层融合。

血液供应：缝匠肌的主要动脉供应来自股动脉的多个分支。

神经支配：缝匠肌由股神经（L_2 和 L_3）支配。

【主要作用】屈髋、屈膝关节，使已屈的膝关节旋内。

【相关病症】大腿前方浅层刺痛、鹅足囊炎。

【相关穴位】髀关、阴陵泉、箕门、冲门、府舍、曲泉、阴包。

【治疗部位】触诊肌肉硬结处或肌肉起止点。

【针刺方法】触诊硬结处斜刺 2~3cm；髂前上棘斜刺 2~3cm；鹅足囊处平刺 2~3cm，或刺络放血加拔罐。见图 16-1-1。

【应用经验】踢毽子等动作容易损伤本肌肉。紧张挛缩常导致胫骨内侧髁处的疼痛，除针刺外，在附着点局部放血拔罐也会有很好的效果。

结构针灸
Structure-based Medical Acupuncture

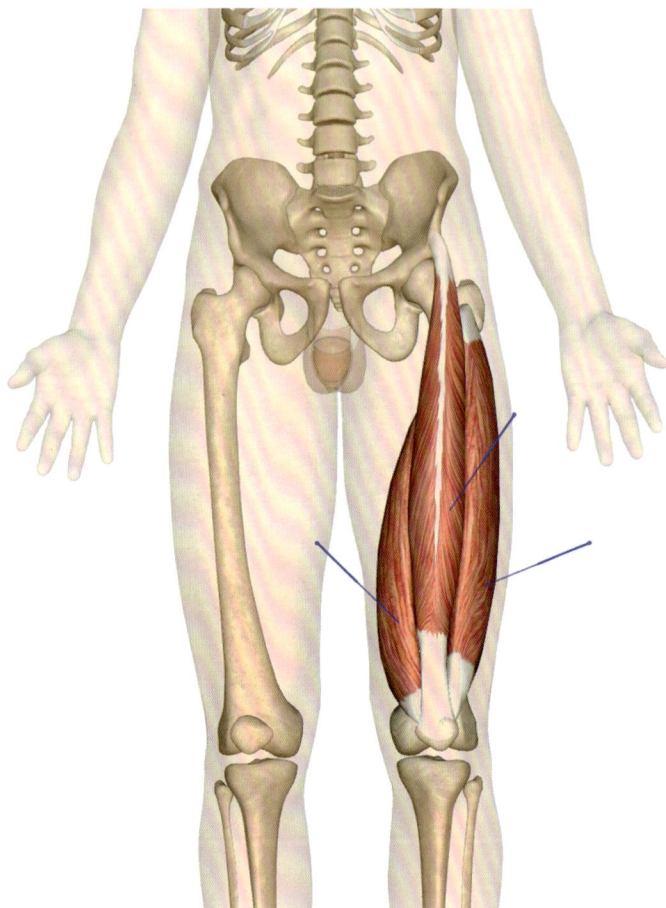

图 16-2-1　股四头肌针刺示意图

视频 20　股四
头肌针刺演示

二、股四头肌

【起止点】起点：股直肌一个头起自髂前下棘；一个头起自髋臼上方和髋关节的纤维囊；股中间肌起自股骨体前面；股外侧肌起自股骨粗线外侧唇；股内侧肌起自股骨粗线内侧唇。止点：4个头合成一条肌腱包绕髌骨，向下延伸成髌韧带止于胫骨粗隆。

【解剖详解】股四头肌位于大腿前面，是全身最大的肌，有4个头，即股直肌、股内侧肌、股外侧肌和股中间肌。股外侧肌位于股骨的外侧，股内侧肌位于股骨的内侧，股中间肌位于股骨前方。股直肌同时跨越髋关节和膝关节，而另外3块股肌仅跨越膝关节。4个头向下构成髌腱，包绕髌骨的前面和两侧，向下续为髌韧带，止于胫骨粗隆。

血液供应：股四头肌的动脉供血归于股深动脉或旋股外侧动脉的单个分支，即"股四头肌动脉"。

神经支配：股四头肌和膝关节肌由股神经（L_2~L_4）支配。

【主要作用】屈髋关节和伸膝关节。

【相关病症】大腿痛、膝关节疼痛与无力。

【相关穴位】冲门、府舍、髌骨、髀关、伏兔、阴市、梁丘、风市、中渎、百虫窝、血海、犊鼻、箕门。

【治疗部位】触诊肌肉硬结处。

【针刺方法】触诊硬结处贯刺3~5cm。见图16-2-1。

【应用经验】本肌肉是膝关节前方疼痛的主要责任肌肉。本肌肉紧张会导致髌骨压力大；内、外侧肌的张力不均衡会导致髌骨移位，日久会形成髌骨软化。

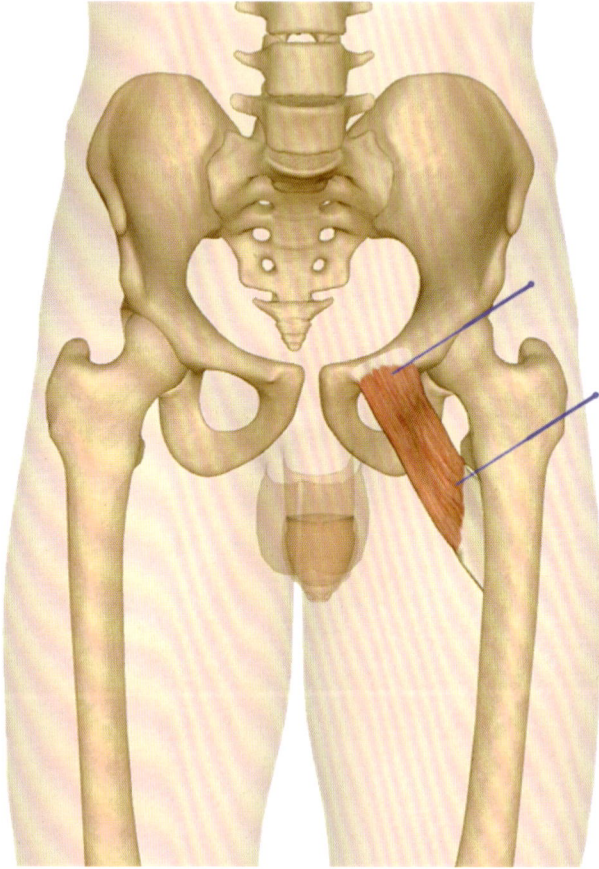

图 16-3-1　耻骨肌针刺示意图

三、耻骨肌

【**起止点**】起点：耻骨梳上支；止点：股骨粗线内侧唇上部。

【**解剖详解**】耻骨肌起自耻骨梳、髂耻支和耻骨结节之间的前方及其前面的筋膜。肌纤维起始后向后内侧下降，之后转向后外侧，止于小转子和股骨粗线之间连线。肌近端部分或完全地和髋关节囊相连。

血液供应：旋股内侧动脉进入耻骨肌的浅表面，是耻骨肌主要的血供来源。耻骨肌近端由股动脉分支供血，深面由闭孔动脉供血。

神经支配：耻骨肌由股神经（L_2、L_3），副闭孔神经（L_3）等支配。有时亦由闭孔神经的分支支配。

【**主要作用**】内收股骨并使其向骨盆方向屈曲。

【**相关病症**】腹股沟区和髋关节疼痛。

【**相关穴位**】气冲、冲门、府舍、急脉、阴廉。

【**治疗部位**】触诊肌肉硬结处或肌肉起止点。

【**针刺方法**】触诊硬结处贯刺 2~3cm，或在耻骨梳平刺 1~3cm。见图 16-3-1。

【**应用经验**】损伤和痉挛的耻骨肌和长收肌是腹股沟疼痛的主要责任肌肉。

結構針灸
Structure-based Medical Acupuncture

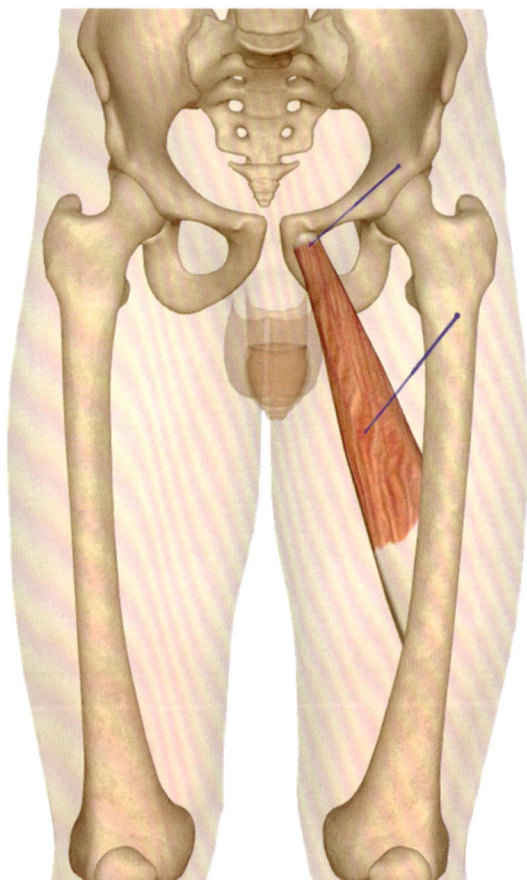

图 16-4-1　长收肌针刺示意图

四、长收肌

【起止点】起点：耻骨结节附近；止点：股骨粗线内侧唇中部。

【解剖详解】长收肌位于 3 块收肌的最前方，是一个大的扇形肌，和耻骨肌位于同一平面。它以一个窄、横而扁平的肌腱，从耻骨前方耻骨嵴和耻骨联合间成角的位置起始。随后肌腱扩展成宽大丰满的肌腹，向后外侧下降，在股内侧肌、大收肌和短收肌之间，以腱膜形式止于股骨中 1/3 的粗线上。其近侧端在运动过度时极易损伤：这是与运动相关的腹股沟痛的原因之一。

血液供应：长收肌主要的血液供应来自股深动脉的分支"收肌动脉"。近端还有来自旋股内侧动脉的分支供血，远端有来自股动脉和膝降动脉的供血。

神经支配：长收肌由闭孔神经的前支（$L_2 \sim L_4$）支配。

【主要作用】使髋关节内收和旋外。但也有文献表明收肌群大幅度或者强有力的内收股骨并不常见。它们更多的是在复杂的步态活动中起协同作用，并在一定程度上维持姿势。

【相关病症】大腿内侧和腹股沟疼痛，膝痛，夜尿多、漏尿。

【相关穴位】箕门、足五里、阴廉。

【治疗部位】触诊肌肉硬结处。

【针刺方法】触诊肌肉硬结处贯刺 2~3cm。见图 16-4-1。

【应用经验】耻骨肌和长收肌损伤和痉挛是腹股沟疼痛的主要责任肌肉。紧张的大腿内收肌群是盆底肌紧张、压力性尿失禁的主要责任肌。查体时，可见"4"字试验阳性。针刺大腿内收肌群的肌肉硬结可以缓解以上症状。

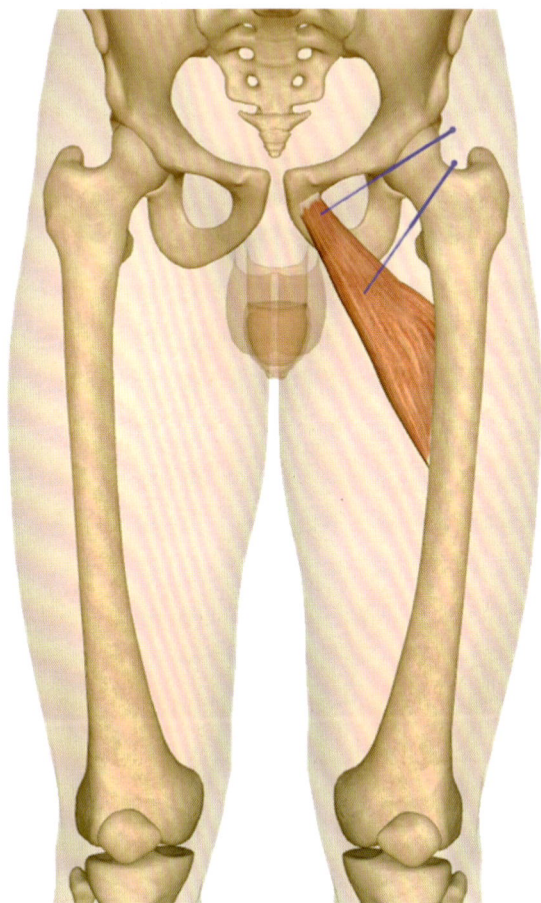

图 16-5-1　短收肌针刺示意图

五、短收肌

【起止点】起点：耻骨体和下支的外侧面；止点：股骨粗线内侧唇中部。

【解剖详解】短收肌位于耻骨肌和长收肌后方。它在股薄肌和闭孔外肌之间，以一个窄的附着点起自耻骨体和下支的外侧面，呈三角形，在向后外侧下行时扩展，以腱膜的形式止于股骨小转子到粗线的连线上部，紧邻耻骨肌后方，长收肌上部。短收肌常有 2~3 个独立的部分，也可能整合到大收肌内。

血液供应：短收肌的血液供应是可变的。通常供血直接来自股深动脉远侧端和收肌动脉近侧端。近端还有旋股内侧动脉供血。深面有闭孔动脉分支供血。

神经支配：短收肌由闭孔神经（L_2 和 L_3）支配。

【主要作用】使髋关节内收和旋外。但也有文献表明收肌群大幅度或者强有力的内收股骨并不常见。它们更多的是在复杂的步态活动中起协同作用，并在一定程度上维持姿势。

【相关病症】大腿内侧和腹股沟疼痛，膝痛，夜尿多、漏尿。

【相关穴位】箕门、足五里、阴廉。

【治疗部位】触诊肌肉硬结处或肌肉起止点。

【针刺方法】触诊肌肉硬结处贯刺 2~3cm。见图 16-5-1。

【应用经验】大腿内收肌群紧张是盆底肌紧张、压力性尿失禁的主要原因。查体时，可见"4"字试验阳性。针刺大腿内收肌群的肌肉硬结可以缓解以上症状。

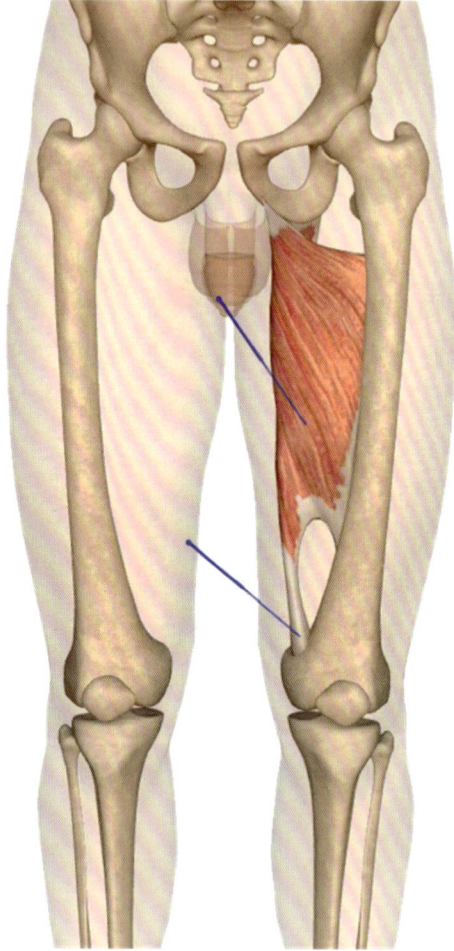

图 16-6-1　大收肌针刺示意图

六、大收肌

【**起止点**】起点：坐骨结节、坐骨支和耻骨下支；止点：股骨粗线内侧唇的上 2/3 和收肌结节。

【**解剖详解**】大收肌是一块大的三角形肌，起始于耻骨下支的小部分、坐骨支联合和坐骨结节的下侧外面。止于收肌结节的腱与股骨之间形成一裂孔，称为收肌腱裂孔，或收肌管下口，向下通腘窝，有股血管通过。

血液供应：大收肌的前方和后方同时接受血液供应。其前部供血更为重要，股深动脉、股动脉和闭孔动脉参与供血，主要的供血直接来自股深动脉的远端。大收肌的远端有股动脉和膝降动脉的供血。大收肌后部供血来自旋股内侧动脉的分支及第 1、2 穿动脉和腘血管。

神经支配：大收肌由闭孔神经和胫神经（$L_2 \sim L_4$）双重支配，后者还支配坐骨髁部。

【**主要作用**】在复杂的步态活动中起协同作用，并在一定程度上维持姿势。大收肌和长收肌的作用为内旋股部。

【**相关病症**】大腿前内侧疼痛，膝痛。

【**相关穴位**】血海、阴包、足五里、阴廉、百虫窝。

【**治疗部位**】触诊肌肉硬结处或肌肉起止点。

【**针刺方法**】触诊硬结处贯刺 2~3cm，或在收肌结节直刺 2~3cm。见图 16-6-1。

【**应用经验**】大收肌裂隙中有神经血管通过，因此本块肌肉的紧张，会影响膝关节以及下肢的血供。

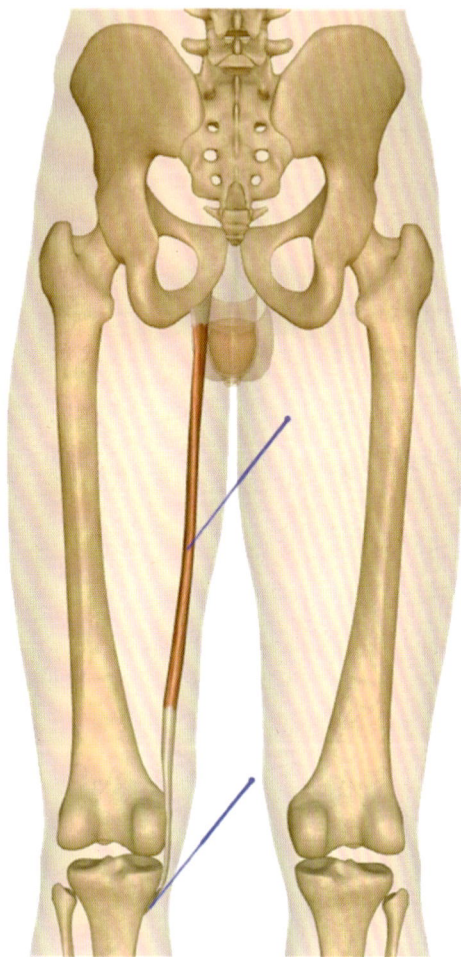

图 16-7-1　股薄肌针刺示意图

七、股薄肌

【**起止点**】起点：耻骨下支；止点：胫骨内侧髁。

【**解剖详解**】股薄肌位于收肌群的最浅层，薄而扁平，上方宽，下方窄。它以细腱膜的形式起始于耻骨体下半部的内侧缘、耻骨下支全部和部分毗邻的坐骨支。纤维垂直下行汇入一圆形肌腱，跨过股骨内侧髁和缝匠肌肌腱的后方。随后弯曲绕过胫骨内侧髁后散开，附着于胫骨内侧髁下部，形成鹅足的一部分。少量来自肌腱下部的纤维继续下行加入下肢的深筋膜中。经常有一小束肌纤维汇入腓肠肌内侧头肌腱。

血液供应：供应股薄肌的血管从其外侧面进入。主要分支来源于股深动脉的分支"收肌动脉"，在肌上、中 1/3 结合处进入肌。另 1 支起源于股动脉，相对次要，从肌的远端 1/3 处入肌。近端还有来自旋股内侧动脉的小分支供血。

神经支配：股薄肌由闭孔神经（L_2 和 L_3）支配。

【**主要作用**】股薄肌屈曲并内旋小腿，当足被固定，股薄肌沿胫骨外旋股骨和骨盆，并在行走过程中帮助平衡躯干。

【**相关病症**】大腿内侧的浅表疼痛、鹅足囊炎。

【**相关穴位**】曲泉、阴包、阴陵泉。

【**治疗部位**】触诊肌肉硬结处，或肌肉止点处。

【**针刺方法**】触诊肌肉硬结处贯刺 2~3cm，或胫骨内侧髁处平刺 2~3cm。见图 16-7-1。

【**应用经验**】鹅足囊炎除在胫骨内侧髁针刺或拔罐外，还可以针刺本肌肉缓解张力。

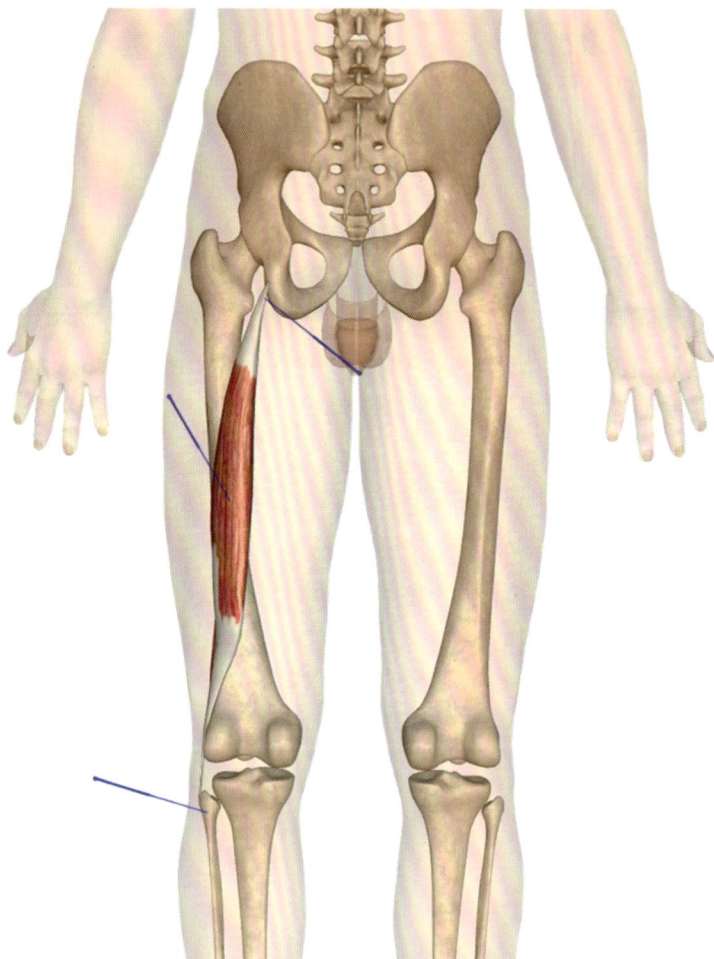

图 16-8-1 股二头肌针刺示意图

八、股二头肌

【起止点】起点：长头起自坐骨结节，短头起自股骨粗线外侧唇的下半部；止点：腓骨头。

【解剖详解】股二头肌位于股后部外侧。有长、短两个头，长头和半腱肌通过肌腱相连，起自坐骨结节，短头起自大收肌和股外侧肌之间的股骨粗线外侧唇。该附着线近端几乎延伸到臀大肌，远端沿外侧髁上线到股骨外侧髁5cm 内。两头汇合后，以长腱止于腓骨头。股二头肌长头沿外侧下行，横过坐骨神经，肌纤维以腱膜的形式终止。该腱膜在其深面接收到来自短头的肌纤维，并逐渐缩窄成一个肌腱（外侧腘绳肌腱）。肌腱的主要部分在腓侧副韧带周围分散并和腓骨头相连。剩余部分肌腱分成 3 个部分，中间的薄层与腓侧副韧带融合，其他部分在韧带浅层或深面走行，附着于胫骨外侧髁。

血液供应：股二头肌长头由第 1、2 穿动脉供血。另外，在坐骨附着处由臀下动脉和旋股内侧动脉供血；在远端 1/4 处由膝上外侧动脉供血。股二头肌短头上部由第 2、3 穿动脉供血，下部由膝上外侧动脉供血。

神经支配：股二头肌由坐骨神经（L_5、S_1 和 S_2）分支支配，长头由胫神经支配，而短头由腓总神经分支支配。

【主要作用】股部上端固定时，腘绳肌作用为屈膝；下端固定时，作用为伸髋，并对抗重力影响使躯干直立。当膝部半屈曲时，可使膝关节旋外。当髋关节伸展时，股二头肌可外旋股部。在舒适对称地站立时，由于股四头肌、收肌群和臀大肌的作用，腘绳肌是不活动的。但是，任何使髋关节重心前移的动作，会立即伴随腘绳肌的强烈收缩（这和臀大肌对比明显，臀大肌仅在强有力地伸髋关节时才收缩）。

【相关病症】坐骨结节痛，膝关节后方痛、外侧痛。

【相关穴位】承扶、殷门、浮郄、委阳。

【治疗部位】触诊肌肉硬结处或肌肉起止点。

【针刺方法】触诊硬结处贯刺 2~3cm，或在坐骨结节直刺 3~6cm，腓骨头处平刺 2~3cm。见图 16-8-1。

【应用经验】腘绳肌群是膝关节的主要屈肌。肌肉张力不协调时会出现膝关节内旋或外旋。从而导致内侧半月板或者外侧半月板的异常应力和磨损。同时也是导致坐骨结节疼痛的主要肌肉。其下方有坐骨神经，针刺时应该注意用针不宜过粗，避免损伤坐骨神经。

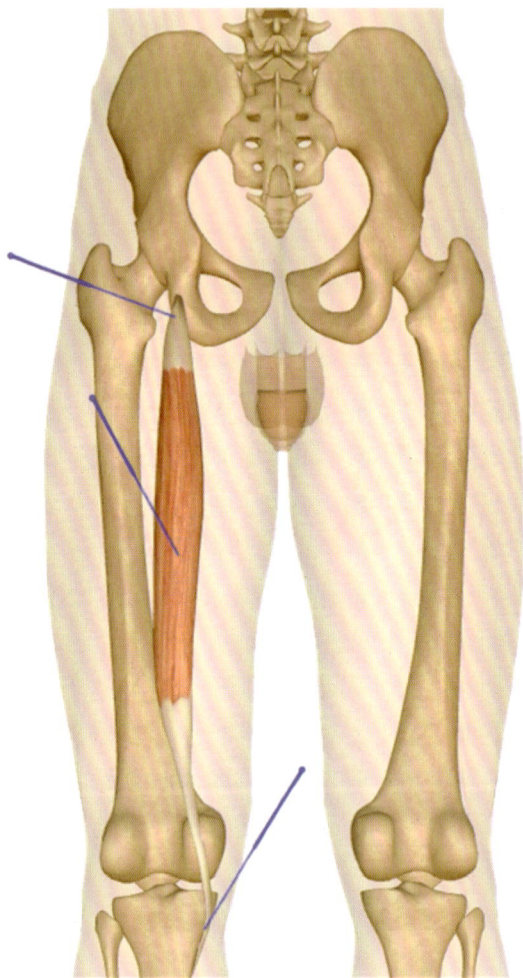

图 16-9-1　半腱肌针刺示意图

九、半腱肌

【起止点】起点：坐骨结节；止点：胫骨上端内侧。

【解剖详解】半腱肌位于股后部的内侧。肌腱细长，约占肌的下半，因而得名。半腱肌和股二头肌共同起自坐骨结节的下内侧压迹，自起点开始两者肌腱表面相邻，共同走行 7.5cm 左右。在股部中部以下延续为圆形肌腱，走行于半膜肌后面。该肌腱斜行绕过胫骨内侧髁，跨过膝关节内侧副韧带（在此被"鹅足"滑液囊分离），在缝匠肌止点后面，股薄肌止点远端止于胫骨内侧上端。在终点处，和股薄肌腱联合并延伸至小腿部的深筋膜和腓肠肌的内侧头。

血液供应：半腱肌血管有上、下支供血。上支来自旋股内侧动脉或第 1 穿动脉，下支从第 1 穿动脉上支的远侧发出。附加血液供应：坐骨附着处来自臀下动脉，胫骨附着处来自膝下内侧动脉分支。

神经支配：半腱肌由坐骨神经（L_5、S_1 和 S_2）分支支配。

【主要作用】屈膝、伸髋，使已屈的膝关节旋内。

【相关病症】臀痛、腿痛、膝关节后方痛。

【相关穴位】阴陵泉、承扶、殷门、阴谷、曲泉、阴包。

【治疗部位】触诊肌肉硬结处或肌肉起止点。

【针刺方法】触诊硬结处贯刺 2~3cm，或在坐骨结节直刺 3~6cm，胫骨上端内侧直刺 2~3cm。见图 16-9-1。

【应用经验】屈膝时半腱肌使膝关节旋内，因此屈膝时的膝关节旋转运动（例如滑雪）有可能损伤本肌肉。同时也是导致鹅足囊处疼痛和坐骨结节疼痛的主要责任肌肉之一。

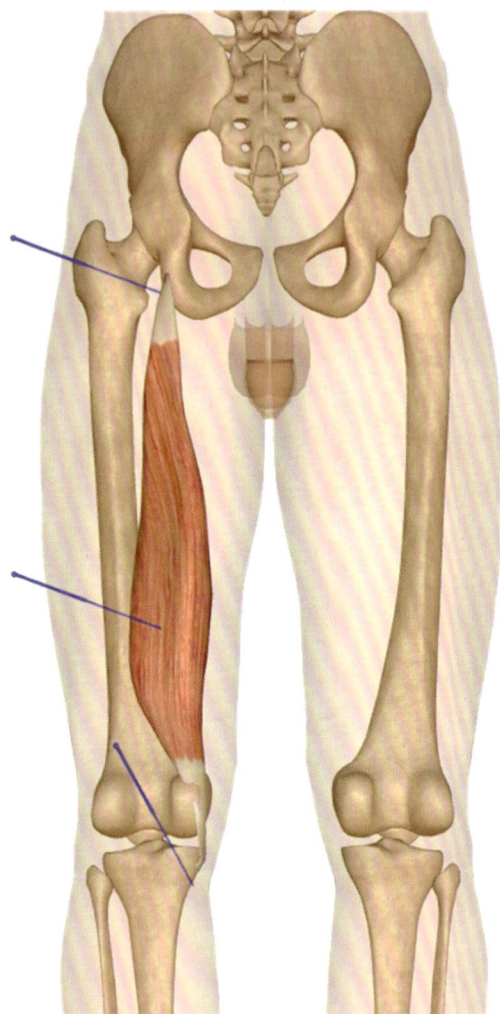

图 16-10-1　半膜肌针刺示意图

视频 21　半膜
肌针刺演示

十、半膜肌

【**起止点**】起点：坐骨结节；止点：胫骨内侧髁后面。

【**解剖详解**】半膜肌位于半腱肌深面。上部是扁薄的腱膜，几乎占肌的一半，因而得名。上端起自坐骨结节外上侧的压迹。肌腱从坐骨结节和坐骨支开始，在大收肌腹侧面扩展。之后，半膜肌肌腱增宽并在半腱肌和股二头肌长头深面下行。大约在股中间部位出现肌纤维，并在肌下部后面汇聚成第2个腱膜，最终成为远端圆形、致密坚韧的肌腱。半膜肌肌腱在膝水平分为5个部分，1个主要部分附着于在胫骨内侧髁后面的结节（有时称为腱结节），其他部分：紧邻内侧副韧带之后，1个细条连接到胫骨内侧缘；1条薄的纤维延伸到腘窝筋膜；1条索样的肌腱附着于胫侧副韧带深面、胫骨内侧髁背侧下唇和邻近的沟；1个膨出的腱束向上倾斜走行，到达股骨髁间线和股骨外侧髁，并形成膝关节腘斜韧带的大部分。

血液供应：半膜肌供血来源于穿动脉，通常是所有穿动脉，但主要来自第1穿动脉，有的来自第4穿动脉，股动脉或股深动脉分支营养肌远端，近端附着处可能由臀下动脉供血。

神经支配：半膜肌由通过坐骨神经的分支胫神经（L_5、S_1 和 S_2）支配。

【**主要作用**】屈膝、伸髋，使已屈的膝关节旋外。

【**相关病症**】臀痛、腿痛、膝关节后方痛；腘窝囊肿、半月板损伤。

【**相关穴位**】阴谷、曲泉、阴包、阴陵泉。

【**治疗部位**】触诊肌肉硬结处或肌肉起止点。

【**针刺方法**】触诊硬结处贯刺2~3cm，或在坐骨结节直刺3~6cm，胫骨内侧髁的后面贴骨面平刺2~3cm。见图16-10-1。

【**应用经验**】半膜肌分支到腘窝筋膜和腘斜韧带，腘窝囊肿的形成与半膜肌劳损关系大。

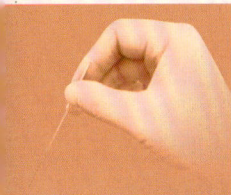

第十七章
小　腿　肌

　　小腿肌分为前群、后群和外侧群。前群有 3 块肌：胫前肌、跨长伸肌、趾长伸肌。外侧群有 2 块肌，即腓骨长肌和腓骨短肌。后群浅层是 1 块强大的小腿三头肌，由腓肠肌和比目鱼肌组成；深层有 4 块肌，腘肌在上方，另 3 块肌在下方。

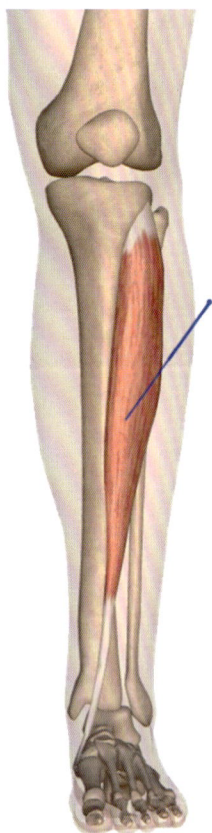

图 17-1-1　胫前肌针刺示意图

一、胫前肌

【起止点】起点：胫骨体外侧面的上 1/2 段；止点：内侧楔骨的内侧面和第 1 跖骨底。

【解剖详解】胫骨前肌位置表浅，在胫前外侧易于摸到。起于胫骨外侧髁、胫骨体外侧面的近端 1/2~2/3 段、附近骨间膜的前面及小腿筋膜的深面。该肌垂直向下在小腿下 1/3 处移行为肌腱；肌腱向下穿过上、下伸肌支持带的内侧份，然后斜向内下止于内侧楔骨的内侧面和下面及邻近的第 1 跖骨底。

血液供应：胫前肌的血供来源于胫前动脉的许多内侧支和前支，这些分支可能起自两个主干。还有来自邻近胫前返动脉的血液补充。其肌腱的血供来自踝前动脉及内踝动脉网、足背动脉、跗内侧动脉、胫后动脉内踝支和跟支。

神经支配：由腓深神经（L_4 和 L_5）支配。

【主要作用】使踝关节背屈、足内翻。当两种运动结合时，如行走，其活动最明显。可上提第 1 跖骨和内侧楔骨，使足背面旋外。胫骨前肌还具有支持足内侧纵弓的作用。在行走和跑步中，足趾蹬地时，该肌的作用则显著增强。

【相关病症】足踝前内侧、蹒趾背侧和内侧面疼痛、足下垂。

【相关穴位】足三里、上巨虚、条口、下巨虚、丰隆、公孙、中封、阑尾。

【治疗部位】触诊肌肉硬结处。

【针刺方法】触诊肌肉硬结处贯刺 2~3cm。见图 17-1-1。

【应用经验】本肌肉损伤无力会导致低足弓，从而引起蹒外翻，针刺肌肉硬结处治疗有效。

二、趾长伸肌和第三腓骨肌

【起止点】起点:腓骨前面、胫骨上端和小腿骨间膜;止点:分 5 条肌腱,4 条止于第 2~5 足趾中节和远节趾骨底,最外侧一条止于第 5 跖骨底,称第三腓骨肌。

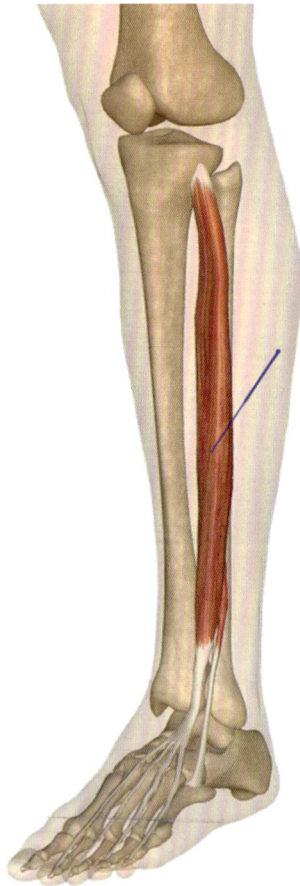

图 17-2-1　趾长伸肌和第三腓骨肌针刺示意图

【解剖详解】趾长伸肌起于胫骨外侧髁、腓骨近侧 3/4 段内侧面及邻近的骨间膜前面、小腿深筋膜深面、小腿前肌间隔及其与胫骨前肌之间的肌间隔；这些起点形成了一个骨腱膜管的壁。趾长伸肌和胫骨前肌在同一高度移行为肌腱，与第三腓骨肌一起越过上伸肌支持带后方和下伸肌支持带的环内。肌腱分为 4 束，于足背面前行，以与手的指伸肌腱相同的方式终止。在跖趾关节处，至第 2~4 趾的腱外侧各有趾短伸肌腱加入。这样就在近节趾背上形成趾背腱膜，就像手指的一样，接受蚓状肌和骨间肌的加入。腱膜到达近侧趾间关节处缩细，并分为 3 束：中间束止于中节趾骨底，2 个侧束在中节趾骨背面重新合并，止于远节趾骨底。至第 2 和 5 趾的肌腱有时可成对。可有副束止于距骨或蹞趾。

第三腓骨肌常被认为是趾长伸肌的一部分，为它的第 5 条肌腱。作用在该腱上的肌束起于腓骨内侧面远端 1/3 段或更远些，还起于邻近的骨间膜前面，小腿前肌间隔。其肌腱和趾长伸肌一起行经伸肌上支持带后方和伸肌下支持带环内。止于第 5 跖骨底背面内侧份，并且常有一薄腱膜沿跖骨体内侧缘向前延伸。

血液供应：趾长伸肌的血液供应主要来自胫前动脉的前外侧分支，远端有腓动脉穿支供应。邻近可能有膝下外侧动脉、腘动脉或胫前返动脉供应。在踝和足部，肌腱由内踝前动脉和内踝动脉网、足背动脉和足底的近侧和远侧动脉供应。

第三腓骨肌血液供应同趾长伸肌，在足部还接受弓状动脉的终末支和第 4 跖背动脉的补充。

神经支配：趾长伸肌和第三腓骨肌由腓深神经（L_5 和 S_1）分支支配。

【主要作用】趾长伸肌延伸至 4 个足趾外侧，协同胫骨前肌和伸肌伸趾，使足背屈，并和蹞长伸肌一起紧张跖腱膜。

【相关病症】足背部疼痛、典型的锤状趾。

【相关穴位】条口、下巨虚、丰隆、解溪、冲阳、陷谷、内庭、阳陵泉、外丘、光明、阳辅、悬钟、丘墟、足临泣、地五会、侠溪、行间、太冲、胆囊、八风。

【治疗部位】触诊肌肉硬结处。

【针刺方法】触诊肌肉硬结处贯刺 2~3cm。见图 17-2-1。

【应用经验】本肌肉紧张痉挛常见的症状是足部的四趾呈背伸状态，不能落地。也是跖骨疲劳性骨折的责任肌肉之一。针刺肌肉硬结处可缓解。

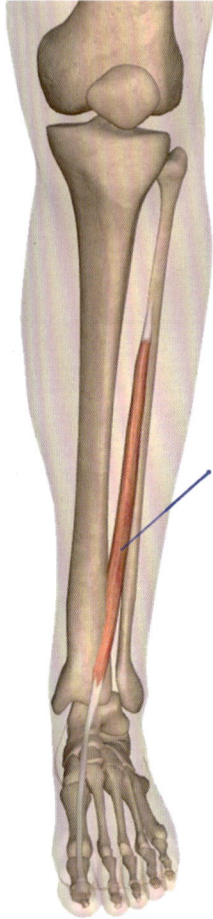

图 17-3-1　拇长伸肌针刺示意图

三、姆长伸肌

【**起止点**】起点：胫、腓骨上端和骨间膜前面；止点：姆趾远节趾骨底背面。

【**解剖详解**】姆长伸肌位于胫骨前肌和趾长伸肌之间。起自胫、腓骨上端和骨间膜前面，肌束行向远端移行为肌腱，肌腱穿过伸肌上、下支持带深面，在近小腿关节处跨至胫前血管内侧，止于姆趾远节趾骨底的背面。

血液供应：姆长伸肌的血供来自胫前动脉的斜行分支，有的由腓动脉穿支供应。远端肌腱由内踝前动脉和内踝动脉网、足背动脉和足底动脉的第 1 穿支供应。

神经支配：姆长伸肌由腓深神经（L_5）支配。

【**主要作用**】使踝关节背屈，伸姆趾。

【**相关病症**】足背部疼痛、姆外翻、典型的锤状趾。

【**相关穴位**】条口、下巨虚、丰隆、解溪、冲阳、太冲。

【**治疗部位**】触诊肌肉硬结处。

【**针刺方法**】触诊肌肉硬结处贯刺 2~3cm。见图 17-3-1。

【**应用经验**】本肌肉痉挛会导致姆趾呈锤状趾，保持背伸状态，不能落地。针刺肌肉硬结处可以快速缓解。

结构针灸
Structure-based Medical Acupuncture

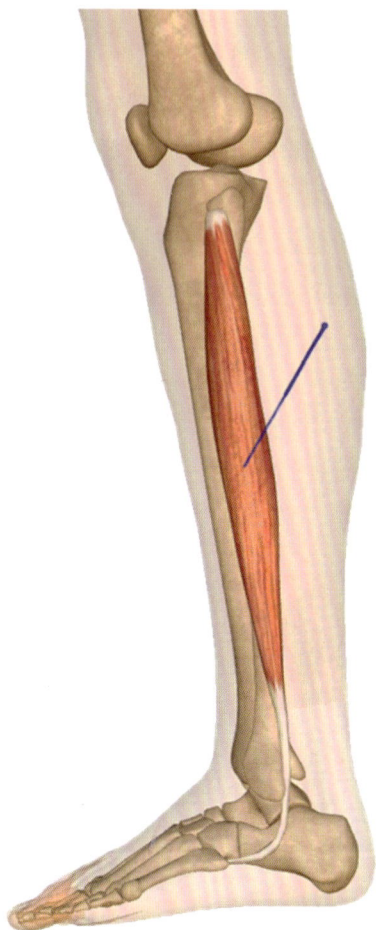

图 17-4-1　腓骨长肌针刺示意图

四、腓骨长肌

【起止点】起点：腓骨头和腓骨外侧面；止点：肌腱经过外踝转至足底，内侧楔骨、第 1 跖骨底。

【解剖详解】腓骨长肌较表浅，起于腓骨头和腓骨外侧面的上 2/3 段、小腿筋膜深面，小腿前、后肌间隔，偶尔也有少量的纤维起于胫骨外侧髁。肌腹终于一长腱，和腓骨短肌腱一起于外踝后方的沟内向远端行走。此沟被腓骨肌上支持带围成一管道，因此，腓骨长肌腱和位于其后方的腓骨短肌腱包于一总的滑膜鞘内。腓骨长肌腱跨过跟骨外侧，再经腓骨滑车和腓骨短肌肌腱下方，腓骨肌下支持带的深面，斜行向前，越过骰骨外侧缘，然后行于其下方有跖长韧带覆盖的窄沟内。然后斜行跨过足底，以 2 个束止于第 1 跖骨底外侧和内侧楔骨，偶尔有第 3 束伸展至第 2 跖骨底。该肌腱在其行程上有两处有明显的走行方向的改变，分别在外踝下方和骰骨表面。在这两点肌腱都增厚，在骰骨表面，腱内还常形成纤维软骨性的籽骨（有的是骨性，如腓籽骨）。当腱跨越足底时，又被另一个滑膜鞘包绕。

血液供应：腓骨长肌的血供通常主要来自胫前动脉分支，而且上支通常占了血供的大部分。在小腿的远端，有少量的血供可能来自腓动脉。与腓总神经伴行的腘动脉的分支也提供了较少血供。

神经支配：腓骨长肌由腓浅神经（L_5 和 S_1）分支支配。

【主要作用】可使足外翻和跖屈，其肌腱斜行跨过足底而起到加固足纵弓和横弓的作用。

【相关病症】小腿外侧疼痛、足踝内翻受限。

【相关穴位】申脉、金门、阳陵泉、阳交、外丘、胆囊。

【治疗部位】触诊肌肉硬结处。

【针刺方法】触诊肌肉硬结处贯刺 2~3cm。见图 17-4-1。

【应用经验】踝扭伤会拉伤本肌肉，因此治疗踝关节扭伤时，应该重视本肌肉。腓神经损伤时，表现为足外翻无力，呈内翻状态，此时除了治疗本块肌肉外，还应治疗腓神经。

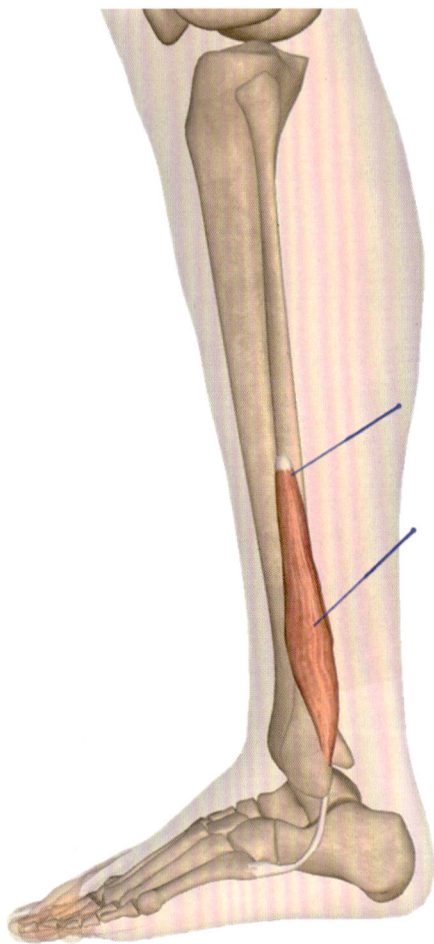

图 17-5-1　腓骨短肌针刺示意图

五、腓骨短肌

【起止点】起点:腓骨外侧面;止点:第5跖骨粗隆。

【解剖详解】腓骨短肌在腓肠肌前面起于腓骨外侧面远端2/3段,小腿前、后肌间隔,然后垂直下降终于肌腱,和腓骨长肌腱一起行经外踝的后方。两条肌腱在腓骨肌上支持带深面走行在同一滑膜鞘内。然后在跟骨外侧,腓骨长肌腱和腓骨滑车的上方前行,止于第5跖骨底粗隆外侧。

血液供应:腓骨短肌的血供通常主要来自胫前动脉分支,而且上支通常占了血供的大部分。在小腿的远端,有少量的血供可能来自腓动脉。与腓总神经伴行的腘动脉的分支也提供了较少血供。

神经支配:腓骨短肌由腓浅神经(L_5和S_1)分支支配。

【主要作用】屈踝关节(跖屈)和使足外翻。

【相关病症】小腿外侧疼痛、足踝内翻受限。

【相关穴位】跗阳、申脉、外丘、光明、阳辅。

【治疗部位】触诊肌肉硬结处或肌肉起止点。

【针刺方法】触诊硬结处贯刺2~3cm。见图17-5-1。

【应用经验】踝扭伤会拉伤本肌肉,因此治疗踝关节扭伤时,应该重视本肌肉。腓神经损伤时,表现为足外翻无力,呈内翻状态,此时除了治疗本块肌肉外,还应治疗腓神经。

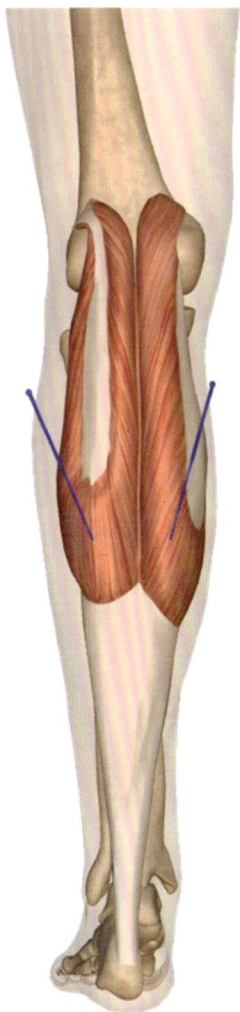

图 17-6-1　腓肠肌针刺示意图

视频 23　腓肠
肌查体演示

视频 24　腓肠
肌针刺演示

六、腓肠肌

【**起止点**】起点：股骨内、外上髁后面；止点：跟骨。

【**解剖详解**】腓肠肌有内、外侧两个头，分别起自股骨内、外上髁后面，同时两头也起于邻近的膝关节囊。两头汇合，约在小腿中点移行为腱性结构，并接受深面比目鱼肌腱，形成跟腱（Achilles 腱），止于跟骨。

血液供应：腓肠肌的每个头都由各自的腓肠动脉供应。这些动脉是腘动脉的分支。每条腓肠动脉伴随着相应的神经在腘窝中间水平沿着腓肠肌的中轴边缘进入肌组织。

神经支配：腓肠肌由胫神经（S_1 和 S_2）支配。

【**主要作用**】屈踝关节和膝关节。

【**相关穴位**】地机、漏谷、阴陵泉、浮郄、委阳、委中、合阳、承筋、承山、飞扬、太溪、大钟、复溜、交信、阴谷、膝阳关、膝关、曲泉。

【**治疗部位**】触诊肌肉硬结处。

【**针刺方法**】触诊肌肉硬结处贯刺 2~3cm。见图 17-6-1。

【**应用经验**】是足跟疼痛的主要责任肌肉之一。如果脊柱骶 1 神经卡压，会出现此肌肉的无力，表现为抬踵无力。

結構針灸
Structure-based Medical Acupuncture

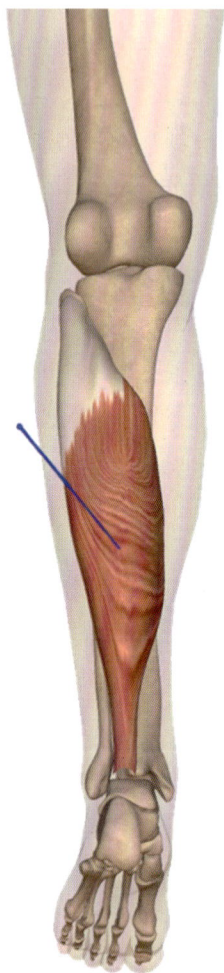

图 17-7-1　比目鱼肌针刺示意图

七、比目鱼肌

【**起止点**】起点：胫骨和腓骨的后面近侧 1/4 段；止点：跟骨。

【**解剖详解**】比目鱼肌位于腓肠肌的深面，起于胫骨和腓骨后面近侧 1/4 段及胫腓骨之间形成的跨过腘血管和胫神经的纤维束（比目鱼肌腱弓）。肌束向下移行为肌腱，与腓肠肌肌腱合并形成跟腱，止于跟骨。比目鱼肌近侧端被腓肠肌覆盖，但在小腿中份以下，其腱比腓肠肌腱宽，易于从两侧接近。

血液供应：比目鱼肌的血供主要来源于两条动脉：上方分支来自比目鱼弓水平的腘动脉，下方来自腓动脉的近心端或有时起自胫后动脉。第 2 部分血供来自外侧腓肠动脉、腓动脉或胫后血管。比目鱼肌肌腹内的静脉丛作为肌泵复合体的一部分具有重要的生理意义。在病理上，此部位常常是深静脉血栓形成的部位。

神经支配：比目鱼肌由胫神经的 2 个分支（S_1 和 S_2）支配。

【**主要作用**】屈踝关节和膝关节。

【**相关病症**】小腿疼痛、痉挛、踝痛、足跟痛，踝背屈受限。

【**相关穴位**】地机、漏谷、承筋、承山、太溪、大钟、复溜、交信、筑宾。

【**治疗部位**】触诊肌肉硬结处。

【**针刺方法**】触诊肌肉硬结处贯刺 2~3cm。见图 17-7-1。

【**应用经验**】是引起足跟疼痛的主要肌肉，也是引起踝关节背伸受限的主要肌肉。如果脊柱骶 1 神经卡压，会出现此肌肉的无力，表现为抬踵无力。还是引起下肢静脉曲张的主要责任肌肉。针刺本肌肉，对下肢静脉曲张可有改善作用。

八、腘肌

【起止点】起点：腘窝底；止点：股骨外侧髁外侧面上缘、胫骨比目鱼肌线以上骨面。

【解剖详解】腘肌斜位于腘窝底。肌起自关节囊内，通过一长约 2.5cm 的强大肌腱，止于股骨外侧髁的外侧面上缘，又止于胫骨比目鱼肌线以上的骨面。

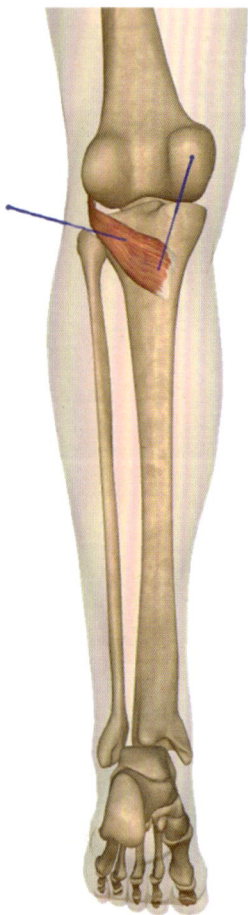

图 17-8-1　腘肌针刺示意图

视频 25　腘肌针刺演示

在内侧,腘肌腱有腘弓状韧带的胶原纤维加入。纤维关节囊毗邻外侧半月板和半月板周缘。腘肌通过腘腓韧带附着于腓骨头内侧面,腓韧带起自腘肌腱,呈片状组织向外、向下走行,面积约 $2cm^2$。该韧带是膝关节后外侧区最重要的稳定装置,抵抗胫骨在股骨上的外旋。腘肌腱下部纤维扩展形成一三角形肌,并向内侧下行,止于胫骨后表面的比目鱼肌线之上的三角区域的内侧 2/3。

腘肌的另一个头可能起自腓肠肌外侧头的籽骨处。非常少见的情况下,可在膝关节后部发现另 2 块肌:腘小肌起自胫骨外侧髁后面,向内侧走行,止于跖肌和腘斜韧带;胫腓骨肌走行在腘肌深面,起自腓骨头内侧,止于比目鱼肌线上端。

血液供应:腘肌的血供主要来自膝下内侧动脉和膝下外侧动脉。膝下外侧动脉可能穿过腘肌的浅层或深层。还可来自胫骨滋养动脉(来自胫后动脉)、胫后动脉的近端及胫后返动脉。

神经支配:腘肌由胫神经的分支支配(L_4、L_5 和 S_1),围绕腘肌远端并进入肌前面;该神经也支配上胫腓关节和小腿骨间膜。

【主要作用】腘肌使胫骨相对于股骨内旋,或当胫骨固定时使股骨外旋。完全伸直的膝关节开始屈曲时,腘肌是解锁膝关节的肌肉。腘肌与腘弓状韧带、关节囊、外侧半月板相互连接,在股骨外旋和屈膝时,腘肌可使外侧半月板后角回缩,因此,在这些运动中,可以避免半月板在股骨和胫骨之间受到损伤。在下蹲时,腘肌明显收缩,使膝关节在屈膝、胫骨内旋时维持稳定。然而,腘肌的主要功能是通过阻止胫骨过度外旋,为膝关节后外侧提供动态稳定性,后外侧的稳定部分由腘肌腱直接提供,但更重要的是拉紧腘腓韧带。

【相关病症】半月板损伤、腘窝囊肿,膝关节后方疼痛。

【相关穴位】阴陵泉、委阳、合阳。

【治疗部位】触诊肌肉硬结处或肌肉起止点。

【针刺方法】触诊硬结处贯刺 2~3cm,或在胫骨上段后方直刺 3~5cm。见图 17-8-1。

【应用经验】在膝关节屈伸过程中可以使胫骨内旋,具有解锁膝关节的功能,腘肌和外侧半月板相连,因此是外侧半月板损伤的责任肌。针刺肌腹过深有损伤腘动脉和胫神经的风险,因此针刺常用点为胫骨后方的肌肉止点。

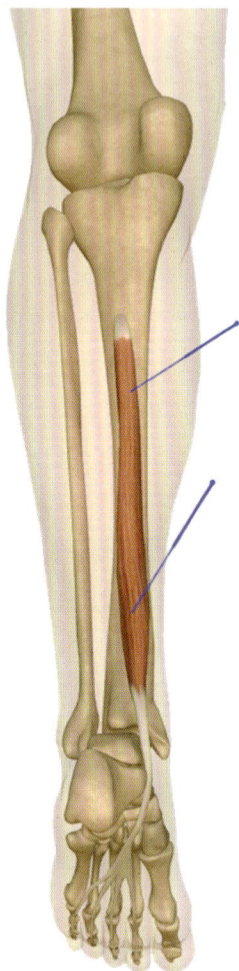

图 17-9-1　趾长屈肌针刺示意图

九、趾长屈肌

【起止点】起点：胫骨后面中 1/3 ；止点：第 2~5 趾远节趾骨底。

【解剖详解】趾长屈肌起自胫骨后面中 1/3，肌束向下移行为长腱，经内踝后方，在此处与胫骨后肌腱位于同一沟内，但有一纤维隔将其分开。肌腱各自具有自己的滑膜鞘。然后肌腱向前外弯曲斜行，紧靠载距突的内侧边，经屈肌支持带的深面，进入足底。然后分为 4 条肌腱，止于第 2~5 趾的远节趾骨底。

血液供应：胫后动脉的许多横行分支从趾长屈肌的外侧缘进入该肌，另一血供可能来自分布到踇长屈肌的腓动脉的分支，肌腱由踝和趾的血管供应。

神经支配：由胫神经（L_5、S_1、S_2）支配。

【主要作用】屈踝关节，屈第 2~5 趾。

【相关病症】足底痛、"爪形趾"。

【相关穴位】三阴交、漏谷、地机、然谷、太溪、交信、筑宾、独阴。

【治疗部位】触诊肌肉硬结处或肌肉起止点。

【针刺方法】触诊硬结处贯刺 2~3cm，或在胫骨中段后方直刺 3~5cm。见图 17-9-1。

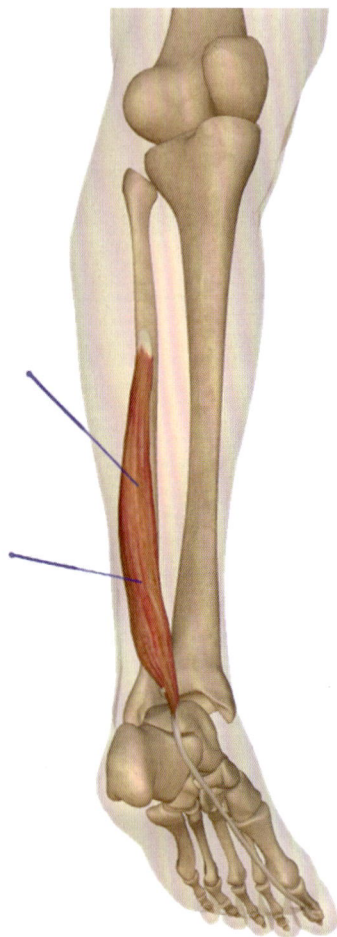

图 17-10-1 踇长屈肌针刺示意图

十、跚长屈肌

【起止点】起点：腓骨后面下 2/3 ；止点：跚趾远节趾骨底。

【解剖详解】跚长屈肌起自腓骨后面下 2/3、附近的骨间膜、小腿后肌间隔及覆盖胫骨后面的大部分筋膜。肌腱经内踝后方至足底，继续向远侧在足底弯曲斜行于趾长屈肌上方，从其外侧斜跨至其内侧。在交叉处，趾长屈肌接受来自胞肌腱的纤维束。然后此肌腱跨过跚短屈肌外侧份至第 1 跖骨头下的籽骨间隙，继续向前行于跚趾跖面骨腱膜鞘内，止于远节趾骨底跖面，肌腱被来自内侧肌间隔的一束纤维固定于短屈肌的外侧。

血液供应：跚长屈肌的血供来自许多腓动脉的分支。肌腱的血供来自踝和足的相关动脉。

神经支配：由胫神经（L_5、S_1 和 S_2）支配。主要是 S_1。

【主要作用】屈踝关节，屈跚趾。

【相关病症】跚趾的跖面疼痛，"爪形趾"。

【相关穴位】条口、下巨虚、丰隆、解溪、冲阳、太冲。

【治疗部位】触诊肌肉硬结处或肌肉起止点。

【针刺方法】触诊硬结处贯刺 2~3cm，或在腓骨后面下 2/3 直刺 3~5cm。见图 17-10-1。

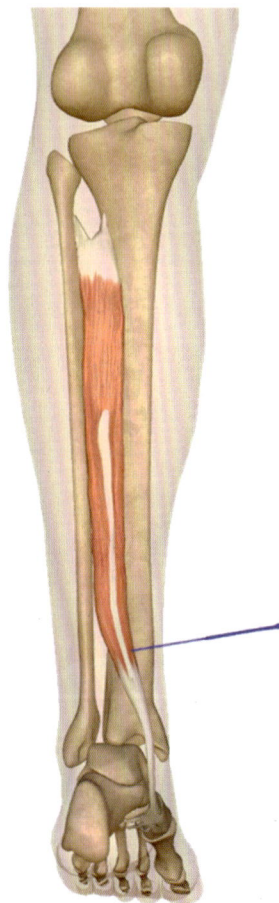

图 17-11-1　胫后肌针刺示意图

十一、胫后肌

【**起止点**】起点：小腿骨间膜的后面和胫、腓骨；止点：足舟骨粗隆和楔骨。

【**解剖详解**】胫后肌是屈肌群中位置最深的肌，起始处位于踇长屈肌和趾长屈肌之间。起自小腿骨间膜后面上 2/3 及邻近的胫、腓骨，肌腱经内踝后方至足底内侧，止于足舟骨粗隆及楔骨。

血液供应：血供主要来源于胫后动脉、腓动脉的许多小分支，肌腱由内踝动脉网及足底内侧动脉供应。

神经支配：胫骨后肌由胫神经（L_4 和 L_5）支配。

【**主要作用**】使足内翻，升高足纵弓，并可协助跖屈。

【**相关病症**】足跟痛、足底痛。

【**相关穴位**】足三里、丰隆、上巨虚、条口、下巨虚、三阴交、漏谷、地机、太溪、照海、交信、光明、阳辅、阑尾。

【**治疗部位**】触诊肌肉硬结处或肌肉起止点。

【**针刺方法**】触诊硬结处贯刺 2~3cm。见图 17-11-1。

【**应用经验**】此肌肉大部分被小腿三头肌覆盖，是提升足弓的主要肌肉。内踝上 10cm 左右（三阴交）为体表可以触及的部位。

结构针灸
Structure-based Medical Acupuncture

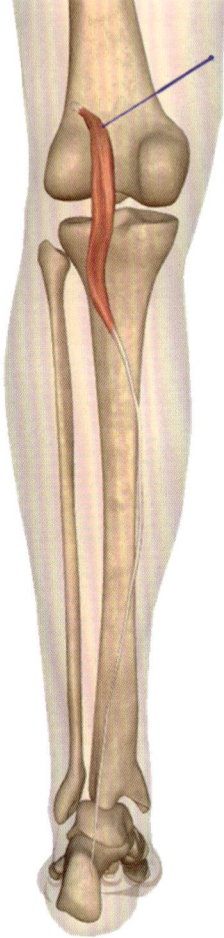

图 17-12-1　跖肌针刺示意图

十二、跖肌

【起止点】起点：股骨外上髁；止点：跟腱。

【解剖详解】跖肌起于股骨外侧髁上线下份和腘斜韧带。肌腹小而呈梭形，长 7~10cm，终于一细长的肌腱。斜行于腓肠肌和比目鱼肌之间，沿跟腱内侧缘下行，止于或融入跟腱。有的成双，有的缺如。其腱偶尔与屈肌支持带或小腿筋膜合并。

血液供应：跖肌的血供浅部来源于外侧腓肠动脉。深部的血供来源于外侧膝上动脉。远侧肌腱与跟腱共享血供。

神经支配：跖肌常由胫神经发出的支配腓肠肌外侧头的支及第 1、2 骶神经支配（S_1、S_2）。

【主要作用】是掌长肌在下肢的对应肌。在人类，该肌几乎退化。正常终点达不到跖腱膜，常止于跟骨，因而推测它和腓肠肌一起运动。

【相关病症】膝关节后方疼痛，向小腿背侧和大腿中部放射。

【相关穴位】委阳、合阳、束骨、太溪、大钟、复溜、交信、筑宾。

【治疗部位】触诊肌肉硬结处或起止点。

【针刺方法】在股骨外侧髁的内侧直刺 2~3cm。见图 17-12-1。

第十八章
足 肌

　　足肌可分为足背肌和足底肌。足背肌较弱小，为伸踇趾的踇短伸肌和伸第 2~4 趾的趾短伸肌。足底肌的配布情况和作用与手掌肌相似，也分为内侧群、外侧群和中间群，但无与拇指和小指相当的对掌肌。内侧群有踇展肌、踇短屈肌和踇收肌；外侧群有小趾展肌和小趾短屈肌；中间群由浅入深排列有趾短屈肌、足底方肌、4 条蚓状肌、3 块骨间足底肌和 4 块骨间背侧肌。各肌的作用同其名，主要作用在于维持足弓。

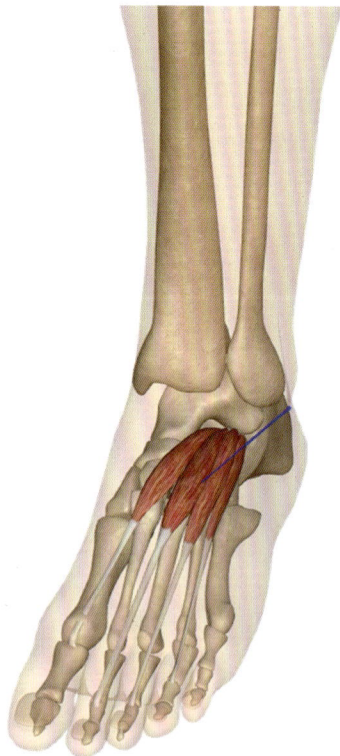

图 18-1-1　趾短伸肌、踇短伸肌针刺示意图

一、趾短伸肌、踇短伸肌

【起止点】起点：跟骨。止点：趾短伸肌止于第 2~4 趾近节趾骨底；踇短伸肌止于踇趾近节趾骨底。

【解剖详解】趾短伸肌起自跟骨前上缘、腓骨短肌浅沟的前方、距跟骨间韧带和伸肌下支持带主带，斜向前内，穿过足背，止于第 2~5 足趾。趾短伸肌的内侧半外形条理清晰，从足背动脉的浅面穿过，止于踇趾近节趾骨底的背侧，故亦称为短伸肌。

血液供应：由腓动脉前穿支、前外踝动脉、跗外侧动脉、足背动脉、弓状动脉、第 1~3 跖背动脉、近端和远端穿动脉和背侧动脉到内侧的 4 个足趾（包括踇趾）供应。

神经支配：趾短伸肌由腓深神经的外侧支（L_5 和 S_1）支配。

【主要作用】趾短伸肌作用是伸第 2~4 趾，踇短伸肌作用是伸踇趾。

【相关病症】足背疼痛、麻木、头晕、头痛、耳鸣。

【相关穴位】趾短伸肌相关穴位有：陷谷、内庭、丘墟、足临泣、地五会、侠溪、八风。踇短伸肌相关穴位有：冲阳、行间、太冲。

【治疗部位】触诊肌肉硬结处。

【针刺方法】触诊肌肉硬结处贯刺 1~2cm。见图 18-1-1。

【应用经验】足背肌肉点常用于治疗局部疼痛，由于感觉神经末梢丰富，也可用于开窍醒神。

结构针灸
Structure-Based Medical Acupuncture

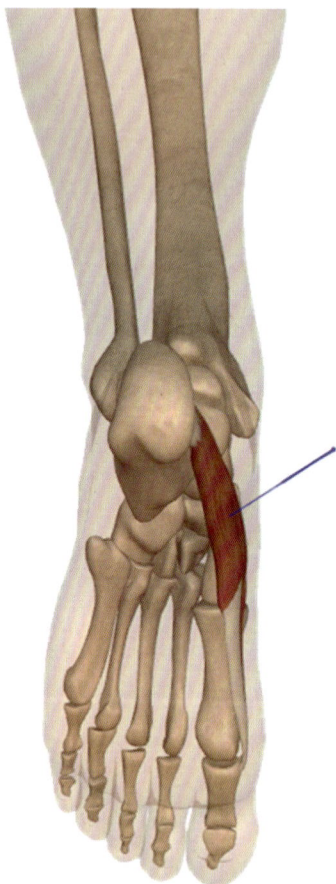

图 18-2-1　姆展肌针刺示意图

二、跨展肌

【起止点】起点：跟骨结节的内侧以及舟骨粗隆；止点：跨趾近节趾骨底的内侧。

【解剖详解】跨展肌的起点较多，有屈肌支持带、跟骨结节的内侧突、跖腱膜及它与趾短屈肌之间的肌间隔等，还有部分肌纤维可源自足底内侧缘的皮肤，最后以肌腱的形式（与跨短屈肌腱内侧一起）止于跨趾近节趾骨底的内侧，亦有部分肌纤维止于稍近处的内侧籽骨。

血液供应：跨展肌有内踝血管网，足底外侧动脉的内侧跟分支，足底内侧动脉（直接和通过浅、深支），足底动脉弓发出的第1跖足底动脉及其穿支营养。

神经支配：跨展肌由足底内侧神经（S_1和S_2）支配。

【主要作用】外展和屈跨趾。

【相关病症】足跟痛、跨外翻。

【相关穴位】然谷、大都、太白、公孙。

【治疗部位】触诊肌肉硬结处。

【针刺方法】贯刺1~2cm。见图18-2-1。

【应用经验】足底皮肤较厚，针刺时较痛，可用手法或其他工具松解。

结构针灸
Structure-based Medical Acupuncture

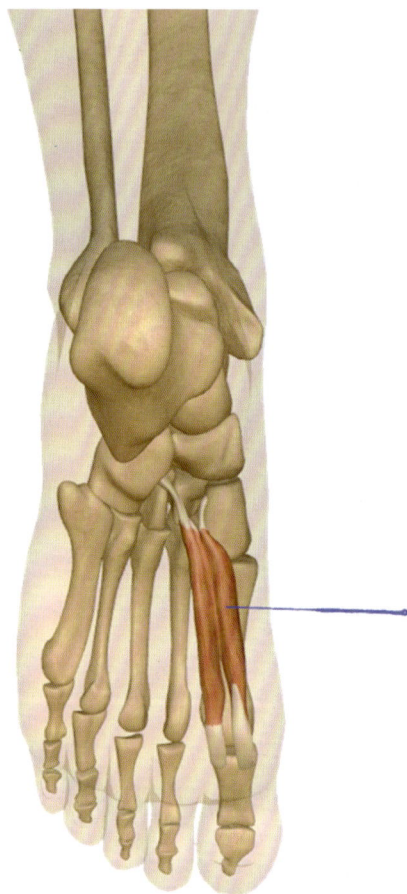

图 18-3-1　蹈短屈肌针刺示意图

三、<ruby>踇<rt></rt></ruby>短屈肌

【起止点】起点：内侧楔骨底面、胫骨后肌肌腱和跖长韧带；止点：踇趾的近节趾骨底。

【解剖详解】踇短屈肌的起点分叉，外侧头起自骰骨足底内侧缘及其相邻外侧楔骨的足底面、腓骨长肌腱沟后侧，内侧头的深面起自胫骨后肌腱、浅面起自内侧肌间隔中段。肌腹亦分为内侧、外侧部，2条肌腱分别止于踇趾的近节趾骨底内、外两侧，纤维分别与踇展肌、踇收肌相混。肌腱止点附近常有籽骨。

血液供应：踇短屈肌由足底内侧动脉的分支、第1跖背动脉、足底外侧动脉、足底深弓供血。

神经支配：踇短屈肌由足底内侧神经（S_1 和 S_2）支配。

【主要作用】屈曲踇趾的近节趾骨。

【相关病症】足跟痛、踇外翻。

【相关穴位】太白、公孙、行间、太冲、独阴。

【治疗部位】触诊肌肉硬结处。

【针刺方法】贯刺 1~2cm。见图 18-3-1。

【应用经验】足底皮肤较厚，针刺时较痛，可用手法或其他工具松解。

結構針灸
Structure-based Medical Acupuncture

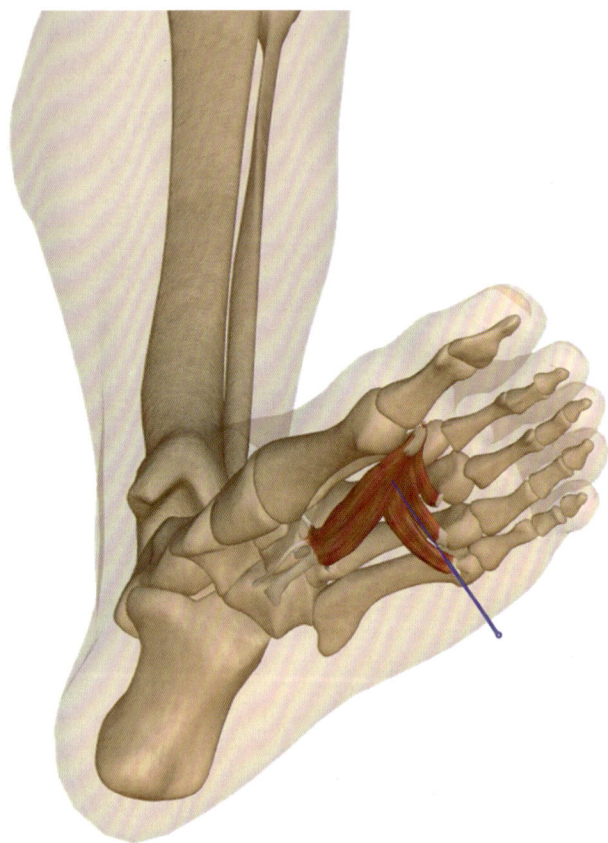

图 18-4-1　姆收肌针刺示意图

四、踇收肌

【起止点】起点：斜头起自第 2~4 跖骨底跖面及邻近的腓骨长肌腱鞘。横头起自第 3~5 跖趾关节囊；止点：踇趾近节趾骨底。

【解剖详解】踇收肌起点包括斜头和横头，斜头较大，起自第 2~4 跖骨底跖面及邻近的腓骨长肌腱鞘。横头较为狭窄，起自第 3~5 跖趾关节（有时仅起自第 3、4 跖趾关节）的足底韧带及跖骨深横韧带。斜头分为内、外两部，内侧部混有踇短屈肌的外侧部，止于踇趾外侧籽骨。外侧部分有横头加入，止于外侧籽骨和趾近节趾骨底。横头肌束向内横行，止于踇趾外侧籽骨或斜头的外侧部（并不直接止于趾骨）。

血液供应：踇收肌由足底内侧和外侧动脉分支、足底深弓和第 1~4 跖足底动脉供应。

神经支配：踇收肌由跖外侧神经深支（S_2 和 S_3）支配。

【主要作用】内收和屈踇趾的近节趾骨。

【相关病症】足部疼痛、麻木。

【相关穴位】陷谷、行间、太冲。

【治疗部位】触诊肌肉硬结处。

【针刺方法】贯刺 1~2cm。见图 18-4-1。

【应用经验】足底皮肤较厚，针刺时较痛，可用手法或其他工具松解。

结构针灸
Structure-based Medical Acupuncture

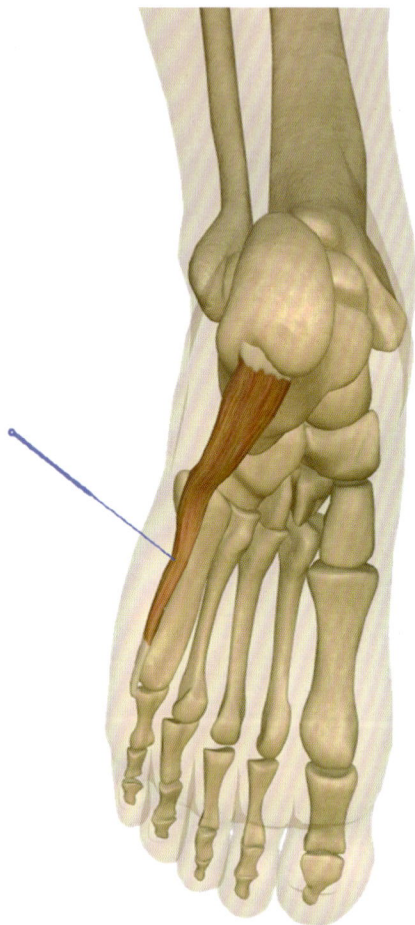

图 18-5-1　小趾展肌针刺示意图

五、小趾展肌

【起止点】起点：跟骨；止点：内侧腱止于小趾的近节趾骨底，外侧腱止于第 5 跖骨粗隆。

【解剖详解】小趾展肌发自跟骨结节、跖腱膜及小趾展肌与趾短屈肌之间的肌间隔，肌腱沿一平滑的沟行至第 5 跖骨底的足底面，并附着于此。因此，它的屈肌功能大于展肌功能。

血液供应：小趾展肌是由足底内侧和外侧动脉，足底的趾动脉，足底深弓的分支，第 4 跖足底动脉和跗外侧动脉的终末支营养。

神经支配：由足底外侧神经（S_1~S_3）支配。

【主要作用】外展和屈小趾的跖趾关节。屈肌功能大于展肌功能。

【相关病症】足底痛。

【相关穴位】金门、京骨、束骨。

【治疗部位】触诊肌肉硬结处。

【针刺方法】贯刺 1~2cm。见图 18-5-1。

【应用经验】足底皮肤较厚，针刺时较痛，可用手法或其他工具松解。

结构针灸
Structure-based Medical Acupuncture

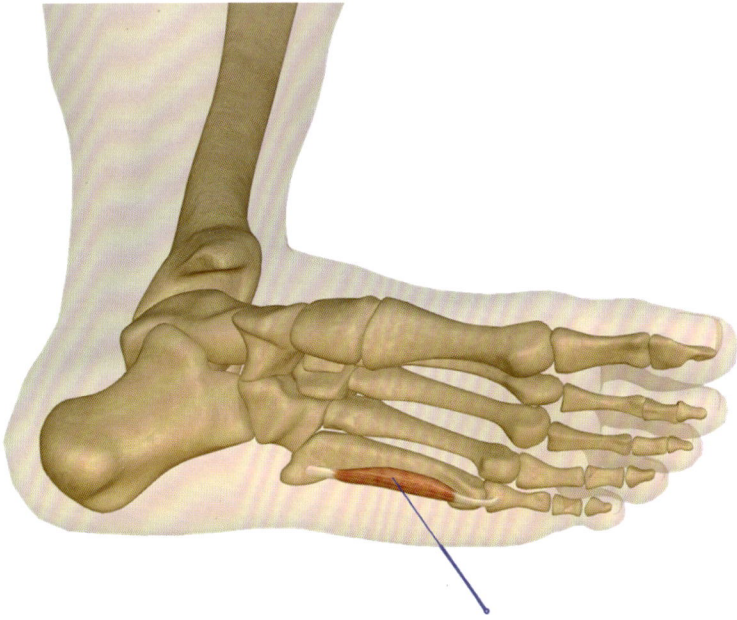

图 18-6-1　小趾短屈肌针刺示意图

六、小趾短屈肌

【**起止点**】起点：第 5 跖骨底的足底内侧面和腓骨长肌腱鞘；止点：小趾近节趾骨底的足底外侧面。

【**解剖详解**】小趾短屈肌起自第 5 跖骨底的足底内侧面和腓骨长肌腱鞘，在第 5 跖骨的足底面前行，终末部形成肌腱，常与小趾展肌腱相混，止于小趾近节趾骨底的足底外侧面。

血液供应：小趾短屈肌由跗外侧动脉和足底外侧动脉及其趾骨（足底）分支到第 5 趾的外侧的终末支供应。

神经支配：小趾短屈肌由足底外侧神经浅表神经的分支（S_2 和 S_3）支配。

【**主要作用**】屈曲小趾的跖趾关节。

【**相关病症**】足跟、足趾疼痛麻木。

【**相关穴位**】束骨。

【**治疗部位**】触诊肌肉硬结处。

【**针刺方法**】贯刺 1~2cm。见图 18-6-1。

【**应用经验**】足底皮肤较厚，针刺时较痛，可用手法或其他工具松解。

结构针灸
Structure-based Medical Acupuncture

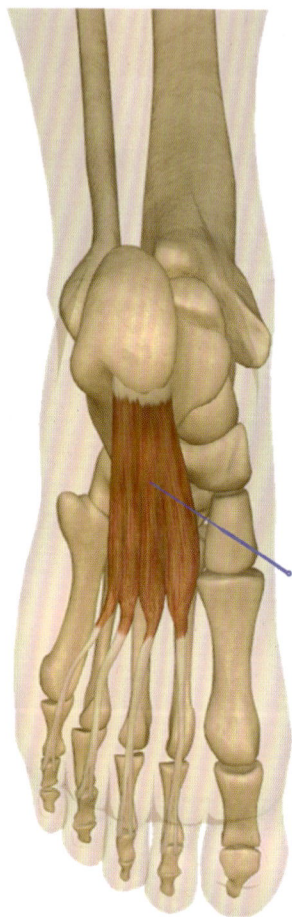

图 18-7-1　趾短屈肌针刺示意图

七、趾短屈肌

【**起止点**】起点：跟骨结节；止点：第 2~5 趾中节趾骨底。

【**解剖详解**】趾短屈肌以狭窄的肌腱发自跟骨结节的内侧突、跖腱膜及相邻肌间的肌间隔，分成 4 条肌腱，分别行向第 2~5 趾，止于中节趾骨干的两侧。

血液供应：由足底外侧和内侧动脉，跖足底动脉和走向 4 个足趾外侧的足底趾动脉营养。

神经支配：趾短屈肌由足底内侧神经（S_1 和 S_2）支配。

【**主要作用**】屈第 2~5 趾的近侧趾骨间关节。

【**相关病症**】第 2~4 跖骨的前端疼痛。

【**相关穴位**】束骨、独阴。

【**治疗部位**】触诊肌肉硬结处。

【**针刺方法**】贯刺 1~2cm。见图 18-7-1。

【**应用经验**】足底皮肤较厚，针刺时较痛，可用手法或其他工具松解。

结构针灸
Structure-based Medical Acupuncture

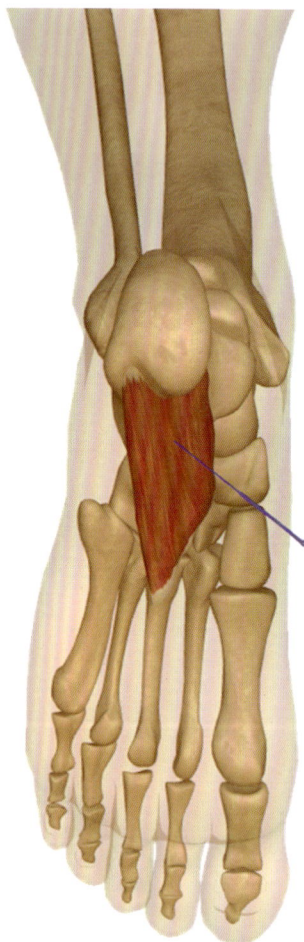

图 18-8-1　跖方肌针刺示意图

八、跖方肌

【起止点】起点：跟骨；止点：趾长屈肌腱分叉处。

【解剖详解】亦称趾副屈肌，起点被足底长韧带分为2部分，内侧头较大、肌质丰满，附着于跟骨内侧凹面内，踇长屈肌腱沟下方。外侧头平坦、更似肌腱，附着于跟骨结节的外侧突和足底长韧带，肌腹止于趾长屈肌腱分叉处。

血液供应：足底方肌由足底内侧动脉干（对内侧头）足底外侧动脉和足底深弓供应。

神经支配：足底方肌由足底外侧神经（S_1~S_3）支配。

【主要作用】屈第2~5趾。

【相关病症】足跟痛。

【治疗部位】触诊肌肉硬结处。

【针刺方法】贯刺1~2cm。见图18-8-1。

【应用经验】足底皮肤较厚，针刺时较痛，可用手法或其他工具松解。

结构针灸
Structure-based Medical Acupuncture

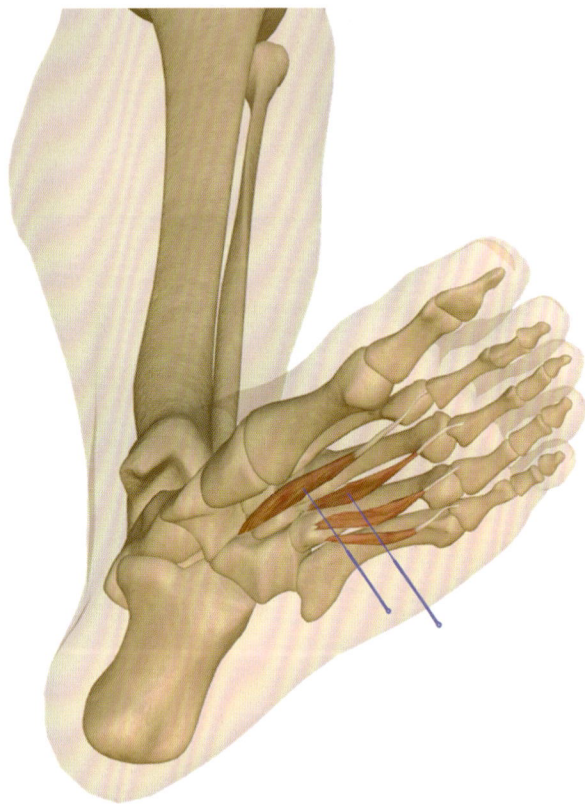

图 18-9-1　蚓状肌针刺示意图

九、蚓状肌

【**起止点**】起点：趾长屈肌腱；止点：趾背腱膜。

【**解剖详解**】蚓状肌共有 4 条，从内侧向外侧命名，是趾长屈肌腱的附属肌。第 1 条起自第 2 趾长屈肌腱内侧，其余 3 条皆有 2 个头，分别起自相邻肌腱的侧面，各蚓状肌在相应的趾长屈肌腱内侧前行，跨过跖骨深横韧带后变为腱性，绕过足趾内侧，止于伸肌腱所形成的腱膜。

血液供应：蚓状肌由足底外侧动脉、足底深弓和 4 条跖足底动脉远端穿支（3 个近端穿支动脉加入 4 条远端穿支动脉）供应。它们的肌腱由趾背动脉的终末支提供。

神经支配：第 1 蚓状肌由足底内侧神经支配；其他蚓状肌由足底外侧神经的深支（S_2 和 S_3）支配。

【**主要作用**】屈跖趾关节和伸趾骨间关节。

【**相关病症**】足部疼痛、麻木。

【**相关穴位**】涌泉、太冲。

【**治疗部位**】触诊肌肉硬结处。

【**针刺方法**】贯刺 1~2cm。见图 18-9-1。

【**应用经验**】足底皮肤较厚，针刺时较痛，可用手法或其他工具松解。

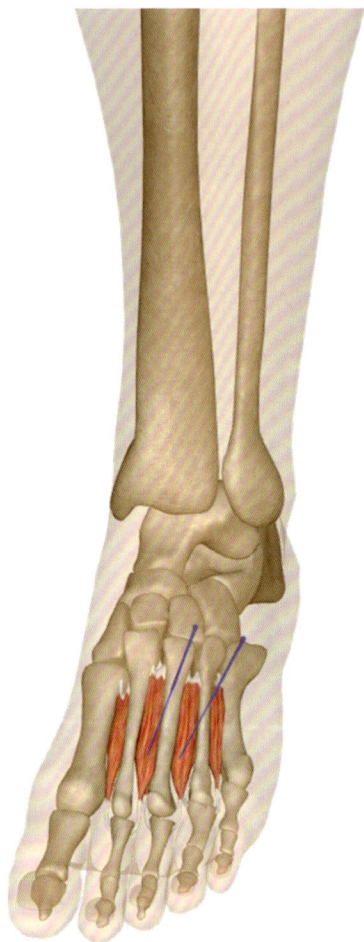

图 18-10-1　骨间肌针刺示意图

十、骨间肌

【起止点】 骨间足底肌起点：第 3~5 跖骨内侧半；止点：第 3~5 近节趾骨底和趾背腱膜。骨间背侧肌起点：跖骨相对缘；止点：第 2~4 近节趾骨底和趾背腱膜。

【解剖详解】 骨间背侧肌位于相邻跖骨之间，为 4 条羽状肌，每 1 条皆以 2 个头发自相邻 2 个跖骨的背侧面，肌腱止于近节趾骨底和趾背膨大，第 1 骨间背侧肌止于第 2 趾的近节趾骨底内侧，其余 3 条骨间背侧肌止于第 2~4 趾的近节趾骨底的外侧面。

骨间跖侧肌共有 3 条，实际上，它们并不是位于相邻跖骨之间，而是位于其下面，且每条肌只连接 1 个跖骨，发自第 2~4 跖骨底的内侧面，止于相应各趾近节趾骨的内侧面和足背肌腱扩展部。

血液供应：骨间背侧肌由弓状动脉、跗骨外侧和内侧动脉、第 1~4 跖底动脉、第 1~4 跖背动脉（接收近侧和远侧穿支动脉）和外侧 4 个足趾的趾背动脉供应。骨间足底肌由足底外侧动脉、足底深弓、第 2~4 跖底动脉和外侧 3 个足趾的趾背动脉供应。

神经支配：骨间背侧肌是由足底外侧神经深支（S_2 和 S_3）支配，第 4 跖骨间隙的肌由足底外侧神经浅支支配。骨间足底肌是由足底外侧神经深支（S_2 和 S_3）支配，第 4 跖骨间隙的肌由足底外侧神经浅支支配。

【主要作用】 骨间足底肌：内收第 3~5 趾，并屈跖趾关节和伸趾骨间关节。骨间背侧肌：外展第 2~4 趾，并屈跖趾关节和伸趾骨间关节。

【相关病症】 足部疼痛、麻木，头晕、头痛。

【相关穴位】 陷谷、足临泣、行间、太冲（第 1 骨间肌）、地五会（第 3 骨间足底肌）。

【治疗部位】 触诊肌肉硬结处或肌肉起止点。

【针刺方法】 贯刺法。见图 18-10-1。

【应用经验】 足背肌肉常用于治疗局部疼痛，由于感觉神经末梢丰富，也可用于开窍醒神。

参考文献

［1］顾德明，缪进昌.运动解剖学图谱[M].3版.北京：人民体育出版社，2013.

［2］STANDRING S.格氏解剖学：临床实践的解剖学基础[M].丁自海，刘树伟，译.41版.济南：山东科学技术出版社，2017.

［3］王庭槐.生理学[M].3版.北京：高等教育出版社，2015.

［4］丁文龙，刘学政.系统解剖学[M].9版.北京：人民卫生出版社，2018.

［5］王予彬，王人卫，陈佩杰.运动创伤学[M].北京：人民军医出版社，2011.

［6］卢鼎厚.人体骨骼肌劳损阿是穴治疗与预防[M].北京：人民卫生出版社，2020.

［7］关玲.结构针灸研究丛书：结构针灸解剖基础与刺法精要(周围神经分册)[M].北京：人民卫生出版社，2022.

［8］MYERS T W.解剖列车：手法与运动治疗的肌筋膜经线[M].关玲，译.4版.北京：北京科学技术出版社，2023.

网络增值服务观看说明

1. 首次观看需要激活,方法如下:①刮开封底带有涂层的二维码,用手机微信"扫一扫",按界面提示输入手机号及验证码登录,或点击"微信用户一键登录";②登录后点击"立即领取",再点击"查看"即可观看网络增值服务。

2. 激活后再次观看的方法有两种:①手机微信扫描书中任一二维码;②关注"人卫助手"微信公众号,选择"知识服务",进入"我的图书",即可查看已激活的网络增值服务。